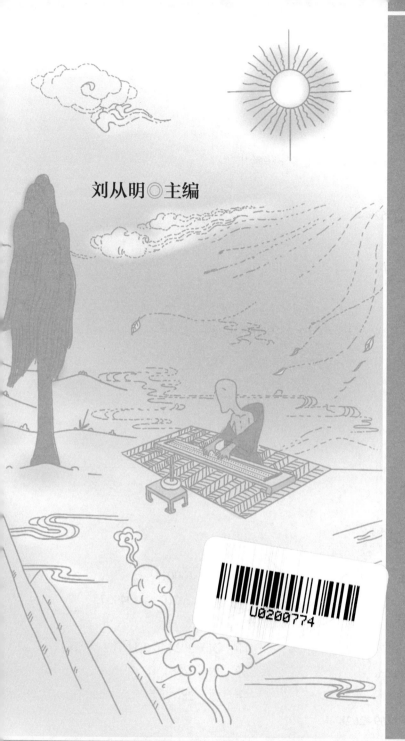

刘从明◎主编

黄帝外经 译注

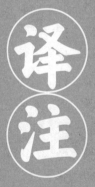

华龄出版社
HUALING PRESS

图书在版编目（CIP）数据

黄帝外经译注 / 刘从明主编 . —— 北京 : 华龄出版社，

2023.12（2024.3 重印）

ISBN 978-7-5169-2628-4

Ⅰ . ①黄… Ⅱ . ①刘… Ⅲ . ①医经－研究 Ⅳ .

① R22

中国国家版本馆 CIP 数据核字 (2023) 第 207526 号

责任编辑　郑雍　　　　　　　　　　责任印制　李未圻

| 书　名 | 黄帝外经译注 | 作　者 | 刘从明 |
|---|---|---|---|
| 出　版<br>发　行 | 华龄出版社<br>HUALING PRESS | | |
| 社　址 | 北京市东城区安定门外大街甲 57 号 | 邮　编 | 100011 |
| 发　行 | （010）58122255 | 传　真 | （010）84049572 |
| 承　印 | 水印书香（唐山）印刷有限公司 | | |
| 版　次 | 2024 年 1 月第 1 版 | 印　次 | 2024 年 3 月第 2 次印刷 |
| 规　格 | 710mm×1000mm | 开　本 | 1/16 |
| 印　张 | 22 | 字　数 | 284 千字 |
| 书　号 | ISBN 978-7-5169-2628-4 | | |
| 定　价 | 88.00 元 | | |

# 前　言

《黄帝外经》是《黄帝内经》的姊妹篇，在汉代被称为"医经七家"之一。《汉书·方技略》载："黄帝内经十八卷，外经三十七卷；扁鹊内经九卷，外经十二卷；白氏内经三十八卷，外经三十六卷；旁篇二十五卷。右医经七家，二百一十六卷"。可见汉代《黄帝内经》与《黄帝外经》属于各家之言，并行不悖。不知是何原因，此后的史书均未再提及《黄帝外经》，《黄帝外经》湮没不传。20世纪80年代，人们终于在天津市卫生职工医学院图书馆发现《外经微言》一书，版本为清嘉庆二十年乙亥（1815）静乐堂抄本。全书共九卷，每卷九篇，共八十一篇。卷首题"岐伯天师传。山阴陈士铎号远公又号朱华子述"……本次整理，即以此作为底本。

《黄帝外经》是黄帝、岐伯与二十五位大臣探讨养生修真和中医学的专著。书中畅论了顺逆、天癸、月经、子嗣、寿夭、脏腑、经络、三才、四时、五运、六气、八风、伤寒、春温、移寒、善养、寒热等，重点对养生和五行理论以及临证应用进行了阐发，从安心、守神、保精等方面论述了养生之道，肺金篇、肝木篇等十三篇专门论述五脏六腑的生克关系和宜忌常变的原理以及脏腑病变的治疗原则，发展了《黄帝内经》的五行生克思想，阐发了《黄帝内经》的经络学说、六气学说，补充了《黄帝内经》的诸多不足，是传统中医的活水源头。

为了读者能正确理解和运用《黄帝外经》的理论，本书每篇都设有原文、注解、译文。在"注释"时，参考各家，力求浅显易懂、精要难字注音。本书"译文"在段落、句型、标点诸方面尽量与原文相一致；在意译上，力求准确，究根求原，在"懂"字上努力探求，使这一文辞古奥、年代久远的中医学经典著作跨越历史条件的限制，发挥新的作用。本书适合有志于研究《黄帝外经》的读者朋友们阅读参考。

鉴于我们水平有限，疏漏、谬误、欠妥之处在所难免，恳请读者提出宝贵意见，以便再版时修正。

编者

# 目　录

目录

第一卷

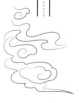

# 阴阳颠倒篇第一

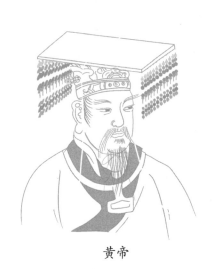

黄帝

【原文】

黄帝①闻广成子②窈窈冥冥③之旨，叹广成子之谓天④矣！

退而夜思，尚有未获。

遣鬼臾区⑤问于岐伯⑥天师曰：帝问至道⑦于广成子。

广成子曰：至道之精，窈窈冥冥；至道之极，昏昏默默⑧。无视无听，抱神以静，形将自正。必静必清。无劳汝形，无摇汝精，无思虑营营，乃可以长生。目无所见，耳无所闻，心无所知，汝神将守汝形，形乃长生。慎汝内，闭汝外⑨，多知为败。我为汝遂于大明⑩之上矣，至彼至阳之原也；为汝入于窈冥之门矣，至彼至阴之原也。天地有官，阴阳⑪有藏，慎守汝身，物将自壮，我守其一⑫，以处其和，故身可以不老也。天师必知厥义⑬，幸明晰之。

岐伯稽首奏曰：大哉言乎！非吾圣帝安克闻至道哉？帝明知故问，岂欲传旨于万祀乎！何心之仁也！臣愚，何足知之。然仁圣明问，敢备述以闻。窈冥者，阴阳之谓也。昏默者，内外之词也。视听者，耳目之语也。至道无形而有形，有形而实无形。无形藏于有形之中，有形化于无形之内，始能形与神全，精与神合乎。

鬼臾区曰：诺，虽然师言微矣，未及其妙也。

岐伯曰：乾坤[14]之道，不外男女。男女之道，不外阴阳。阴阳之道，不外顺逆。顺则生，逆则死也。阴阳之原，即颠倒之术也。世人皆顺生，不知顺之有死；皆逆死，不知逆之有生，故未老先衰矣！广成子之教，示帝行颠倒之术也。

鬼臾区赞曰：何言之神乎？虽然，请示其原。

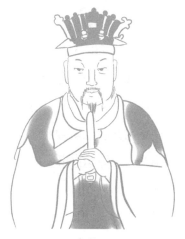

岐伯

岐伯曰：颠倒之术[15]，即探阴阳之原乎！窈冥之中有神[16]也，昏默之中有神也，视听之中有神也。探其原而守神，精不摇矣。探其原而保精，神不驰矣。精固神全，形安能敝乎？

鬼臾区覆奏帝前。帝曰：俞哉[17]！载之《外经》，传示臣工，使共闻至道，同游于无极之野[18]也。

陈士铎[19]曰：本篇帝问而天师答之，乃首篇之论也。问不止黄帝，而答止天师者，帝引天师之论也。帝非不知阴阳颠倒之术，明知故问，亦欲尽人皆知广成子之教也。

【注释】

①黄帝：即轩辕黄帝，中华民族溯源之始祖。

②广成子：黄帝时期的有道高士、上古真人。

③窈窈冥冥（yǎo yǎo míng míng）：窈窈，深远；冥冥，幽深。形容深远微妙。

④天：这里指天帝，人们想象中的万事万物的主宰。

⑤鬼臾区：又作鬼容区，号大鸿。传说中的上古医家，黄帝臣，曾佐黄帝发明五行，详论脉经，于难经究尽其义理，以为经论。

⑥岐伯：中国上古时期最有声望的医学家，道家名人，精于

医术脉理，名震一时，后世尊称为"华夏中医始祖""医圣"，被尊为天师。

⑦**至道**：最高的养生原则、准则。

⑧**昏昏默默**：看不见，听不到的状态。

⑨**慎汝内，闭汝外**：慎重地修养内心，使之安静下来，对外界影响身心健康的事物，要闭目塞听。

⑩**大明**：明白、通晓"至道"的变化规律。

⑪**阴阳**：中国古代朴素的唯物主义思想家把矛盾运动中的万事万物概括为"阴""阳"两个对立的范畴，并以双方变化的原理来说明物质世界的运动。《易传》："一阴一阳之谓道。"把阴阳变化看作宇宙间的根本规律。《素问阴阳应象大论》进一步指出："阴阳者，天地之道也，万物之纲纪，变化之父母，生杀之本始，神明之府也。治病必求于本。"

⑫**守其一**：就是说守心一处，而处于身内阴阳二气的和谐之中。

⑬**厥义**：厥，同"其"，谓天师必知广成子传道之义。

⑭**乾坤**：《易经》之二卦名，指天地或阴阳两个对立面。《周易》用乾表示天和阳，用坤表示地和阴。后用来泛指天地、阴阳、日月、男女等。

⑮**颠倒之术**：指观察一切事物要从正反、顺逆两个方面着眼。

⑯**神**：这里指视之不见，听之不闻的"道"——客观规律。

⑰**俞哉**：肯定与感叹词。

⑱**无极之野**：指的是可以化生一切的最高境界。

⑲**陈士铎**：即口述此《外经》者。"微言"二字之加，可释为"微言奥旨"，高度赞赏之词；也可释为因陈氏于每篇末加附短评，与博大之经文相对做自谦之词。

【译文】

黄帝听闻了广成子深远微妙的修真奥旨，赞叹说："广成子真可以说是天人神仙啊！"

　　黄帝回到房间休息，在深夜里不免沉思，觉得还有不能领悟的地方。于是派遣大臣鬼臾区到天师岐伯那里请教。

　　**鬼臾区对岐伯说**："黄帝向广成子请教最好的养生之道。"

　　**广成子回答说**："最好的养生之道，达到精微之处，是窈冥状态；最好的修炼方法，达到极致之处，是昏默状态。对这个时候，看就像没有看见，听就像没有听到，一切按照客观规律而行，精神才能能够静下来，形体自然就会健康。保持虚静与清正。既不要无谓地劳损你的形体；也不要无端地扰乱你的精神；更不要有思虑营求的念头。做到这些，自然就可以健康长寿。眼睛没有可见的，耳朵没有可听的，心中也没什么可以感知的，自己的元神就会守护自己的形体，形体就能得到长生。要慎守自己内在的精气神，要慎重地闭紧自己外在的孔窍，感知得越多就耗散衰败越多。我让你通晓至道的变化规律，那里是至阳之源；为你指出了进入玄妙之门的路径，那里是至阴之源。天地自然有主宰，人体阴阳的变化有归藏，所以要慎守身体之中的阴阳（指神气、性命），身体中的精气神自然会壮旺。我守护好我的玄妙之关，以使自己精气神平和，这样身体可以长生不老。'天师必知广成子传道之义，请您能明白地给予解释。"

　　**岐伯跪拜拱手回奏说**："这是多么伟大的宗旨啊！太令人诚服了！如果不是我们圣明的黄帝，怎么能够听得到这样至高无上的大道呢！黄帝这是明知故问啊，是要传旨让万代万世的人们都参加阴阳颠倒之术的修炼！圣心真是宽厚仁慈啊！为臣我愚钝，哪里懂得如此神圣的大道呢？但是，仁慈的圣帝既然问这些问题，我怎敢不说呢。所谓窈冥，是对阴阳的称谓。所说的昏默，是对内外的描述。所说的视听，是对耳目的解说。又说最好的养生之道既无形而又有形，虽然有形而其实无形，是无形隐藏在有形之中，有形化于无形之内。只有这样，才能让人形神俱妙，精神合一。"

鬼臾区说："是，太好啦！虽然天师所讲的道理很详细了，但我还是不能理解其中的玄妙之处啊！"

岐伯说："所谓乾坤之道，不是说天地，而是说世间男女。所谓男女之道，不外乎阴阳的道理。所谓阴阳之道，说的就是顺逆关系。都懂得五行顺之则生，逆之为克，克则死。所谓阴阳之原，就是颠倒之术。世人都懂得顺则生，而不懂得顺中也有死；都懂得逆则死，而不知逆行中也有生机。这就是为什么会有未老先衰的现象！其实，广成子讲给黄帝养生的'至道'，就是想让黄帝修行颠倒之术罢了。"

鬼臾区赞叹说："天师讲得真是神妙啊！虽然如此，还要请您把阴阳之原说清楚。"

岐伯说："所谓颠倒之术，关键要探明阴阳的原理！即广成子在前面所讲的，幽深奥妙之中有元神的主宰，虚静与默默中也有元神的存在，视听之中也有元神在支配。只有探明养生的自然规律并按照他去实践，才能做到元精不摇动，元神不外弛。这样，精固神全，身体还会生病吗？！怎么能未老先衰呢？！"

鬼臾区回奏给黄帝。黄帝听后说："很好！将这些至高无上的大道及其原理记载在《外经》上，传示给大臣和医官们，让他们共同听闻到养生最好的方法和道理，一起修真练功，共同达到养生的最高境界。"

> 陈远公评论说：这一篇的基本内容是黄帝提问，天师回答。这是《外经》的首篇论述。提问不只是黄帝一人，而回答只有岐伯天师，是黄帝引述天师的言论。黄帝并不是不懂得阴阳颠倒之术，明知故问，主要是想让人人都懂得广成子的教旨。

# 顺逆探原篇第二

【原文】

伯高[①]太师问于岐伯曰：天师言颠倒之术，即探阴阳之原也，其旨奈何？

岐伯不答。

再问曰：唯唯[②]。

三问。

岐伯叹曰：吾不敢再隐矣[③]！夫阴阳之原者，即生克[④]之道也。颠倒之术者，即顺逆之理也。知颠倒之术，即可知阴阳之原矣。

伯高曰：阴阳不同也。天之阴阳，地之阴阳，人身之阴阳，男女之阴阳，何以探之哉？

岐伯曰：知其原亦何异哉[⑤]！

伯高曰：请显言[⑥]其原。

岐伯曰：五行顺生不生，逆死不死[⑦]。生而不生者，金生水而克水，水生木而克木；木生火而克火，火生土而克土，土生金而克金，此害生于恩[⑧]也。死而不死者，金克木而生木，木克土而生土，土克水而生水，水克火而生火，火克金而生金，此仁生于义[⑨]也。夫五行之顺，相生而相克；五行之逆，不克而不生。逆之至者，顺之至也。

伯高曰：美哉言乎！然何以逆而顺之也？

岐伯曰：五行之顺，得土而化。五行之逆，得土而神。土以合之，土以成之也。

伯高曰：余知之矣！阴中有阳，杀之内以求生乎；阳中有阴，生之内以出死乎？余与帝同游于无极之野也。

岐伯曰：逆而顺之，必先顺而逆之。绝欲而毋为邪所侵也，守神而毋为境所移也，炼气而毋为物所诱也，保精而毋为妖所耗也。服药饵以生其津，慎吐纳以添其液，慎劳逸以安其髓，节饮食以益其气，其庶几乎？

伯高曰：天师教我以原者全矣。

岐伯曰：未也，心死则身生⑩，死心之道，即逆之之功也。心过死则身亦不生，生心之道又顺之之功也。顺而不顺，始成逆而不逆乎。

伯高曰：志之矣，敢忘秘诲⑪哉。

> 陈士铎曰：伯高之问，亦有为之问也。顺中求逆，逆处求顺，亦死克之门也。今奈何求生于顺乎？于顺处求生，不若于逆处求生之为得也。此一"逆"字，知者自知，迷者自迷。诸君自扪其心，知否？

【注释】

①伯高：黄帝的大臣之一，传说上古之经脉学医家。

②唯唯：恭敬的应答声。引申为恭顺谨慎之义。

③不敢再隐矣：不敢再隐而不说了。因伯高再三请问，故岐伯如是说。

④生克：指金、木、水、火、土五种物质的互相生发以及互相克制的关系。后引申为一般物质之间的辩证关系。

⑤知其原亦何异哉：懂得他们的原理并没有什么不同。

⑥显言：明确的话。显：明白，明确。

⑦五行顺生不生，逆死不死：此二句和下文的"逆之至者，顺

之至也",都是在讲物极必反,苦尽甘来的辩证法。

⑧**害生于恩**:过分的恩爱,反而会产生祸害。

⑨**仁生于义**:即凡事制约得宜反而可以成全了他。

⑩**心死则身生**:心,这里指私心邪念。只有杜绝了私心邪念,才会有健康的身体。

⑪**秘诲**:秘,这里指养生的秘诀。秘诲,即岐伯讲给伯高的养生秘诀。

【译文】

**伯高太师问岐伯**:"天师所说颠倒之术,就是从阴阳的根源进行探索,这其中的真谛是什么?"

岐伯不回答。

第二次又问,岐伯唯唯诺诺。

第三次再问。

**岐伯感叹地说**:"我不敢再隐瞒了!阴阳的原理,就是五行相生相克的道理呀!所说的颠倒之术,就是我们懂得的顺生逆死的道理。只要懂得颠倒之术,就自然懂得了阴阳的原理!"

**伯高说**:"阴和阳有不同的类型。有天的阴阳,有地的阴阳,有人身的阴阳,有男女的阴阳,这些阴阳如何探索呢?"

**岐伯说**:"懂得了阴阳的原理,又有什么不同呢!"

**伯高说**:"请详细而又明确解说其中的道理。"

**岐伯说**:"五行顺行相生而没有生,逆死也没有死。所说的相生而不生,如金生水而克水,水生木而克木,木生火而克火,火生土而克土,土生金而克金,就是所说的'害生于恩'的道理!恩爱过了头,反而会产生祸害,就是这个意思。所说的死而不死,如金克木而生木,木克土而生土,土克水而生水,水克火而生火,火克金而生金,这就是所说的'仁生于义'的道理。就是对状态制约得宜反而可以成全。五行顺行,相生中存在着相克;五行逆行,就是不相克也不相生。逆行达到极点时，也就是顺行了。"

伯高说："说得太精妙啦！然而，怎么才能将逆死变为顺生呢？"

岐伯说："五行的顺行，得到土就会产生变化；五行的逆行，得到土就会变得神妙。土可以使其和合，土可以使其大成。"

伯高说："我懂得了。阴中有阳，从克杀中可以求得生机。阳中有阴，在生机之中可以产生死因。我也能与圣帝一起修真练功，共同达到养生的最高境界。"

岐伯说："要想逆死中求顺生，必须先将顺行转为逆行。还要断绝欲望而不要被妖邪所侵害，持守元神不被外境所转移，锻炼元气不为外物所诱惑，保养元精不被色欲所耗散。有条件的可服食药饵以便产生津液，谨慎吐纳以便增添玉液，要劳逸结合以便静养脑髓，还要节制饮食以便补益元气。这几种注意事项，切不可轻视，严格要求自己。"

伯高说："天师教导我的大道原理，这回全面了！"

岐伯说："还不全面。我告诉你，断绝一切私心邪念则身生，这是调整身体的最好办法。断绝私心邪念的途径，必先看到逆境，并能战胜逆境；但是，心不能太死，心太死就不能调整身体。生心的途径也是顺行的功夫。顺行而又不顺，才能成就逆而不逆呀！"

伯高说："我记住了，永远不会忘记。我怎敢忘记如此神圣的教诲呢！"

陈远公评论说：伯高的提问，也是故意问的。顺中求逆，逆中求顺，这就是生死之门。如今为何要从顺中求生呢？在顺中求生，不如在逆处求生得到的更多啊！这一个"逆"字，懂得的人自然懂得，迷惑的人自然迷惑。各位君子扪心自问，你懂得了吗？

# 回天生育篇第三

【原文】

雷公①问曰：人生子嗣②天命③也，岂尽非人事④乎？

岐伯曰：天命居半，人事居半也。

雷公曰：天可回乎？

岐伯曰：天不可回，人事则可尽⑤也。

雷公曰：请言人事。

岐伯曰：男子不能生子者，病有九；女子不能生子者，病有十也。

雷公曰：请晰言之。

岐伯曰：男子九病者：精寒也，精薄也，气馁也，痰盛也，精涩也，相火过旺也，精不能射也，气郁也，天厌也。女子十病者：胞胎寒也，脾胃冷也，带脉急也，肝气郁也，痰气盛也，相火旺也，肾水衰也，任督病也，膀胱气化不行也，气血虚而不能摄也。

雷公曰：然则治之奈何？

岐伯曰：精寒者，温其火乎；精薄者，益其髓乎；气馁者，壮其气乎；痰盛者，消其涎乎；精涩者，顺其水乎；火旺者，补其精乎；精不能射者，助其气乎；气郁者，舒其气乎；天厌者，增其势乎。则男子无子而可以有子矣，不可徒益其相火也。胞胎冷者，温其胞胎乎；脾胃冷者，暖其脾胃乎；带脉急者，缓其带脉乎；肝气郁者，开其肝气乎；痰气盛者，消其痰气乎；相火旺者，平其相火乎；肾水衰者，滋其肾水乎；任督病者，理其任督乎；膀胱气化不行者，助其肾气以益膀胱乎；气血不能摄胎者，益其气血以摄胎乎。则女子无子而可以有子矣，不可徒治其胞胎也。

雷公曰：天师之言，真回天之法也。然用天师法，男女仍不生子奈何？

岐伯曰：必夫妇德行交亏⑥也。修德以宜男，岂虚语哉？

陈士铎曰：男无子有九，女无子有十，似乎女多于男也。谁知男女皆一乎？知不一而一者，大约健其脾胃为主，脾胃健而肾亦健矣。何必分男女哉？

【注释】

①**雷公**：黄帝之子。精于针灸，通九针六十篇。

②**嗣**：继承、后嗣，指子孙的传宗接代。

③**天命**：先天遗传。

④**人事**：后天保养。

⑤**天不可回，人事则可尽**：先天遗传无法改变，后天保养是可以尽力而为的。

⑥**德行交亏**：德行，指夫妇的品德、行为。交亏，德和行都有亏损。

【译文】

雷公问："人类生育子嗣肯定和先天遗传有关，难道后天的保养、医疗都不重要吗？"

岐伯说："先天遗传和后天保养应各占一半。"

雷公问："先天遗传可以挽回吗？"

岐伯说："先天遗传不能挽回，但后天保养是可以尽力做好的。"

雷公说："请您谈谈后天保养吧。"

岐伯说："男子不能生育子嗣的，有九种病；女子不能生育子嗣的，有十种病。"

雷公说："还请详细解说。"

岐伯说："男子的九种病包括：精液寒冷，精液稀薄，元气衰弱，痰涎壅盛，精液短涩，相火过旺，不能射精，气机抑郁，上天厌恶。女子的十种病包括：胞胎寒冷，脾胃虚冷，带脉劲急，肝气抑郁，痰气壅盛，相火过旺，肾水衰弱，任督有病，膀胱气化不行，气血虚弱不能摄养胞胎。"

雷公问："那么该如何治疗呢？"

岐伯说："精液寒冷的，要温暖肾中的阳火；精液稀薄的，要补益其骨髓；元气衰弱的，要强壮其元气；痰涎壅盛的，要消除其痰涎；精液短涩的，要调理其肾水；相火过旺的，要补益其精水；不能射精的，要助长其元气；气机抑郁的，要舒畅其气机；上天厌恶的，要增强其生育能力。这样，男子没有子嗣的也会变成有子嗣了，不能只增益其相火。胞胎寒冷的，要温暖其胞胎；脾胃虚寒的，要温暖其脾胃；带脉劲急的，要舒缓其带脉；肝气抑郁的，要梳理其肝气；痰气壅盛的，要消除其痰气；相火过旺的，要平抑其相火；肾水衰弱的，要滋养其肾水；任督有病的，要调理其任脉和督脉；膀胱气化不行的，要增强其肾气以便补益膀胱；气血虚弱不能摄养胞胎的，要补益其气血以便摄养胞胎。这样，女子没有子嗣的也会变成有子嗣了，不能只治疗其胞胎。"

雷公说："天师的话，真是挽回天命的大法要法啊！然而采用天师的方法治疗和调养，男女仍然不能生育子女，又该怎么办呢？"

岐伯说："这必然是夫妇双方的德行都有亏损的缘故，纵欲过度导致之气血双亏，医药也不能治愈。只能靠修养自己的德行，以便有利于子嗣，这怎么会是虚假的话呢？"

陈远公评论说：男子不能生育子嗣的原因有九种，女子不能生育子嗣的原因有十种，似乎女子多于男子，有谁懂得男女都是一样的呢？明白不一致中的一致，大约就知道以强健脾胃为主，脾胃强健了，肾脏也会强健了，又何必再分男女呢？

# 天人寿夭篇第四

【原文】

**伯高太师问岐伯曰：**余闻形有缓急，气有盛衰，骨有大小，肉有坚脆，皮有厚薄，可分寿夭，然乎？

**岐伯曰：**人有形则有气，有气则有骨，有骨则有肉，有肉则有皮。形必与气相合也，皮必与肉相称也，气血经络必与形相配也。形充而皮肤缓者寿，形充而皮肤急者夭。形充而脉坚大者，气血之顺也，顺则寿。形充而脉小弱者，气血之衰也，衰则危。形充而颧不起者，肉胜于骨也，骨大则寿，骨小则夭。形充而大，肉䐃①坚有分理者，皮胜于肉也，肉疏则夭，肉坚则寿。形充而大，肉无分理者，皮仅包乎肉也，肉厚寿，肉脆夭。此天生人，不可强也，故见则定人寿夭，即可测人生死矣。

**少师问曰：**诚若师言，人之寿夭，天定之矣，无豫于人乎？

**岐伯曰：**寿夭定于天②，挽回天命者人③也。寿夭听于天，戕贼其形骸，泻泄其精髓，耗散其气血，不必至天数④而先夭者，天不任咎⑤也。

**少师曰：**天可回乎？

**岐伯曰：**天不可回，而天可节也。节天之有余，补人之不足，不亦善全其天命乎？

**伯高太师闻之曰：**岐天师真善言天也。世人贼天之不足，乌能留人之有余哉。

**少师曰：**伯高非知在人之夭者乎。在天之夭难回也，在人之夭易延也，吾亦修吾之天，以全天命乎。

陈远公曰：天之夭难延，人之夭易延，亦训世延人之夭也。伯高之论因天师之教而推广之，不可轻天师而重伯高也。

【注释】

①肉䐃（jiǒng）：指人体肌肉厚实突起处。

②天：天命，指先天的禀赋。

③人：指后天因素，即个人在养生保健方面的主观努力。

④天数：即天命。

⑤咎：过错。

【译文】

伯高太师问岐伯说："我听说形体有缓有急，元气有盛有衰，骨骼有大有小，肌肉有坚有脆，皮肤有厚有薄，这些可以辨别长寿和短命夭折，是这样吗？"

岐伯说："人有形就会有气，人有气就会有骨，人有骨就会有肉，人有肉就会有皮。形必然与气相合，皮肤必须与肌肉相适应，气血经络必然与形体相配合。形体充盈且皮肤舒缓的人长寿，形体充盈但皮肤拘急的人短命；形体充盈且脉象坚大的人气血顺畅，气血顺畅的就会长寿；形体充盈但是脉象小弱的人气血衰弱，气血衰弱就会有危险；形体充盈且颧骨不高起的人，说明肌肉比骨骼充盈，骨骼大的就会长寿，骨骼小的就会夭折；形体充盈且壮硕，肌肉坚实纹理分明，说明皮肤胜过肌肉，肌肉疏松就会短命，肌肉坚实就会长寿；形体充盈且壮硕，肌肉没有纹理的，说明皮肤仅仅能够包住肌肉，肌肉厚实就会长寿，肌肉松脆就会短命。这是上天赋予人类的，不可强求。因此，根据人的外在表现就可以确定人的长寿和短命，也就可以预测人的生死了。"

少师问："果真像老师所说的那样，人的长寿和短命是上天注定的了，这与人的预防没有关系吗？"

岐伯说："人的长寿和短命取决于天赋遗传，我们不能改变，但是可以做好后天的保养挽回天命。长寿和短命取决于上天，戕害人的形骸，泻泄人的精髓，耗散人之气血，人的寿命活不到天命而过早夭亡，这不是先天的过错。"

少师问："天命可以挽回吗？"

岐伯说："天命是不能挽回的，但天命却是可以维护的。珍惜维护先天的长寿因素，又应注意养生以补人体后天的不足，不也是善于保全人的天命吗？"

伯高太师说："岐伯天师真是善于解说天命啊！世人损害上天的不足，又怎么能够为人留下有余之机呢？"

少师说："伯高难道不懂得这取决人的天命吗？取决于上天的夭折，难以挽回。取决于人的夭折，则易延长。我也修养我的天命，来尽终天年。"

陈远公评论说：由天命造成的夭折难以延续，人为造成的夭折容易使之延长。这也是在训导人们努力延长寿命。伯高的论述，是因为天师的教导推而广之。所以不能轻视天师的言论而重视伯高的论述。

# 命根养生篇第五

【原文】

**伯高太师复问岐伯曰**：养生之道，可得闻乎？

**岐伯曰**：愚何足以知之？

伯高再问。

**岐伯曰**：人生天地之中，不能与天地并久者，不体天地之道①也。天赐人以长生之命，地赐人以长生之根。天地赐人以命根②者，父母予之也。合父母之精以生人之身，则精即人之命根也。魂魄③藏于精之中，魂属阳，魄属阴。魂趋生，魄趋死。夫魂魄皆神也，凡人皆有。神内存则生，外游则死。魂最善游，由于心之不寂也。广成子谓：抱神以静者，正抱心而同寂也。

**伯高曰**：夫精者，非肾中之水乎？水性主动，心之不寂者，不由于肾之不静乎？

**岐伯曰**：肾水之中有真火在焉。水欲下而火欲升，此精之所以不静也，精一动而心摇摇矣。然而制精之不动，仍在心之寂也。

**伯高曰**：吾心寂矣，肾之精欲动，奈何？

**岐伯曰**：水火原相须也，无火则水不安；无水则火亦不安。制心而精动④者，由于肾水之涸也，补先天之水以济心，则精不动而心易寂矣。

陈远公曰：精出于水，亦出于水中之火也。精动由于火动，火不动则精安能摇乎？可见精动由于心动也。心动之极，则水火俱动矣，故安心为利精之法也。

【注释】

①**天地之道**：天地运转的客观规律。

②**命根**：合父母之精以生人之身，精即人之命根。

③**魂魄**：指人的精神灵气。古代认为魂是阳气，构成人的思维才智。魄是粗粝重浊的阴气，构成人的感觉形体。

④**精动**：此处的"精动"可能是指梦遗、早泄一类的疾病，是属于"肾水之涸也"，即肾气的亏损所致。

【译文】

**伯高太师又问岐伯**："关于养生之道，可以讲给我听听吗？"

**岐伯说**："我平庸又愚笨，又怎么能够知道养生的道理呢？"

伯高再次请问岐伯。

**岐伯说**："人生于天地之中，不能与天地一起长存，是因为没有体察到天地之道啊！上天赐给人类长生的命根，大地赐给人类长生的本源。天地赐给人类的命根，是通过父母赋予子女的。合父母的精以生人之身，故精即人的命根。魂与魄皆从精而生，魂属阳气，是精神状态，也是'精'的外在表现形式。魄是阴气，是血肉之躯，也是'精'的内在物质基础。魂趋向于生存，魄趋向于死亡。但魂魄都是神，每个人都有。神内存于体内，人就得以生存；神出游到外面，人就会死亡。魂最善于出游，这是由于心不寂静的缘故。广成子说'只有保持元神的清静，才能保持心的寂静。'"

**伯高说**："难道精不是肾中之水吗？肾水的卦名是坎，坎的卦象是代表水，水性主动，故心动不正是由于肾水的不能宁静吗？"

岐伯说："坎卦属水是不错的，但坎的卦象是水中有火，然肾精是不会静的。要想制服肾精之动，首先要抑制心火的上升，使内心寂静下来。"

伯高说："我的心已经平静下来了，但肾精仍蠢蠢欲动，这是什么原因呢？"

岐伯说："水火原本是相辅相成的，没有火则水不安，没有水则火不安。如果制伏心火，但是精水仍然会妄动的，是由于肾水干涸的缘故。这就需要补先天的肾水，以便上济心火，使肾水和心火相平衡，这样精水就不妄动，保持心情平静就容易多了。"

陈远公评论说：精既然从水中生出来，也是水中的火。精水动摇，是因为火气的发动；心火不动，精水又怎么会摇动呢？可见，精动由于心动。心动到了极点，水火都一起动。因此，安心为补益精水的大法。

# 救母篇第六

【原文】

容成[①]问于岐伯曰：天癸之水，男女皆有之，何以妇人经水谓之天癸乎？

岐伯曰：天癸水，壬癸之水也。壬水属阳，癸水属阴。二水者，先天之水也。男为阳，女为阴，故妇人经水以天癸名之。其实壬癸未尝不合也。

容成曰：男子之精不以天癸名者，又何故欤？

岐伯曰：精者，合水火名之，水中有火，始成其精。呼精而壬癸之义已包于内，故不以天癸名之。

容成曰：精与经同一水也，何必两名之？

岐伯曰：同中有异也。男之精守而不溢；女之经满而必泄也。癸水者，海水也，上应月，下应潮。月有盈亏，潮有往来，女子之经水应之，故潮汐月有信，经水亦月有期也。以天癸名之，别其水为癸水，随天运为转移耳。

容成曰：其色赤者何也？

岐伯曰：男之精，阳中之阴也，其色白；女之经，阴中之阳也，其色赤。况流于任脉，通于血海，血与经合而成浊流矣。

容成曰：男之精亏而不溢者，又何也？

岐伯曰：女子阴有余，阳不足，故满而必泄。男子阳有余，阴不足，故守而不溢也。

容成曰：味咸者何也？

岐伯曰：壬癸之水，海水也。海水味咸，故天癸之味应之。

容成曰：女子二七经行，稚女②不行经何也？

岐伯曰：女未二七，则任冲未盛，阴气未动，女犹纯阳也，故不行经耳。

容成曰：女过二七，不行经而怀孕者又何也？

岐伯曰：女之变者也，名为暗经，非无经也。无不足，无有余，乃女中最贵者。终身不字③，行调息④之功，必长生也。

容成问曰：妇女经水上应月，下应潮，宜月无愆期⑤矣，何以有至有不至乎？

岐伯曰：人事之乖违⑥也。天癸之水，生于先天，亦长于后天也。妇女纵欲伤任督之脉，则经水不应月矣。怀抱忧郁以伤肝胆，则经水闭而不流矣。

容成曰：其故何也？

岐伯曰：人非水火不生，火乃肾中之真火，水乃肾中之真水也。水火盛则经盛，水火衰则经衰。任督脉通于肾，伤任督未有不伤肾者。交接时纵欲泄精，精伤，任督之脉亦伤矣。任督脉伤，不能行其气于腰脐，则带脉亦伤，经水有至有不至矣。夫经水者，火中之水也。水衰不能制火，则火炎水降，经水必先期至矣。火衰不能生水，则水寒火冷，经水必后期至矣。经水之愆期，因水火之盛衰也。

容成曰：肝胆伤而经闭者，谓何？

岐伯曰：肝藏血者也。然又最喜疏泄，胆与肝为表里也。胆木气郁，肝木之气亦郁矣。木郁不达，任冲血海皆抑塞不通，久则血枯矣。

容成曰：木郁何以使水之闭也？

岐伯曰：心肾无晷⑦不交者也。心肾之交接，责在胞胎，亦责在肝胆也。肝胆气郁，胞胎上交肝胆，不上交于心，则肾之气亦不交于心矣。心肾之气不交，各脏腑之气抑塞不通，肝克脾，胆克胃，脾胃受克，失其生化之司，何能资于心肾乎？水火未济，肝胆之气愈郁矣。

肝胆久郁，反现假旺之象，外若盛，内实虚。肾因子虚，转去相济涸水，而郁火焚之，木安有余波以下泄乎？此木郁所以水闭也。

鬼臾区问曰：气郁则血闭，血即经乎？

岐伯曰：经水非血也。

鬼臾区曰：经水非血，何以血闭而经即断乎？

岐伯曰：经水者，天一之水也，出于肾经，故以经水名之。

鬼臾区曰：水出于肾，色宜白矣，何赤乎？

岐伯曰：经水者，至阴之精，有至阳之气存焉，故色赤耳，非色赤即血也。

鬼臾区曰：人之肾有补无泻，安有余血乎？

岐伯曰：经水者，肾气所化，非肾精所泄也。女子肾气有余，故变化无穷耳。

鬼臾区曰：气能化血，各经之血不从之而泄乎？

岐伯曰：肾化为经，经化为血，各经气血无不随之而各化矣。是以肾气通则血通，肾气闭则血闭也。

鬼臾区曰：然则气闭宜责在肾矣，何以心肝脾之气郁而经亦闭也？

岐伯曰：肾水之生，不由于三经[8]；肾水之化，实关乎三经也。

鬼臾区曰：何也？

岐伯曰：肾不通肝之气，则肾气不能开；肾不交心之气，则肾气不能上；肾不取脾之气，则肾气不能成。盖交相合而交相化也。苟一经气郁，气即不入于肾，而肾气即闭矣。况三经同郁，肾无所资，何能化气而成经乎？是以经闭者，乃肾气之郁，非止肝血之枯也。倘徒补其血，则郁不宣反生火矣；徒散其瘀，则气益微反耗精矣。非惟无益，而转害之也。

鬼臾区曰：大哉言乎！请勒之金石[9]，以救万世之母乎。

陈远公曰：一篇救母之文，真有益于母者也。讲天癸无余义，由于讲水火无余义也。水火之不通，半成于人气之郁。解郁之法，在于通肝胆也，肝胆通则血何闭哉！正不必又去益肾也。谁知肝胆不郁，而肾受益乎？郁之害，亦大矣。

【注释】

①容成：相传为黄帝时的史官，始造历法。后道家附会为仙人，说是黄帝、老子之师，并发明采阴补阳的方法。《汉书·艺文志》有《容成阴道》二十六卷。

②稚女：幼女。

③不字：不嫁人。古时女子出嫁，要把自己的生辰八字报送夫家，所以不出嫁叫不字。

④调息：道家吐纳法。

⑤宜月无愆期：愆，延长。这里指月经不按时来潮，容成问岐伯，女子既然癸水和海潮、月亮相对应，应该没有不准时来潮的现象啊！

⑥人事之乖违：即纵欲之雅言。

⑦晷（guǐ）：古代用日光照影移动规律所刻制的类似钟表的计时器。此处引申为时刻。

⑧三经：这里指上文提到的心、肝、脾三经。

⑨勒之金石：勒，刻铸。将重要文献铸在金属上，或刻在石碑上。

【译文】

容成问："肾中的天癸之水，男女都有啊，为什么妇女的经水称为天癸，男子之精不以天癸称之呢？"

岐伯说："肾中天癸的叫法，其实是壬癸之水。壬在天干中属阳，壬水也属阳，癸在天干中属阴，癸水也属阴，这两种水是先天之水。男为阳，女为阴，所以妇人经水以天癸命名。其实称为壬癸二水，也未尝不合适。"

容成问："男子的肾中之精不以天癸命名，又是什么原因呢？"

岐伯说："男子的精，是结合水火命名。水中有火，才成其精。虽然单独叫'精'，但是壬癸的意思已经包括在内了，所以不以天癸来命名。"

容成问："男子的精与女子的经是同一属性的水，何必用两个名称呢？"

岐伯说："表面相同但是其中有不同的地方。男子的精，可以内守而不外溢；女子的经，月满而必外泄。女子的癸水，又像海水，在上对应月球运动，在下对应潮汐运动，月亮有盈亏，潮汐有往来，女子的经水是相呼应的。所以潮汐的涨退顺应月亮变化，女子的经水也顺应月亮的周期。所以用天癸来命名月经，以便说明其中的水为癸水，并随着天然的规律而转移。"

容成问："为何经水颜色是赤红色的呢？"

岐伯说："男子之精，是阳中有阴，其色是白的。女子之经，是阴中有阳，其色是红色。况且月经流行于任脉之中，贯通于血海之中，是血与经相合而成的混合体。"

容成问："男子的精容易亏，但是不容易溢出，又是什么原因呢？"

岐伯说："女子的体质是阴有余而阳不足，所以满而必泄。男子的体质是阳有余而阴不足，所以只要内守就不会外溢。"

容成问："为什么味道是咸的呢？"

岐伯说："壬癸的水，像海水一样。海水味是咸的，所以天癸水的味道也相呼应。"

容成问："女子到了十四岁开始行月经，为什么幼女不来月经呢？"

岐伯说："女子没到十四岁则任冲脉之气血没有旺盛，阴气未动，此时的女子就像纯阳之体，所以不行经。"

容成问："女子到了十四岁，没有行经但是怀孕了，又是什么原因？"

岐伯说："这是女子月经的变化，表面上没有月经其实有，名为'暗经'，并不是没有月经。这样的女子没有'不足'的情况，也不存在'有余'的情况，这是女子中最难得的生理现象。这样的女子如果终生不嫁人，再练习吐纳的功法，就一定能长寿。"

容成问："妇女的经水，上应月象，下应潮汐，本应按月来潮，为什么有的妇女不能准时来月经？经水错期的主要原因是什么？"

岐伯说："这是人的原因，是房事过度造成的。天癸之水，生于先天，但是生长在后天。如果女子纵欲过度，损伤了任督二脉，则经水就不会应于月象了。如果女子整天忧郁，就会伤害肝胆，从而导致闭经，经水就会闭阻不来了。"

容成问："这是什么原因呢？"

岐伯说："人离开水火就不能生存。火指的是肾中的真火，水指的是肾中的真水。水火旺盛则经水旺盛，水火衰弱则经气就会衰弱。任脉和督脉通于肾，如果损伤了任脉和督脉，肾脏也会遭受损伤。男女交接时，过度纵欲泄出精液，精气损伤了，任督二脉也会损伤。任脉和督脉损伤了，就不能行气到腰部和脐部，带脉也会遭受损伤，这样女子的经水就会出现应当来而不来的情况。女子的经血，又是火中之水。如果水衰了就不能控制火，就会出现火气上升，水气下降的情况，经水必然提前到来。如果火衰不能生水，就会导致水寒火冷，那么经水必定延后到来。经水不能按期而来，就是因为水火盛衰而引起。"

容成问："肝胆受到损伤后就会闭经，这是什么情况？"

岐伯说："肝主藏血，但是又最喜疏泄。胆与肝为表里，如果胆腑的木气郁结，那么肝木之气也会郁结。如果木气郁结就不能通达，导致任脉和冲脉的血海都会郁塞而不通，久而久之就会导致经血枯竭。"

容成问："肝木的郁结怎么又可以使经水闭塞呢？"

岐伯说："心肾无时无刻不相交。其心火和肾水的交接，取决于胞胎，同时也取决于肝胆。如果肝胆之气抑郁，胞胎就只能上交于肝胆，而不能上交于心，这样肾气也不能交于心。当心肾之气不交，其他各脏腑之气都会郁塞不通。肝木克脾土，胆木克胃土，脾胃受克，就会失去生化的功能，怎么还能得到心肾的资助呢？水火没有相济，肝胆之气使人变得更加郁结。肝胆长久郁结，反而会出现假的旺盛之象，外表好像强盛，但是内部非常虚弱。肾水因为肝木的虚弱，转去滋养干涸的水导致自己的肾水消耗，木从而被郁闭的火焚烧，那么肾还有多余的水往下泄吗？这就是肝气郁结而没有经水的原因。"

鬼臾区说："如果气郁则导致血闭，那么血就是经血吗？"

岐伯说："女子的经水，并不是血。"

鬼臾区说："既然经水不是血，为什么血闭而月经就会断绝呢？"

岐伯说："女子的经水，是天一之水，因出于肾经，所以用经水命名。如果血闭塞了，经水就失去了生化之源，血也就因此而闭塞，月经也就因此而断绝。"

鬼臾区说："既然经水出于肾，颜色应当是白色的，为什么会是红色的呢？"

岐伯说："女子的经水，是至阴之精，其中有至阳之气存在，因此颜色是红色的，并不是颜色红的就是血。"

鬼臾区说："女子的肾如果只补不泻，为何会有多余的血呢？"

岐伯说："女子的经水，是肾气所化生的，并非是肾精所泄。女子的肾气有余，所以精气变化无穷。"

鬼臾区说:"既然气能化血,那么各经脉的血不顺通都可以排泄吗?"

岐伯说:"肾精化生为经,经化生为血,各经脉之气血没有不是按照这个规律而生化的。所以肾气通则血通,肾气闭则血也闭。"

鬼臾区说:"既然气闭的根源在肾,为什么心肝脾之气郁也会导致闭经呢?"

岐伯说:"肾水的生发,虽然不是这三经的事情,但肾水的运化,却还是与这三经有关。"

鬼臾区说:"为什么呢?"

岐伯说:"如果肾不通肝气,那么肾气就不能打开;如果肾气不交心气,则肾气就不能上行;如果肾不能资取脾之气,则肾气就不能形成。总体来说就是相互交合才能产生变化。只要一经气郁,相对的真气就不能进入于肾,肾气就会因之而闭塞了。何况三经同是郁结,导致了肾没有了滋生的源头,怎么能化气而成经血呢?所以,经闭的人,就是肾气之郁结,并非仅仅是肝血的枯竭。如果单纯补其肝血,那么郁结得不到宣发,反而会生火。如果只是去消散瘀堵,那么气机通达反而消耗元精。乱去治疗是没有益处的,反而有害。"

鬼臾区说:"解释得真好啊!请刻在金石之上,以便拯救世世代代之母们。"

陈远公评论说:一篇救母之文,真有益于天下母亲啊!讲述天癸已经没有什么遗漏了,是由于讲述水火讲得透彻啊。水火之不通,大半是由于人之气郁造成的。而解郁的方法,在于通肝胆。肝胆通畅,血又怎能闭塞呢?正所谓不必刻意去补肾。有谁懂得,只有肝胆不郁结了,肾也能从中受益的道理?所以,肝胆郁闭的害处太大了。

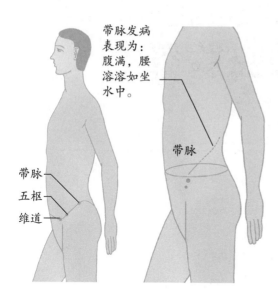

带脉发病表现为：腹满，腰溶溶如坐水中。

带脉

带脉
五枢
维道

# 带脉

　　带脉是人体奇经八脉之一。约束纵行之脉以加强经脉之间的联系，如足之三阴、三阳以及阴阳二跷脉。带脉还有固护胎儿和主司妇女带下的作用。带脉循行起于季胁，斜向下行到带脉穴，绕身一周。并于带脉穴处再向前下方沿髋骨上缘斜行到少腹。本经脉交会穴为带脉、五枢、维道（足少阳经）共3穴，左右合6穴。

第一卷

救母篇第六

# 红铅损益篇第七

【原文】

容成问曰：方士①采红铅②接命③，可为训乎？

岐伯天师曰：慎欲者，采之服食延寿；纵欲者，采之服食丧躯。

容成曰：人能慎欲，命自可延，何藉红铅乎？

岐伯曰：红铅，延景丹也。

容成曰：红铅者，天癸水也。虽包阴阳之水火，溢满于外，则水火之气尽消矣，何以接命乎？

岐伯曰：公之言论天癸则可，非论首经之红铅也。经水甫出户辄色变，独首经之色不遽变者，全其阴阳之气也。男子阳在外，阴在内④；女子阴在外，阳在内⑤。首经者，坎中之阳也。以坎中之阳补离中之阴⑥，益乎，不益乎？独补男有益，补女有损。补男者，阳以济阴也；补女者，阳以亢阳也。

容成曰：善。

陈远公曰：红铅何益于人，讲无益而成有益者，辨其既济之理也。谁谓方士非恃之以接命哉？

【注释】

①方士：指方术士，即方技之士与数术之士，古代自称能访仙炼丹以求长生不老的人。如秦始皇时"入海求仙"的徐福，汉

文帝时"望气取鼎"的新垣平等。

②红铅：一说为女子第一次行经之经；一说是女子最初破身之血。从篇中的叙述来看，可能是指后者。

③接命：指方士们用后天外物接续先天亏损的方法，以为可以延长寿命。

④男子阳在外，阴在内：依《周易》卦象为离（☲），示意火中有真水、真阴。

⑤女子阴在外，阳在内：依《周易》卦象为坎（☵），示意水中有真火、真阳。

⑥以坎中之阳补离中之阴：按《周易》的养生理论，抽坎（☵）中之阳，填离（☲）之阴，这叫"抽坎填离"，就变成泰卦（䷊），必然身心安泰。


【译文】

容成请问道："方外之士采取女子红铅来延长寿命，这种做法可取吗？"

岐伯说："节制性欲的人，采取和服食红铅可以延寿；放纵性欲的人，采取和服食红铅则会丧命。"

容成问："人若能够节制性欲，寿命自然可以延长，为什么还要依靠红铅呢？"

岐伯说："红铅是延景丹。"

容成问："红铅不过是月经（即天癸水）罢了，虽然包含有阴阳水火，但排出体外时，水火之气就完全消散了，为什么还能延长寿命呢？"

岐伯说："你所讲的可以说明天癸，但却不能说明女子初潮的红铅。普通的月经排出体外时，血色就变暗了，惟独第一次月经流出血的颜色是不变的，这是因为保全了阴阳之气，所以称他是红铅，两者是不相同的。按《易经》的卦象，男精属离卦，阳在外，阴在内；女血属坎卦，阴在外，阳在内。首经为坎中之阳，用坎卦中的阳气补离卦中的阴气，到底是有补益还是没有补益呢？惟独补男子有好处，而补女子则是有损伤的。补男子，就是采了坎中之阳以补离中之阴；补女子，就是采了坎中之阳补离中之阳。"

容成说："好。"

陈远公评论说：红铅对人有什么好处呢？将没有益处说成有益处，无非是辨明其中既济之理而已。谁说方士非得依靠红铅来延续生命呢？

# 初生微论篇第八

【原文】

**容成问曰**：人之初生，目不能睹，口不能餐，足不能履，舌不能语，三月而后见，八月而后食，期岁①而后行，三年而后言，其故何也？

**岐伯曰**：人之初生，两肾水火未旺也。三月而火乃盛，故两目有光也。八月而水乃充，故两龈有力也。期岁则髓旺而膑生矣。三年则精长而囟②合矣。男十六天癸通③，女十四天癸化④。

**容成曰**：男以八为数，女以七为数，予知之矣。天师于二八、二七之前，《内经》何未言也？

**岐伯曰**：《内经》首论天癸者，叹天癸难生易丧也。男必至十六而天癸满，年未十六皆未满之日也；女必至十四而天癸盈，年未十四皆未满之日也。既满既盈，又随年俱耗，示人宜守此天癸也。

**容成曰**：男八八之后犹存，女七七之后仍在，似乎天癸之未尽也。天师何以七七、八八之后不再言之欤？

**岐伯曰**：予论常数耳。常之数可定，变之数不可定也⑤，予所以论常不论变耳。

> **陈远公曰**：人生以天癸为主，有则生，无则死也。常变之说，惜此天癸也。二七、二八之论，亦可言而言之，非不可言而不言也。

【注释】

①期岁：一周岁。

②囟（xìn）：婴儿头顶前方正中顶骨未合缝的地方，俗称脑门。

③天癸通：男子成熟的标志。

④天癸化：女子成熟的标志。

⑤常之数可定，变之数不可定也：常数是一般规律，有共性，是可以判定的。变数受各种客观因素的影响，有偶然性，是难以判定的。

【译文】

容成问道："人刚出生的时候，眼睛不能看，嘴不能吃饭，脚不能走路，舌头不能讲话，三月之后眼睛可以看见，八月之后嘴巴才能吃饭，一岁而后才能举步循行，三岁而后才能开口讲话。这是什么原因呢？"

岐伯说："人刚初生的时候，两肾的水火二气还没有旺盛。三个月的时候火气就旺盛了，所以两目有光方能见。八个月大的时候水气充盈，所以口齿有力可以吃东西。一岁时骨髓旺盛，髌骨就产生了，所以可以走路。三岁时精气长成，所以囟门就闭合了。男子十六岁天癸就通了，女子到了十四岁天癸化生。"

容成说："男子以八为数，女子以七为数，我已经知道了。天师在二八、二七之前的情况，在《内经》中为什么不说呢？"

岐伯说："《内经》首先谈论先天精气，是感叹先天精气很难产生却很容易丧失。必须到十六岁时，男子天癸才会充满，没到十六岁都是没有充满的年龄。必须到十四岁，女子天癸才会充盈，未到十四岁也都是没有充盈的年龄。虽然已经充满充盈了，但又随年龄的增长而逐渐消耗，这是在提示人们要保守先天精气。"

容成说："有的男子到了六十四岁之后还有生育能力，有的女子到了四十九岁之后仍然也有生育能力，似乎先天之精没有耗尽。为什么女四十九岁、男六十四岁之后，天师就不再论述有关天癸的问题了呢？"

岐伯说："我讲述的只是常数而已。常数是一般规律，有共性，是可以判定的。变数受各种客观因素的影响，有偶然性，是难以判定的。所以我只讲常数而不讲变数。"

陈远公曰：人生以天癸为主，有天癸则生，无天癸则死。常数和变数之论，是让人们珍惜天癸。二七、二八之论，也是就常数进行讨论，并不是就变数进行讨论。

# 骨阴篇第九

【原文】

鸟师①问于岐伯曰：婴儿初生，无膝盖骨何也？

岐伯曰：婴儿初生，不止无膝盖骨也，囟骨、耳后完骨皆无之。

鸟师曰：何故也？

岐伯曰：阴气不足也。阴气者，真阴之气也。婴儿纯阳无阴，食母乳而阴乃生，阴生而囟骨、耳后完骨、膝盖骨生矣。生则儿寿，不生则夭。

鸟师曰：其不生何也？

岐伯曰：三骨②属阴，得阴则生，然亦必阳旺而长也。婴儿阳气不足，食母乳而三骨不生，其先天之阳气亏也。阳气先漓③，先天已居于缺陷，食母之乳，补后天而无余，此三骨之所以不生也。三骨不生，又焉能延龄乎！

鸟师曰：三骨缺一，亦能生乎？

岐伯曰：缺一则不全乎其人矣。

鸟师曰：请悉言之。

岐伯曰：囟门不合则脑髓空也；完骨不长则肾宫虚也；膝盖不生则双足软也。脑髓空则风易入矣；肾宫虚则听失聪矣；双足软则颠仆多矣。

鸟师曰：吾见三骨不全，亦有延龄者，又何故欤？

岐伯曰：三者之中，惟耳无完骨者亦有延龄，然而疾病不能无也。若囟门不合，膝盖不生，吾未见有生者，盖孤阳无阴也。

> **陈远公曰**：孤阳无阴，人则不生，则阴为阳之天也。无阴者，无阳也。阳生于阴之中，阴长于阳之外，有三骨者，得阴阳之全也。

【注释】

①鸟师：黄帝的大臣。

②三骨：即囟骨、耳后完骨和膝盖骨。

③漓：薄，薄弱。

【译文】

鸟师请问岐伯："初生的婴儿为什么没有膝盖骨呢？"

岐伯说："初生的婴儿不仅没有膝盖骨，也没有囟骨、耳后的完骨。"

鸟师问："这是什么原因呢？"

岐伯说："这是阴气不足的缘故。阴气是真阴之气。婴儿纯阳而无阴，吮食母乳之后阴气才得以生起。阴气生起后，囟骨、耳后完骨、膝盖骨才会生长出来。生长出来的婴儿就会长寿，不能生长出来的就会夭折。"

鸟师问："如果不能生长出来，会是什么原因呢？"

岐伯说："这三块骨头属阴，只有得到阴气才会生长，但也必然是阳气旺盛的时候才能生长出来。如果婴儿阳气不足，吮食母乳之后这三块骨头还是不能生长，这是因为这样的婴儿先天之阳气亏虚。由于阳气已先亏虚，先天的阳气本身有了缺陷。而吮食母乳，仅仅只能弥补后天的不足，因此三块骨头就不能生长出来了。如果这三块骨头不能生长出来，其寿命又怎么能够延长呢？"

鸟师问："如果三块骨头仅缺乏其中之一，也能够生存吗？"

岐伯说：“如果缺乏其中之一，也不能发育成完整的健康人。”

鸟师问：“请详细予以解说。”

岐伯说：“如果囟门不合，脑髓就会空虚；如果完骨不长，肾脏就会亏虚；如果膝盖不生，双足就会发软。如果脑髓空虚，邪风就容易侵入；如果肾宫亏虚，听力就会失聪；如果双足发软，患者就会经常跌倒在地上。”

鸟师问：“我见过三块骨头发育不全的人，也有能够延续生命的，这又是什么原因呢？”

岐伯说：“在这三块骨头中，只有耳朵旁边没有完骨的人能够延续生命，然而疾病也不可避免。如果有人囟门不合、膝盖不生，我还没有见过这样的人能够继续存活下去，这是因为孤阳无阴的缘故。”

陈远公评论说：如果孤阳无阴，人就不能生存，可见阴是阳的天啊！所以没有阴，就没有阳。阳生于阴之中，阴长于阳之外。有了这三块骨头，就能得到全部的阴阳。

第二卷

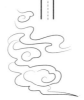

# 媾精受妊篇第十

【原文】

雷公问曰：男女媾精而受妊者，何也？

岐伯曰：肾为作强之官①，故受妊而生人也。

雷公曰：作强而何以生人也？

岐伯曰：生人者，即肾之技巧②也。

雷公曰：技巧属肾之水乎，火乎？

岐伯曰：水火无技巧也。

雷公曰：离水火又何以出技巧乎？

岐伯曰：技巧成于水火之气也。

雷公曰：同是水火之气，何生人有男女之别乎？

岐伯曰：水火气弱则生女，水火气强则生男。

雷公曰：古云"女先泄精则成男，男先泄精则成女"，今日"水火气弱则生女，水火气强则生男"，何也？

岐伯曰：男女俱有水火之气也，气同至则技巧出焉，一有先后，不成胎矣。男泄精，女泄气，女子泄精则气脱矣，男子泄气则精脱矣，焉能成胎？

雷公曰：女不泄精，男不泄气，何以受妊乎？

岐伯曰：女气中有精，男精中有气，女泄气而交男子之精，男泄精而合女子之气，此技巧之所以出也。

雷公曰：所生男女，有强有弱，自分于父母之气矣，但有清浊寿夭之异，何也？

岐伯曰：气清则清，气浊则浊，气长则寿，气促则夭。皆本子父母之气也。

雷公曰：生育本于肾中之气，余已知之矣。但此气也，豫③于五脏七腑之气乎？

岐伯曰：五脏七腑之气，一经不至皆不成胎。

雷公曰：媾精者，动肾中之气也，与五脏七腑何豫乎？

岐伯曰：肾藏精，亦藏气。藏精者，藏五脏七腑之精也；藏气者，藏五脏七腑之气也。藏则俱藏，泄则俱泄。

雷公曰：泄气者，亦泄血乎？

岐伯曰：精即血也。气无形，血有形，无形化有形，有形不能化无形也。

雷公曰：精非有形乎？

岐伯曰：精虽有形，而精中之气正无形也，无形隐于有形，故能静能动。动则化耳，化则技巧出矣。

雷公曰：微哉言乎④！请传之奕祀⑤，以彰化育焉。

> 陈士铎曰：男女不媾精，断不成胎。胎成于水火之气，此气即男女之气也。气藏于精中，精虽有形而实无形也。形非气乎，故成胎即成气之谓。

【注释】

①肾为作强之官：肾主骨生髓，主生长发育与生殖。故肾气充盛则筋骨强健，动作敏捷，精力充沛，生殖机能正常，胎孕得以化生。

②技巧：表现在肾脏功用方面的巧妙技能。

③豫：通"与"，参与，关联。

④微哉言乎：微，精深奥妙，此即微言大义。

⑤奕祀："奕"为累加、累计，"祀"在此指年，意为世代相传。

【译文】

雷公请问说："男女交媾而怀孕，这是什么原因呢？"

岐伯说："肾脏是主管技巧和强壮的器官，因此具有怀孕和繁衍后代的功能。"

雷公问："主管技巧和强壮为什么可以繁衍后代呢？"

岐伯说："繁衍后代是肾脏表现技巧的主要方式。"

雷公问："技巧属于肾脏的水？还是火？"

岐伯说："水火本身没有技巧。"

雷公问："离开了水火肾脏又怎么能够产生技巧呢？"

岐伯说："水火二气是产生技巧的根源。"

雷公问："同样是水火之气，为什么生下来的人有男女的差别呢？"

岐伯说："如果水火之气衰弱，所生育的就是女孩；如果水火之气强壮，所生育的就是男孩。"

雷公问："古人说'女子先到高潮泄出气血的生男孩，男子先到高潮泄出精液的生女孩'，现在却说'水火之气衰弱的生女孩，水火之气强壮的生男孩'。为什么？"

岐伯说："男女都有水火之气，水火之气同时交媾就可以发挥生育的功能。一旦有先后的差别，就不能形成胎儿。男子泄出的是精，女子泄出的是气，如果女子泄出精就会元气虚脱，如果男子泄出气就会精虚脱。这种情况下怎么能够成胎呢？"

雷公问："如果女子不排泄精，男子不泄出气，怎么可以受孕呢？"

岐伯说："女子之气中有精，男子的精中有气，女子泄出之气与男子之精相交，男子泄出精与女子之气相合，这是能够生育的原因。"

雷公问："生下来的男孩和女孩，有强壮的也有衰弱的，都是从父母之气那里遗传下来的，但是有清浊寿夭的不同，为什么？"

岐伯说："父母之气轻清，孩子之气也轻清；父母之气重浊，孩子之气也重浊；父母之气绵长，孩子就会长寿；父母之气短促，孩子就会夭折。这些都取决于孩子父母的元气。"

雷公问："生育的根本在于肾中的元气，我已经知道了。但是这些元气，与五脏七腑中之气有关系吗？"

岐伯说："五脏七腑之气，只要有一条经脉之气运行不到，都不能形成胎儿。"

雷公问："精血交媾，动用的是肾中的元气，与五脏七腑有什么关系呢？"

岐伯说："肾藏精，但也藏气。肾所藏的精，是来自五脏七腑之精；所藏之气，是来自五脏七腑之气。所以精气同时隐藏，也同时泄出。"

雷公问："泄出气，也同时泄出血吗？"

岐伯说："精就是血。气无形，血有形。无形可以转化为有形，但有形不能转化为无形。"

雷公问："精不是有形的吗？"

岐伯说："精虽然有形，但是精中之气却无形，这是无形隐藏在有形之中，因此精能静能动。精一运动就会有变化，精一变化才会有生育能力。"

雷公说："这些话真精深奥妙啊！请世代相传，以彰显化育之功吧！"

陈士铎评论说：男女的精血不进行交媾，就断然不能成胎。胎儿形成于水火之气，此气就是男女之气。气藏于精中，精虽然有形但其实却是无形的。形不正是气吗？因此，成胎就是成气的体现。

# 社生篇第十一

【原文】

少师①问曰：人生而白头，何也？

岐伯曰：社日②生人，皮毛皆白，非止髫髮③之白也。

少师曰：何故乎？

岐伯曰：社日者，金日也。皮毛须髫④皆白者，得金之气也。

少师曰：社日非金也，天师谓之金日，此余之未明也。

岐伯曰：社本土也，气属金，社日生人犯金之气。金气者，杀气也。

少师曰：人犯杀气，宜夭矣，何又长年乎？

岐伯曰：金中有土，土乃生气也。人肺属金，皮毛亦属金，金之杀气得土则生，逢金则斗。社之金气伐人皮毛，不入人脏腑，故得长年耳。

少师曰：社日生人皮毛髫髮不尽白者，又何故欤？

岐伯曰：生时不同也。

少师曰：何时乎？

岐伯曰：非巳午时⑤，必辰戌丑未时⑥也。

少师曰：巳午火也，火能制金之气宜矣。辰戌丑未土也，不助金之气乎？

岐伯曰：社本土也，喜生恶泄，得土则生，生则不克矣。

少师曰：同是日也，何社日之凶如是乎？

岐伯曰：岁月日时俱有神司之，社日之神与人最亲，其性最喜洁也，生产则秽矣。两气相感⑦，儿身受之，非其煞之暴也。

少师曰：人生有记，赤如朱，青如靛，黑如锅，白如雪，终身不散，何也？岂亦社日之故乎？

岐伯曰：父母交媾，偶犯游神，为神所指⑧，诋⑨父母之过也。

少师曰：色不同者，何欤？

岐伯曰：随神之气异也。

少师曰：记无黄色者，何也？

岐伯曰：黄乃正色，人犯正神，不相校⑩也，故亦不相指，不相指，故罔所记耳。

**陈远公曰**：社日生人，说来有源有委，非孟浪成文者可比。

【注释】

①少师：官名，教授太子及以下者。

②社日：祭祀社神的日子。立春后第五戊日为春社，立秋后第五戊日为秋社。周代本用甲日，汉至唐各代不同。

③须髻（bìn）：鬓发。

④鬚髻：须鬓。

⑤巳午时：在古代十二地支的记时方法中，巳时为 9：00—11：00，午时为 11：00—13：00。在十二地支配属五行中，巳、午属火。

⑥辰戌丑未时：在古代十二地支的记时方法中，辰时为 7：00—9：00，戌时为 19：00—21：00，丑时为 1：00—3：00，未时为 13：00—15：00。在十二地支配属五行中，辰戌、丑、未属土。

⑦两气相感：男女阴阳两气交感相合。

⑧指：指责。

社生篇第十一

⑨誌：通痣，人体皮肤上凸起的有色斑点。

⑩校：对抗，较量。

【译文】

少师请问说："有的人生下来头发是白色的，这是什么原因呢？"

岐伯说："社日生下来的人，皮肤和毛发都是白色的，并非只有鬓发是白色的。"

少师问："这是什么原因呢？"

岐伯说："社日当天属金。皮肤、毛发、胡须、须鬓都是白色的，因为得到了金气的影响。"

少师问："社日并非属于金，天师却说是金日，这是我不明白的地方。"

岐伯说："社日本来是土日，但是当天之气属于金。社日出生的人，触犯了金气。金气是杀气。"

少师问："人触犯了杀气，应当夭折啊！为什么还可以延续生命呢？"

岐伯说："金中有土气，土气是生气。人体中的肺属金，皮毛也属金。金的杀气得到土气就能生发，遇到金气就会互相争斗。社日的金气只是克伐人的皮毛，并没有克伐人的脏腑，因此可以延续生命。"

少师问："社日出生的人，其皮毛鬓发不全部变白，这又是什么原因呢？"

岐伯说："这是因为出生的时辰不相同。"

少师问："什么时辰呢？"

岐伯说："如果不是出生在巳、午二时，就必然出生在辰、戌、丑、未四个时辰了。"

少师问："巳午二时在无行中属火，火能够制伏金的杀气，这很适宜啊！然而，辰、戌、丑、未四时在无行中属于土，岂不是助长金的杀气吗？"

岐伯说："社日本来属土，喜爱生入，厌恶生出，得到土气的生入，就不会受到克制了。"

少师问："同样是日子，为什么社日如此凶暴呢？"

岐伯说："年月日时都有神灵管辖，管辖社日的神灵与人类最亲近，其本性最喜爱清洁，但是妇人生小孩时则有污秽之气。男女阴阳两气交感相合，被婴儿的身体承接了，并不是因为该日的煞气凶暴。"

少师问："有的婴儿出生时身体上有印记，红得像朱砂，青得像靛蓝，黑的像锅底，白的像冰雪，终身都不会消散，为什么？难道也是因为社日的原因吗？"

岐伯说："父母交媾时，偶然触犯到过往的神灵，被神灵指责，在婴儿身体上做一个印记，以记录父母的过错。"

少师问："颜色不相同，这是为什么？"

岐伯说："随着神灵之气不同而有差异。"

少师问："印记没有黄色的，为什么？"

岐伯说："黄色是中央正神的颜色。人触犯了正神，正神不会计较，因此也不会指责。不指责，因此就很少留下印记了。"

陈远公评论说：社日出生的人，说起来有源有委，并非草率写成的文字可以相比。

# 天厌火衰篇第十二

【原文】

容成问曰：世有天生男子，音声如女子，外势如婴儿，此何故欤？

岐伯曰：天厌①之也。

容成曰：天何以厌之乎？

岐伯曰：天地有缺陷，安得人尽皆全乎？

容成曰：天未尝厌人，奈何以天厌名之。

岐伯曰：天不厌而人必厌也，天人一道，人厌即天厌矣。

容成曰：人何不幸成天厌也？

岐伯曰：父母之咎②也。人道交感③，先火动而后水济之。火盛者生子必强，火衰者生子必弱。水盛者生子必肥，水衰者生子必瘦。天厌之人，乃先天之火微也。

容成曰：水火衰盛，分强弱肥瘦宜也，不宜外阳④之细小。

岐伯曰：肾中之火，先天之火，无形之火也；肾中之水，先天之水，无形之水也。火得水而生，水得火而长，言肾内之阴阳也。水生火则水为火之母，火生水则火为水之母也。人得水火之气以生身，则水火即人之父母也。天下有形不能生无形也，无形实生有形。外阳之生，实内阳之长也。内阳旺而外阳必伸，内阳旺者，得火气之全也。内阳衰矣，外阳亦何得壮大哉？

容成曰：火既不全，何以生身乎？

岐伯曰：孤阴不生，孤阳不长。天厌之人，但火不全耳，未尝无阴阳也。偏于火者，阳有余而阴不足；偏于水者，阴有余而阳不足也。阳既不足，即不能生厥阴之宗筋⑤，此外阳之所以屈而不伸也，毋论刚大矣。

容成曰：善。

陈远公曰：外阳之大小，视水火之偏全，不视阴阳之有无耳，说来可听。

【注释】

①天厌：厌，憎恶。上天的憎恶和嫌弃。

②咎：过失；罪过。

③人道交感：男女交合，阴阳两气相感。

④外阳：男性外生殖器。

⑤厥阴之宗筋：宗筋，诸筋的总汇（男子前阴部位）。《素问·厥论》："前阴者，宗筋之所聚也。"在十二经筋中，足阴经筋"络诸筋"，与其他结于外生殖器部分的其他经筋相联络。

【译文】

容成请问说："世上有些男子，声音像女子一样，阴茎像婴儿一样，这又是什么造成的呢？"

岐伯说："这是上天嫌弃他们。"

容成问："上天为什么会嫌弃他们呢？"

岐伯说："天地尚且存在缺陷，人又怎么能够十全十美呢？"

容成问："上天并没有嫌弃人类呀，为什么会用'天厌'来命名呢？"

岐伯说："上天虽然并没有嫌弃人，必然是人类自身嫌弃。上天与人类遵循着相同的道理，人类自身嫌弃就相当于上天嫌弃了。"

容成问："为什么有的人不幸成为上天嫌弃的对象呢？"

岐伯说："这都归咎于父母。男女交合，阴阳两气相感，先是火气发动，然后水气上济。如果火气旺盛，生下来的婴儿必然强壮；如果火气衰弱，生下来的婴儿必然柔弱。如果水气旺盛，生下来的婴儿必然肥壮；如果水气衰弱，生下来的婴儿必然瘦弱。上天嫌弃的人，是因为先天的火气衰微的缘故。"

容成问："用水火二气的衰弱与旺盛来区分强弱肥瘦是很适宜的，但不应当阴茎也细小啊。"

岐伯说："肾中的火是先天之火，也是无形之火；肾中的水是先天之水，也是无形之水。火气得到水气才能资生，水气得到火气才能成长，这是说明肾脏里面的阴阳。水生火时水是火之母，火生水时火是水之母，人类得到水火二气形成身体，因此水火二气是人的父母。自然的规律是：有形的不能产生无形的，无形的可以生出有形的。外部阴茎的生长，其实是基于内部阳气的生长。如果内部阳气旺盛，那么外部的阴茎就会挺举。内部阳气之所以旺盛，是因为得到所有的火气。如果内部阳气衰弱，外面的阴茎又怎么能够壮大呢？"

容成问："火气既然不全，又怎能够形成身体呢？"

岐伯说："单一的阴气不能生发，单一的阳气不会成长。上天嫌弃的人，只是火气不全的缘故，并不是没有阴阳。体质偏向于火气的，则阳气有余阴气就会不足；体质偏向于水气的，则阴气有余阳气就会不足。阳气既然不足，就无法生成厥阴的宗筋，这就是阴茎软弱不挺的原因，更不要说强壮和坚挺了。"

容成说："好。"

> 陈远公评论说：阴茎的大小，与水火二气的偏全有关，并不是仅仅与阴阳的有无相关。这方面的情况说起来还是可以听听的。

# 经脉相行篇第十三

【原文】

雷公问曰：帝问脉行之逆顺若何，余无以奏也，愿天师明教以闻。

岐伯曰：十二经脉有自上行下者，有自下行上者，各不同也。

雷公曰：请悉言之。

岐伯曰：手之三阴从脏走手①，手之三阳从手走头②，足之三阳从头走足③，足之三阴从足走腹④，此上下相行之数也。

雷公曰：尚未明也。

岐伯曰：手之三阴，太阴肺、少阴心、厥阴包络也。手太阴从中府走大指之少商⑤，手少阴从极泉走小指之少冲⑥，手厥阴从天池走中指之中冲⑦。皆从脏走手也。手之三阳，阳明大肠、太阳小肠、少阳三焦也。手阳明从次指商阳走头之迎香⑧，手太阳从小指少泽走头之听宫⑨，手少阳从四指关冲走头之丝竹空⑩，皆从手走头也。足之三阳，太阳膀胱、阳明胃、少阳胆也。足太阳从头睛明走足小指之至阴⑪，足阳明从头头维走足次指之厉兑⑫，足少阳从头前关走四指之窍阴⑬，皆从头走足也。足之三阴，太阴脾、少阴肾、厥阴肝也。足太阴从足大指内侧隐白走腹之大包⑭，足少阴从足心涌泉走腹之俞府⑮，足厥阴从足大指外侧大敦走腹之期门⑯，皆从足走腹也。

雷公曰：逆顺若何？

岐伯曰：手之阴经，走手为顺，走脏为逆也；手之阳经，走头为顺，走手为逆也；足之阴经，走腹为顺，走足为逆也；足之阳经，走足为顺，走头为逆也。

雷公曰：足之三阴，皆走于腹，独少阴之脉下行，何也？岂少阴经易逆难顺乎？

岐伯曰：不然。夫冲脉者，五脏六腑之海也。五脏六腑皆禀焉。其上者，出于颃颡[17]，渗诸阳，灌诸精，下注少阴之大络，出于气冲，循阴阳内廉入腘中，伏行胻[18]骨内，下至内踝之后，属而别，其下者，并由少阴经渗三阴。其在前者，伏行出跗[19]属，下循跗，入大指间，渗诸络而温肌肉，故别络邪结则跗上脉不动，不动则厥，厥则足寒矣。此足少阴之脉少异于三阴而走腹则一也。

雷公曰：其少异于三阴者为何？

岐伯曰：少阴肾经，中藏水火，不可不曲折以行，其脉不若肝脾之可直行于腹也。

雷公曰：其走腹则一者何？

岐伯曰：肾之性喜逆行，故由下而上，盖以逆为顺也。

雷公曰：逆行宜病矣。

岐伯曰：逆而顺故不病，若顺走是违其性矣，反生病也。

雷公曰：当尽奏之。

岐伯曰：帝问何以明之？公奏曰以言导之，切而验之，其髁[20]必动，乃可以验逆顺之行也。

雷公曰：谨奉教以闻。

> 陈远公曰：十二经脉有走手、走足、走头、走腹之异，各讲得凿凿。其讲顺逆不同处，何人敢措一辞。

【注释】

①手之三阴从脏走手：出自《灵枢·逆顺肥瘦篇》。脏，指脏腑所在的部位，此言胸部。手三阴经皆由胸部开始，循上肢下循

行向手指。

②手之三阳从手走头：出自《灵枢·逆顺肥瘦篇》。手三阳经皆从手指开始，循上肢上循行至头面部。

③足之三阳从头走足：出自《灵枢·逆顺肥瘦篇》。足三阳经皆从头面开始，循躯干和下肢下循行至足趾。

④足之三阴从足走腹：出自《灵枢·逆顺肥瘦篇》。足三阴经皆从足趾开始，循下肢上循行至胸腹部。

⑤手太阴从中府走大指之少商：中府，位于胸部横平第1肋间隙，锁骨下窝外侧，前正中线旁开6寸；少商，位于手拇指末节桡侧，指甲根角侧上方0.1寸。

⑥手少阴从极泉走小指之少冲：极泉，位于腋窝中央，腋动脉搏动处；少冲，位于小指末节桡侧，指甲根角侧上方0.1寸。

⑦手厥阴从天池走中指之中冲：天池，位于第4肋间隙，前正中线旁开5寸；中冲，位于中指末节尖端中央。

⑧手阳明从次指商阳走头之迎香：次指，手大指一侧的第2指；商阳，位于食指末节桡侧，指甲根角侧上方0.1寸；迎香，位于鼻翼外缘中点旁，鼻唇沟中。

⑨手太阳从小指少泽走头之听宫：少泽，位于小指末节尺侧，指甲根角侧上方0.1寸；听宫，位于耳屏正中与下颌骨髁突之间的凹陷中。

⑩手少阳从四指关冲走头之丝竹空：关冲，位于第4指末节尺侧，指甲根角侧上方0.1寸；丝竹空，位于眉梢凹陷中。

⑪足太阳从头睛明走足小指之至阴：睛明，位于目内眦内上方眶内侧壁凹陷中；至阴，位于足小趾末节外侧，趾甲根角侧后方0.1寸。

⑫足阳明从头头维走足次指之厉兑：头维，位于额角发际直上0.5寸，头正中线旁开4.5寸；厉兑，位于足第2趾末节外侧，

趾甲根角侧后方 0.1 寸。

⑬**足少阳从头前关走四指之窍阴**：前关，即上关穴，位于面部，颧弓上缘中央凹陷中；窍阴，即足窍阴，位于第 4 趾末节外侧，趾甲根角后方 0.1 寸。

⑭**足太阴从足大指内侧隐白走腹之大包**：隐白，位于足大指末节内侧，趾甲根角侧后方 0.1 寸；大包，位于第 6 肋间隙，腋中线上。

⑮**足少阴从足心涌泉走腹之俞府**：涌泉，位于屈足卷趾时足心最凹陷中；俞府，位于锁骨下缘，前正中线旁开 2 寸。

⑯**足厥阴从足大指外侧大敦走腹之期门**：大敦，位于足大指末节外侧，趾甲根角侧后方 0.1 寸；期门，位于第 6 肋间隙，前正中线旁开 4 寸。

⑰**颃颡**（háng sǎng）：咽喉。

⑱**胻**（héng）：胫骨，指小腿内侧。

⑲**跗**（fū）：足背。

⑳**髁**（kē）：骨头上的突起，多长在骨头的两端。

【译文】

雷公请问说："黄帝问经脉循行的逆顺怎么样，我无法回奏，请天师予以指教。"

岐伯说："十二经脉，有从上往下循行的，也有从下往上循行的，各有不同。"

雷公说："请您详细解说。"

岐伯说："手三阴经皆由胸部开始，循上肢下循行向手指；手三阳经皆从手指开始，循上肢上循行至头面部；足三阳经皆从头面开始，循躯干和下肢下循行至足趾；足三阴经皆从足趾开始，循下肢上循行至胸腹部，这是上下循行的概况。"

雷公问："我还是不太清楚。"

岐伯说："手三阴经是手太阴肺经、手少阴心经、手厥阴心包经。手太阴肺经从中府穴循行到大指的少商穴，手少阴心经从极泉穴循行到小指的少冲穴，手厥阴心包经从天池穴循行到中指的中冲穴，这都是从胸部开始，循上肢下循行向手指。手三阳经是手阳明大肠经、手太阳小肠经、手少阳三焦经。手阳明大肠经从第二指的商阳穴循行到头部的迎香穴，手太阳小肠经从小指的少泽穴循行到头部的听宫穴，手少阳三焦经从第四指的关冲穴循行到头部的丝竹空穴，这都是从手指开始，循上肢上循行至头面部。足三阳经是足太阳膀胱经、足阳明胃经和足少阳胆经。足太阳膀胱经从头部的睛明穴循行到足小趾的至阴穴，足阳明胃经从头部的头维穴循行到足第二趾的厉兑穴，足少阳胆经从头部的前关穴循行到足第四趾的窍阴穴，这都是从头面开始，循躯干和下肢下循行至足趾。足三阴经是足太阴脾经、足少阴肾经、足厥阴肝经。足太阴脾经从足大指内侧的隐白穴循行到腹部的大包穴，足少阴肾经从足心涌泉穴循行到腹部的俞府穴，足厥阴肝经从足大指外侧的大敦穴循行到腹部的期门穴，这都是从足趾开始，循下肢上循行至胸腹部。"

雷公问："逆行和顺行会怎么样呢？"

岐伯说："手三阴经，循行到手为顺行，循行到脏腑为逆行；手三阳经，循行到头部为顺行，循行到手为逆行；足三阴经，循行到腹部为顺行，循行到足部为逆行；足三阳经，循行到足部为顺行，循行到头部为逆行。"

雷公问："足三阴经都是从足走腹，惟独足少阴肾经下行，为什么？难道是足少阴肾经容易逆行难以顺行吗？"

岐伯说："不是。天冲脉是五脏六腑之海，五脏六腑都禀受其气。天冲脉上行的一支，从咽喉上部和后鼻道出来，向各阳经渗灌精气；向下的一支，注入足少阴肾经的大络，从气冲穴处分出，沿着大腿内侧下行，进入腘窝中，伏行在小腿胫骨内侧，下行到达足内踝之后，在足跟骨上缘分出两支。下行的分支，与足少阴肾经并行，将精气灌注到足三阴经，循行于身体前面的分支，从内踝后的深部跟骨上缘处分出，向下沿着足背进入足大指间，使元气渗入各条经脉，濡养肌肉。因此，邪气结在足背的络脉上，脉就不会跳动，不跳动人就会厥逆，厥逆时足部就会寒冷。这是足少阴肾经的循行与足三阴经稍有差异之处，但是他循行到腹部则是一致的。"

雷公问："为什么足少阴肾经的循行与足三阴经稍有差异？"

岐伯说："足少阴肾经中隐藏着水、火二气，不能不通过曲折的路线以循行其经脉，不像肝经和脾经可以直行到达腹部。"

雷公问："为什么其循行到腹部则是一致的呢？"

岐伯说："肾经的特性是喜爱逆行，因此由下向上循行，这就是以逆为顺的原因。"

雷公问："经脉逆行，理应引发疾病。"

岐伯说："以逆为顺，因此不会生病。如果由上往下顺行，就会违背其循行的特性，反而会生病了。"

雷公说："应当全部回奏黄帝。"

岐伯说："黄帝会问如何才能证明吗？你可以回奏说：如上所述，通过切脉就可以验证，少阴经在足踝部的脉必然会跳动，如此就可以验证少阴经的逆行和顺行。"

雷公说："理当遵从您的教导向黄帝奏报。"

陈远公评论说：十二经脉的循行，有走手、走足、走头、走腹的差异，分别讲述得很有根据。其中所讲的顺逆不同之处，谁还敢随便再论一番呢？

# 经脉终始篇第十四

【原文】

雷公问于岐伯曰：十二经之脉既有终始，《灵》《素》详言之。而走头、走腹、走足、走手之义，尚未明也，愿毕其辞①。

岐伯曰：手三阳从手走头，足三阳从头走足，乃高之接下也。足三阴从足走腹，手三阴从腹走手，乃卑之趋上也。阴阳无间，故上下相迎，高卑相迓②，与昼夜循环同流而不定耳。夫阴阳者，人身之夫妇也；气血者，人身之阴阳也。夫倡则妇随，气行则血赴，气主煦之③，血主濡之④。乾作天门，大肠司其事也。巽作地户，胆持其权也。泰居艮，小肠之昌也。否居坤，胃之殃也。

雷公曰：善，请言顺逆之别。

岐伯曰：足三阴自足走腹，顺也；自腹走足，逆也。足三阳自头走足，顺也；自足走头，逆也。手三阴自脏走手，顺也；自手走脏，逆也。手三阳自手走头，顺也；自头走手，逆也。夫足之三阴从足走腹，惟足少阴肾脉绕而下行，与肝脾直行者，以冲脉与之并行也，是以逆为顺也。

> 陈远公曰：十二经有头腹手足之殊，有顺中之逆，有逆中之顺，说得更为明白。

【注释】

①**愿毕其辞**：请彻底阐明之。

②迕：迎接，相遇。

③气主煦之：出自《难经·二十二难》。煦，温煦、温暖。气属阳，功能是运行精气输送营养，以温煦全身，熏蒸于肌表皮肤之间。所以说气主煦之。

④血主濡之：出自《难经·二十二难》。濡，滋养。血属阴，功能是濡润筋骨，滑利关节，滋养五脏六腑。所以说血主濡之。

【译文】

雷公请问岐伯："十二经脉的循行有始有终，《灵枢》和《素问》已经详细论述了。然而，走头、走腹、走足、走手的含义，还没有明确的论述，请您予以明确的解释。"

岐伯说："手三阳经从手部循行到头，足三阳经从头部循行到足，这六条经脉皆自上而下行；足三阴经从足部循行到腹，手三阴经从腹部循行到手，这六条经脉皆自下而上行。阴与阳没有间隔，因此上与下相迎，阴阳经脉相互衔接，与昼夜一起循环流行，而不是固定不变的。阴阳就是人身的夫妇，气血是人身的阴阳。丈夫倡导媳妇就会随着行动，气运行到的地方血液也会流注到那里。气属阳，功能是温煦人体，人体各脏腑、经络的生理活动，需要在气的温煦作用下进行；血属阴，血液濡养滋润人身，为各脏腑组织器官的功能活动提供营养。乾卦是天门，大肠是事务的主管；巽卦是地户，胆主持其中的权力；泰卦位于艮位，小肠经之气昌盛在这里；否卦位居坤位，胃常在这个时刻方位上受到伤害。"

雷公说："好啊！请您说说顺行和逆行的区别。"

岐伯说："足三阴经从足向腹循行，是顺行；从腹向足循行，是逆行。足三阳经从头向足循行，是顺行；从足向头循行，是逆行。手三阴经从脏向手循行，是顺行；从手向脏循行，是逆行。手三阳经从手向头循行，是顺行；从头向手循行，是逆行。足三阴经从足向腹循行，只有足少阴肾经环绕并下行，与肝经和脾经一起上下直行，由于冲脉与足少阴经合并循行，这是'以逆为顺'。"

陈远公评论说：十二经脉有头、腹、手和足的差别，有顺中之逆的现象，也有逆中之顺的现象，这里说得更加明白了。

| 巽胆 | | 坤胃 |
|---|---|---|
| | | |
| 艮小肠 | | 乾大肠 |

《外经·经脉终始篇》
八卦与脏腑

| 巽胃 | 离心 | 坤脾 |
|---|---|---|
| 震肝 | | 兑肺 |
| 艮大肠 | 坎肾 | 乾小肠 |

《灵枢·九宫八风》八卦
与脏腑

| 巽胆 | 离心 | 坤小肠 |
|---|---|---|
| 震肝 | | 兑肺 |
| 艮膀胱 | 坎肾 | 乾大肠 |

《道藏·内丹还元诀》八
卦与脏腑

# 经气本标篇第十五

【原文】

雷公问于岐伯曰：十二经气有标本乎？

岐伯曰：有之。

雷公曰：请言标本之所在。

岐伯曰：足太阳之本在跟以上五寸①中，标在两络命门②；足少阳之本在窍阴之间③，标在窗笼之前④；足少阴之本在内踝下三寸中⑤，标在背腧⑥；足厥阴之本在行间上五寸所⑦，标在背腧⑧。足阳明之本在厉兑，标在人迎颊挟颃颡⑨；足太阴之本在中封前上四寸中⑩，标在舌本⑪；手太阳之本在外踝之后⑫，标在命门之上一寸；手少阳之本在小指次指之间上二寸⑬，标在耳后上角下外眦⑭；手阳明之本在肘骨中上至别阳⑮，标在颜下合钳上⑯；手太阴之本在寸口中⑰，标在腋内动脉⑱；手少阴之本在锐骨之端⑲，标在背腧⑳；手心主㉑之本在掌后两筋之间二寸中，标在腋下三寸㉒，此标本之所在也。

雷公曰：标本皆可刺乎？

岐伯曰：气之标本，皆不可刺也。

雷公曰：其不可刺，何也？

岐伯曰：气各有冲，冲不可刺也。

雷公曰：请言气冲。

岐伯曰：胃气有冲，腹气有冲，头气有冲，胫气有冲，皆不可刺也。

雷公曰：头之冲何所乎？

岐伯曰：头之冲，脑也[23]。

雷公曰：胸之冲何所乎？

岐伯曰：胸之冲，膺与背腧也，腧亦不可刺也。

雷公曰：腹之冲何所乎？

岐伯曰：腹之冲，背腧与冲脉及左右之动脉也。

雷公曰：胫之冲何所乎？

岐伯曰：胫之冲，即脐之气街及承山、踝上以下。此皆不可刺也。

雷公曰：不可刺止此乎？

岐伯曰：大气之抟而不行者，积于胸中，藏于气海，出于肺，循咽喉，呼吸而出入也。是气海犹气街也，应天地之大数，出三入一，皆不可刺也。

> 陈远公曰：十二经气各有标本，各不可刺。不可刺者，以冲脉之不可刺也。不知冲脉即不知刺法也。

【注释】

①在跟以上五寸：足跟以上五寸，就是外踝上三寸的跗阳穴。

②两络命门：这里的命门是指足太阳膀胱经的末梢，即睛明穴，左右各一，故曰两络。

③窍阴之间：指两足第四趾端窍阴穴处。

④窗笼之前：窗笼为耳朵，此指两耳门前的听宫穴。

⑤内踝下三寸中：据明代马莳《黄帝内经灵枢注证发微》，认为应当是"内踝下上三寸中"，由内踝之下向上量取三寸的交信穴。

⑥背腧：此处指的是背部的肾俞穴。

⑦行间上五寸所：大约在行间穴上五寸中封穴处。

⑧背腧：此处指的是背部的肝俞穴。

⑨人迎颊挟颃颡：指喉结两旁的人迎穴和鼻咽腔处。

⑩中封前上四寸中：中封前上四寸是三阴交穴。

⑪舌本：舌根部位。

⑫外踝之后：踝通髁。指手背外侧尺骨茎突养老穴。

⑬小指次指之间上二寸：指手小指和无名指之间上二寸中渚穴。

⑭耳后上角下外眦：耳后上角孙穴和目外眦端丝竹空穴。

⑮肘骨中上至别阳：肘部肱骨处上髃处曲池穴。

⑯颜下合钳上：这里是指颊车穴下，人迎穴后，扶突上颈钳处。

⑰寸口中：指腕后寸口中的太渊穴。

⑱腋内动脉：腋下内侧动脉处，即天府穴。

⑲锐骨之端：指掌后锐骨端的神门穴。

⑳背腧：此处指的是背部的心俞穴。

㉑手心主：即手厥阴心包经。根本在掌后离手腕二寸两筋之间的内关穴。

㉒腋下三寸：腋下三寸是天池穴。

㉓头之冲，脑也：头部的阴阳二气相冲在脑部泥丸宫。也是头部之气街所在。

【译文】

雷公请问岐伯："十二经气有标本吗？"

岐伯说："有啊。"

雷公问："请说明标气和本气所在之处。"

岐伯说："足太阳膀胱经的本气在足跟以上五寸，就是外踝上三寸的跗阳穴，标气在两络的命门穴；足少阳胆经的本气在足窍阴穴，标气在两耳门前的听宫穴；足少阴肾经的本气在内踝之下向上量取三寸的交信穴，标气在背部的肾俞穴；足厥阴肝经的本气在行间穴上五寸中封穴处，标气在背部的肝俞穴；足阳明胃经的本气在厉兑穴，标气在喉结两旁的人迎穴和鼻咽腔处；足太阴脾经的本气在中封前上四寸三阴交穴，标气在舌根；手太阳小肠经的本气在手背外侧尺骨茎突养老穴，标气在晴明穴上一寸处；手少阳三焦经的本气在小指和无名指之间上二寸中渚穴，标气在耳后上角孙穴和目外眦端丝竹空穴；手阳明大肠经的本气在肘部肱骨处上髁处曲池穴，标气在面部下的颊车穴下，人迎穴后，扶突上颈钳处；手太阴肺经的本气在腕后寸口中的太渊穴，标气在腋下内侧的天府穴；手少阴心经的本气在掌后锐骨端的神门穴，标气在背部的心俞穴；手少厥阴心包经的本气在掌后离手腕二寸两筋之间的内关穴，标气在腋下三寸的天池穴，这是标气和本气所在之处。"

雷公问："标气和本气都可以使用针刺吗？"

岐伯说："标气和本气，都不能用针刺。"

雷公问："为什么不能用针刺呢？"

岐伯说："气分阴阳，阴阳二气在各条经脉内都相互交合，这交合之处便为气冲，气冲不能用针刺。"

雷公问："请说明气冲。"

岐伯说："胃气有冲，腹气有冲，头气有冲，胫气有冲，都不能用针刺。"

雷公问："头部之气冲在什么地方？"

岐伯说："头部气冲在脑部泥丸宫。"

雷公问："胸部之气冲在什么地方？"

岐伯说："胸部气冲在胸之两旁（膺）和胸膜以上的背腧穴，包括肺俞、心俞、厥阴俞等，背腧穴也不能刺。"

雷公问："腹部之气冲在什么地方？"

岐伯说："腹部气冲主要在胸膈心下的背腧穴，腹部冲脉和足少阴经与脐旁左右动脉处的腧穴相冲。"

雷公问："足胫之气冲在什么地方？"

岐伯说：“胫部之气冲主要在脐部之气街以及从承山穴到足后跟，这些部位都不能针刺。”

雷公问：“不能针刺的只有这些地方吗？”

岐伯说：“大气可以聚集起来暂时不循行，积累在胸中，隐藏在膻中穴，从肺部出来，沿着咽喉呼吸而进出，因此气海正像气街一样，对应天地人三才之数，出而化为口鼻、皮肤三处之气，吸入肺中，则是宗气而积于胸中，成为混沌一气，所以都不能用针刺。”

陈远公评论说：十二经之气，分别有标气和本气，都不能使用针刺。之所以不能用针刺，是因为冲脉不能针刺。如果不知道冲脉，就不知道如何使用刺法了。

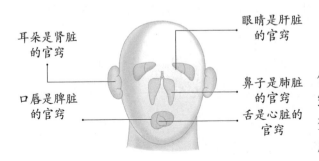

耳朵是肾脏的官窍

口唇是脾脏的官窍

眼睛是肝脏的官窍

鼻子是肺脏的官窍

舌是心脏的官窍

## 五脏开窍

五脏虽然深居体内，但它们都在面部开有官窍。通过观察五脏官窍的变化，可以推测身体的健康状况。

# 脏腑阐微篇第十六

【原文】

**雷公问于岐伯曰**：脏止五乎？腑止六乎？

**岐伯曰**：脏六腑七也。

**雷公曰**：脏六何以名五也？

**岐伯曰**：心、肝、脾、肺、肾五行之正也，故名五脏。胞胎①非五行之正也，虽脏不以脏名之。

**雷公曰**：胞胎何以非五脏之正也？

**岐伯曰**：心，火也；肝，木也；脾，土也；肺，金也；肾，水也。一脏各属一行。胞胎处水火之歧②，非正也，故不可称六脏也。

**雷公曰**：肾中有火，亦水火之歧也，何肾称脏乎？

**岐伯曰**：肾中之火，先天火也，居两肾中，而肾专司水也。胞胎上系心，下连肾，往来心肾，接续于水火之际，可名为火，亦可名为水，非水火之正也。

**雷公曰**：然则胞胎何以为脏乎？

**岐伯曰**：胞胎处水火之两歧，心肾之交，非胞胎之系不能通达上下，宁③独④妇人有之，男子未尝无也。吾因其两歧置于五脏之外，非胞胎之不为脏也。

**雷公曰**：男女各有之，亦有异乎？

**岐伯曰**：系同而口异⑤也。男女无此系，则水火不交，受病同也；女系无口，则不能受妊。是胞胎者，生生之机，属阴而藏于阳，非脏而何。

雷公曰：胞胎之口又何以异？

岐伯曰：胞胎之系，上出于心之膜膈，下连两肾，此男女之同也。惟女下大而上细⑥，上无口而下有口⑦，故能纳精以受妊。

雷公曰：腑七而名六何也？

岐伯曰：大肠、小肠、膀胱、胆、胃、三焦、包络，此七腑也。遗包络不称腑者，尊帝⑧耳。

雷公曰：包络可遗乎？

岐伯曰：不可遗也。包络为脾胃之母，土非火不生，五脏六腑之气咸仰于心君。心火无为，必藉包络有为，往来宣布⑨，胃气能入，脾气能出，各脏腑之气始能变化也。

雷公曰：包络既为一腑，奈何尊帝遗之？尊心为君火，称包络为相火，可乎？

岐伯曰：可，请登之《外经》咸以为则⑩。

陈远公曰：脏六而言五者，言脏之正也；腑七而言六者，言腑之偏也。举五而略六，非不知胞胎也；举六而略七，非不知包络也。有雷公之问，而胞胎、包络昭于古今矣。

【注释】

①胞胎：又名子宫、胞宫，是女子发生月经和孕育胎儿的器官。

②胞胎处水火之岐："岐"通"歧"，歧路。指胞宫处在心火肾水的分叉路上，水火接续之际。

③宁：难道。

④独：只有，仅有。

⑤系同而口异：系，联系；口，外生殖器。此指男女具有生殖系统的机能，但生殖器官各不相同。

⑥惟女下大而上细：女性胞胎上出胸膈膜联系心络，所以叫

作上细，而下端联络两肾两卵巢，故下大。

⑦上无口而下有口：胞胎上端出胸膈膜入心而无口，下连两肾而有口，即阴道。

⑧帝：心是五脏六腑的君主，而被称为帝。

⑨宣布：宣，宣发，向上向外的运动；布，布散，向四周的运动。

⑩咸以为则：咸，都。则，准则。全都以此（指心为君火，包络为相火）为准则。

【译文】

雷公请问岐伯：“脏只有五个，腑只有六个，是这样的吗？”

岐伯说：“其实脏有六个，腑有七个。”

雷公问：“既然脏有六个，为什么命名为五脏呢？”

岐伯说：“心、肝、脾、肺、肾，是五行的正位，因此命名为五脏。胞宫不是五行的正位，虽然称为脏，但却不以脏来命名。”

雷公问：“胞宫为什么不是五脏的正位呢？”

岐伯说：“心属火，肝属木，脾属土，肺属金，肾属水，这五脏分别属于五行中的一行。胞宫处在心火肾水的分叉路上，水火接续之际，不是正位，因此不能称为六脏。”

雷公问：“肾中有火，也是水火相交之处，但为什么肾可以称为脏呢？”

岐伯说：“肾脏中的火，是先天之火，位于两肾的中间，而肾则专门主管水液代谢。胞宫向上连接心，向下连接肾，往来于心肾之间，接续于水火相交之处，可以称为火，也可以称为水，但却不是水火的正位。”

雷公问：“但胞宫为什么可以称为脏呢？”

岐伯说：“胞宫位于水火分途之处，心肾相交的地方，如果没有胞宫的联系，就不能上通下达，这并不是只有女子才有，男子也并不是没有。因为胞宫具有水、火二者的特性，因此将其放在五脏之外，并不是胞宫不能成为脏。"

雷公问：“男女各有胞宫，之间存在差异吗？”

岐伯说：“男女胞都是联系于心肾水火，但是出口却不同，女子出口在阴道，男子出口通输精管。男女没有胞胎的联系，就会水火不交，所患之病也就相同了。女子除了联系之外，如果没有胞宫口，就不能受精怀孕。因此，胞宫是生生不息的机关，本性属阴而其中藏有阳气，这如果不是脏又会是什么呢？”

雷公问：“胞宫的开口，又有什么差异呢？”

岐伯说：“胞宫的连接，上端从心脏的膈膜出来，下端联系着两肾，这在男子和女子都是相同的。惟独女子的联系上出胸膈膜联系心络，而下端联络两肾两卵巢，上端没有开口，下端有开口，因此可以受精怀孕。”

雷公问：“腑有七个，但为什么将其命为六呢？”

岐伯说：“大肠、小肠、膀胱、胆、胃、三焦、包络，这是七腑。遗漏了包络不称为腑，这是尊其为君主的缘故。”

雷公问：“包络可以遗漏吗？”

岐伯说：“包络不能遗漏。包络属火，是脾胃之母。土离开了火，就不能生发。五脏六腑之气，都依赖于心火。心火虽然无为而治，但必须凭借包络的有为，来回向外宣发，不停地向四周布散精气，这样胃气才能进入，脾气才会发生，各脏腑中之气才会变化无穷。”

雷公问：“包络既然是一腑，为什么要尊称为帝而遗漏呢？可以尊称心为君火，称呼包络为相火吗？”

岐伯说：“可以。请刊登在《外经》上，让大家都遵循这些准则。”

陈远公评论说："脏有六个，但是只说五个，是论述脏居于正位；腑有七个，而只说六个，是论述腑处于偏位。称呼五脏而忽略第六脏，并不是不知道胞宫的存在；称呼六腑而忽略第七腑，也不是不知道心包络的存在。由于雷公的提问，胞宫和心包络的问题从古到今就大白于天下了！"

# 考订经脉篇第十七

【原文】

雷公问于岐伯曰：十二经脉天师详之，而所以往来相通之故，尚未尽也。幸宣明奥义，传诸奕祀可乎？

岐伯曰：可，肺属①手太阴，太阴者，月之象也。月属金，肺亦属金。肺之脉走于手，故曰手太阴也。起②于中焦③胃脘之上，胃属土，土能生金，是胃乃肺之母也。下络④大肠者，以大肠亦属金，为胃之庶子⑤。而肺为大肠之兄，兄能包弟，足以网罗之也，络即网罗包举之义。循于胃口者，以胃为肺之母，自必游熙于母家，省受胃土之气也。肺脉又上于膈⑥，胃之气多，必分气以给其子，肺得胃母之气，上归肺宫，必由膈而升。肺受胃之气，肺自成家，于是由中焦而脉乃行，横⑦出⑧腋下，畏心而不敢犯也。然而肺之系实通于心，以心为肺之君，而肺乃臣也，臣必朝于君，此述职之路也。下循臑⑨内，行少阴心主之前者，又谒相之门也。心主即心包络，为心君之相，包络代君以行事。心克肺金，必借心主之气以相刑，呼吸相通，全在此系之相联也。肺禀天王之尊，必奉宰辅之令，所以行于少阴心主之前而不敢缓也。自此而下于肘中，乃走于臂⑩，由臂而走于寸口⑪、鱼际⑫，皆肺脉相通之道。循鱼际出大指之端，为肺脉之尽。经脉尽，复行，从腕后直出次指内廉，乃旁出之脉⑬也。

【注释】

①属：统属，隶属，经脉凡通于本脏腑皆称为"属。"

②**起**：经脉循行的起始。

③**中焦**：在横膈心下肚脐以上肠胃部分，包括脾胃等脏腑。此处中焦指的是胃脘部。

④**络**：联络，特指互为表里的脏腑之间的联络。

⑤**庶子**：古代多妻制，非正妻所生之子为庶子。这里是说大肠是胃土所生之金，和肺相互表里。肺是脾土所生，脾土当属正妻。

⑥**膈**：横膈，今称横膈膜。《十四经发挥》："膈，隔也"，为胸腔与腹腔的隔界，可以遮蔽腹内浊气不使上熏于心肺。经脉由腹入胸，必须向上贯穿横膈。

⑦**横**：指经脉的左右走行，与十的上下纵轴相交叉。

⑧**出**：由深入浅，即由体腔内走出体表。

⑨**臑**：即上臂部，亦称"肱部。"

⑩**臂**：指前臂部，即肘以下与腕以上之间的部位。

⑪**寸口**：腕后桡动脉搏动的部位，即中医临床常用的诊脉部位。

⑫**鱼际**：即手鱼的边际，手鱼，就是手掌内拇指的指掌关节之后的肌肉隆起，状如鱼腹，故称鱼。鱼的外侧手掌与手背交接处的红白肉际，称为鱼际。

⑬**旁出之脉**：从主干中分出的支脉，也称支脉。

【译文】

**雷公请问岐伯**："十二经脉，天师已经详细地解释了，然而十二经的循行往来、相互贯通的原委，还没有详尽的解说，希望能宣明其中的奥义，流传给子孙后代，可以吗？"

**岐伯说**："可以的。手太阴经脉统属肺脏。太阴是月亮的形象。月亮属于金，肺也属于金。肺的经脉循行于手上，因此称为手太阴。手太阴肺经起始于中焦胃脘部，胃五行属土，土能生金，所以将胃作为肺之母。向下联络大肠，因为大肠五行也属金，是胃的旁系子孙。肺是大肠的兄长，而兄长可以包容小弟，足以将其网罗在内。

所谓络，就是网罗包举的意思。之所以循行于胃口，是因为胃是肺之母，自然必须游于母亲的家中，接受胃土之气。肺脉又上行到达横膈膜，当胃气充足时，必然会分气给其子孙。肺脏得到胃腑母亲之气，经气上行归属于肺脏，必定由横膈膜而上升。肺得到胃气的资助，肺脏自成一家，于是经脉从中焦开始发出，横出胸胁腋下后浅出体表，这是因为畏惧心火的克制不敢去触犯心君。然而，肺的脉系其实与心是相连通的，因为心是肺的君主，而肺是心的臣相，臣相必然会朝拜君主，这是履行其职责之路。肺经向下循行到前臂内侧，然后在手少阴心经与手厥阴心包络经的前面下行，这是拜谒相府的门第。心包经就是心包络，是心君的宰相，心包络代替心君执行政务。心火克肺金，必然要借助心包之气才能行使职权，而呼吸与心脏相通，全部依赖此处经脉的相互关联。肺秉承君主的尊严，必然会奉宰相的政令，因此循行在少阴心经和厥阴心包经的前面而不敢稍有懈怠。接着由此循行下入肘中，再沿着前臂的内侧、桡骨的下缘，入寸口动脉处，前行至鱼际部，沿鱼际部边缘，出拇指尖端，这是肺脉循行的末端。经脉循行到达末端之后，又分出一支，从手腕后面直出第二指的内侧，这是从主干中分出的络脉。"

【原文】

雷公曰：脾经若何？

岐伯曰：脾乃土脏，其性湿，以足太阴名之。太阴之月，夜照于土，月乃阴象，脾属土，得月之阴气，故以太阴名之。其脉起于足之大指端，故又曰足太阴也。脾脉既起于足下，下必升上，由足大指内侧肉际，过核骨后，上内踝前廉，上踹①内，循胫骨后，交出厥阴之前，乃入肝经之路也。夫肝木克脾，宜为脾之所畏，何故脉反通于肝，不知肝虽克土，而木亦能成土，土无木气之通，则土少发生之气，所以畏肝而又未尝不喜肝也。交出足厥阴之前②，图合于肝木耳。上膝股内前廉入腹者，归于脾经之本脏也。盖腹脾之正宫，脾属土，居于中州，中州为天下之腹，脾乃人一身之腹也。脾与胃为表里，脾内而胃外，脾为胃所包，故络于胃。脾得胃气，则脾之气始能上升，故脉亦随之上膈，趋喉咙而至舌本，以舌本为心之苗，而脾为心之子，子母之气自相通而不隔也。然而舌为心之外窍，非心之内廷也，脾之脉虽至于舌，而终未至于心，故其支又行，借胃之气，从胃中中脘之外上膈，而脉通于膻中之分，上交于手少阴心经，子亲母之象也。

【注释】

①腨：通"腨"，胸窝下腔骨后肌肉隆起处。即"腓肠肌"，俗称"小腿肚"。

②交出厥阴之前：足太阴脾经起始后行于足厥阴肝经之后，沿胫骨内侧后缘上行，一直到内踝上 8 寸处，交叉行于足厥阴肝经之前。

【译文】

雷公问："脾经是如何循行的呢？"

岐伯说："脾是土脏，其本性是湿气，以足太阴经来命名。太阴的月光，夜间照在土上，月是阴的形象，脾属土，能得到月亮的阴气，因此以太阴来命名。脾经起始于足大指的末端，因此称为足太阴经。脾脉既然起始于足下，必然从下往上循行，沿足大指内侧红色肉和白色肉的分界处，通过足大指本节后方的核骨，上行至足内踝的前面，再上行入小腿肚内侧，沿胫骨后方，穿过足厥阴肝经，接着进入肝经的循行路线。肝木克脾土，理应是脾土所畏惧的，为什么经脉的循行反而与肝相通？殊不知肝木虽然克脾土，然而肝木也有助于脾土的形成。如果脾土没有得到木气的疏通，脾土就会缺少生发之气机。因此，脾土既畏惧肝木的克杀，又未尝不喜爱肝木的资助。脾经之所以相交于足厥阴肝经的前面，其目的是与肝木之气相合。此后再上行经过膝部、大腿内侧的前缘，然后进入腹部，这是归属于脾经本脏。因为腹脾是脾经的正宫，脾属土，位于中州，中州是天下的腹地。脾是人体一身的腹地。脾与胃相互是表里关系，脾在内而胃在外，脾被胃所包藏，因此脾络属于胃。脾得到胃气，脾气才能上升，因此经脉上行穿过横膈膜，再上行到喉咙，连舌根，散于舌下。因为舌根是心之苗，而脾是心之子，子母之气自然相互通贯而不间隔。然而，舌根仅是心的外窍，而不是心的内庭，脾脉虽然到达舌根，终究没有到达心中。因此，脾脉的分支继续循行，借助胃气，从胃的中脘穴外面上行到膈膜，从而使经脉贯通到膻中之处，最终与手少阴心经相接，这是子女亲近母亲的表现。"

**【原文】**

**雷公曰**：心经若何？

**岐伯曰**：心为火脏，以手少阴名之者。盖心火乃后天也，后天者有形之火也。星应荧惑①，虽属火而实属阴，且脉走于手，故以手少阴名之。他脏腑之脉皆起于手足，心脉独起于心，不与众脉同者，以心为君主，总揽权纲，不寄其任于四末②也。心之系③五脏七腑无不相通，尤通者，小肠也。小肠为心之表，而心实络于小肠，下通任脉，故任脉即借小肠之气以上通于心，为朝君之象也。心之系又上与肺相通，挟咽喉而入于目④，以发其文明之彩也。复从心系上肺，下出腋下，循臑内后廉，行手厥阴经心主之后，下肘，循臂，至小指之内出其端，此心脉系之直行也。又由肺曲折而后并脊直下，与肾相贯串，当命门之中，此心肾既济之路也。夫心为火脏，惧畏水克，何故系通于肾，使肾有路以相犯乎？不知心火与命门之火，原不可一日不相通也。心得命门之火则心火有根，心非肾水之滋则心火不旺，盖心火必得肾中水火以相养，是以克为生也。既有肾火肾水之相生，而后心之系各通脏腑，无扞⑤格⑥之忧矣。由是而左通于肝，肝本属木为生心之母也，心火虽生于命门先天之火，而非后天肝木培之，则先天之火气亦不旺，故心之系通于肝者，亦欲得肝木相生之气也。肝气既通，而胆在肝之旁，通肝即通于胆，又势之甚便者。况胆又为心之父，同本之亲尤无阻隔也。由是而通于脾。脾乃心之子也，虽脾土不藉心火之生，然胃为心之爱子，胃土非心火不生。心既生胃，生胃必生脾，此脾胃之系所以相接而无间也。由是而通于肺。火性炎上而肺叶当之，得毋有伤，然而顽金非火不柔，克中亦有生之象，倘肺金无火，则金寒水冷，胃与膀胱之化源绝矣，何以温肾而传化于大肠乎？由是而通于心主。心主即膻中包络也，为心君之相臣，奉心君以司化⑦。其出入之经，较五脏六腑更近，真有心喜亦喜、心忧亦忧之象，呼吸相通，代君司化以使令夫三焦，俾上中下之气，无不毕达，实心之系通之也。

【注释】

①荧惑：指火星，位于南方，对应人体心脏。

②四末：指四肢，即四肢末端手足。

③心之系：即心系，指心与其他脏器相联系的脉络。

④目：此指目系、眼系，在眼球后面与其所联系的内部组织。

⑤扞：冒犯，冲撞。

⑥格：抗拒，抵挡。

⑦奉心君以司化：司，主宰；化，化育。尊奉心君的旨命而主宰全身的化育。

【译文】

**雷雷公问**："心经是如何循行的呢？"

**岐伯说**："心是火脏，以手少阴来命名，因为心火为后天之火，后天之火是有形之火，对应天上的火星。心虽然属于火，其实本性属阴，并且经脉循行在手上，因此以手少阴经来命名。而其他脏腑的经脉都起始于手足，惟独心脉起始于心脏，与其他经脉的起始不同，因为心是君主，总揽权纲，没有将其权力分授给四肢。心与五脏七腑无不相通，联系尤其紧密的是小肠。小肠是心之表，心其实络属于小肠，下行与任脉相通，因此任脉借助小肠之气上行与心相通，这是臣子朝拜君主的表现。心经的别系还上行与肺相通，沿着咽喉循行到达双目之中，以显现心文明雅致的光彩。主干从心系上行到肺，向下斜出于腋下，沿着前臂内侧的后面，循行在手厥阴心包经之后，下行到肘，沿着前臂内侧后边，从小指的内侧到达其末端，这是手少阴心经的直行的路径。又经由肺部曲折向后，并沿着脊椎径直下行，与肾相贯通，到达命门之中，这是心肾水、火既济的道路。心是火脏，畏惧水克，为什么会连通到肾？难道是让肾水有侵犯心火的路径吗？这是因为不知道心脏之火与命门之火原本不可以一日不相贯通。心脏如果得到命门之火，心火才会有根，心脏如果没有得到肾水的滋润，心火就不会旺盛，因为心火必须得到肾中水火二气的滋养，这就是'以克为生'的道理。既然有了肾火和肾水的相生，然后心的联系就会分别贯通到各个脏腑，才不会有阻隔不通的忧患啊。由此而向左与肝相通，肝本来属木，作为生起心火之母，心火虽然生于命门的先天之火，但如果没有后天肝木的培育，先天的火气也不会旺盛，因此心脉之系与肝贯通，也是想得到肝木相生之气。肝气既然已经贯通，胆位于肝的旁边，贯通了肝脏，就相当于贯通了胆腑，这又是情势的便捷之处了。何况胆木也是心之父，同时作为本来的父母亲，尤其不会阻隔。心脏由此与脾脏相贯通，脾土也是心脏之子，虽然脾土不需要凭借心火的生发，然而胃作为心脏的爱子，胃土离开了心火就不能生发。心既然生胃，生胃必然就能生脾，这就是脾胃之系彼此可以相接而没有间断的原因。由此，心脏就与肺脏相贯通了。火的性质是炎上，而肺叶挡住心火上炎的去路，肺金怎么不受伤呢？然而，顽金得不到火气就不会柔软，相克之中也有相生的迹象。倘若肺金没有火的温煦，就会导致金寒水冷，胃腑与膀胱气化的源头就会断绝，这样又怎能够温养肾脏并传化到大肠呢？由此，心脏与厥阴心包经相连通。心包就是膻中的包络，是心君的宰相，尊奉心君的命令而主管教化。从心包出入的经络，与五脏六腑相比更接近心君，真有心喜也喜、心忧也忧的表现，呼吸之间也相通不离，代替君主施行教化和政令，从而使得三焦上中下之气没有不完全通达的，这其实就是通过心包的联系而贯通。"

【原文】

**雷公曰**：肾经若何？

**岐伯曰**：肾属水，少阴正水之象。海水者，少阴水也，随月为盈虚，而肾应之。名之为足少阴者，脉起于足少阴之下也。由足心而上，循内踝之后，别入跟<sup>①</sup>中，上腨<sup>②</sup>出腘，上股贯脊<sup>③</sup>，乃河车之路<sup>④</sup>，即任督之路也。然俱属于肾，有肾水而河车之路通，无肾水而河车之路塞；有肾水而督脉之路行，无肾水而督脉之路断，是二经之相通相行，全责于肾。故河车之路、督脉之路，即肾经之路也。由是而行于肝，母入于子舍之义也。由是而行于脾，水行于地中之义也。过肝脾二经而络于膀胱者，以肾为膀胱之里，而膀胱为肾之表，膀胱得肾气而始化，正同此路之相通，气得以往来之耳。其络于膀胱也，贯脊会督而还出于脐之前，通任脉始得达于膀胱，虽气化可至，实有经可通而通之也。其直行者，又由肝以入肺，子归母之家也。由肺而上循喉咙，挟舌本而终，是欲朝君先通于喉舌也。夫肾与心虽若相克，而实相生，故其系别出而绕于心，又未敢遽朝于心君，注胸之膻中包络，而后肾经之精上奉，化为心之液矣，此君王下取于民之义，亦草野上贡于国之谊也。各脏止有一而肾有二者，两仪之象也。两仪者，日月也，月主阴，日主阳。似肾乃水脏，宜应月不宜应日，然而月之中未尝无阳之气，日之中未尝无阴之气，肾配日月，正以其中之有阴阳也，阴藏于阳之中，阳隐于阴之内，叠相为用，不啻<sup>⑤</sup>日月之照临也。盖五脏七腑各有水火，独肾脏之水火处于无形，乃先天之水火，非若各脏腑之水火，俱属后天也。夫同是水火，肾独属之先天，实有主以存乎两肾之间也。主者，命门也。命门为小心，若太极之象，能生先天之水火，因以生后天之水火也，于是裁成夫五脏七腑，各安于诸宫，享其奠定之福，化生于无穷耳。

【注释】

①跟：足跟，因其负任身体之重而着地，犹如人之根本。

②腨：应为"腨"，指腘窝下胫骨后肌肉隆起处。

③贯脊：经脉贯穿于脊柱里面上行。

④河车之路：道家丹经术语，当体内精气发动，运转周天之际，元气运行于督脉时，循脊柱上行，有快慢之分。如水中行船，全仗水流相助。因此古人形象地把他比喻为"河车。"

⑤啻：不差于，如同。

【译文】

雷公问："肾经是如何循行的呢？"

岐伯说："肾属水，是少阴正水的形象。海水是少阴水，随着月象的盈虚，肾与之相应，因而以足少阴经来命名，因为此经起始于足少阴经下面的涌泉穴。该经由足心开始上行，沿内侧踝骨的后面转入足跟，由此上行经小腿肚内侧，出腘窝内侧，再沿大腿内侧后缘贯穿脊柱，这是河车之路，也就是任脉、督脉循行的路线。但任脉、督脉都与肾经相通，所以有肾水河车之路就通畅，没有肾水河车之路就会闭塞，有肾水督脉之路就能通行，没有肾水督脉之路就会阻断，所以任脉、督脉是否能够通行，完全取决于肾水，因此河车的路径、督脉的路径，就是肾经循行的路径。由此循行到肝经，肝木是肾水所生，肾是肝之母，肾脉由后面行入肝中，正像母亲进入子女的房间一样。由此循行到脾，正像水流过大地一样。经过肝经、脾经而与膀胱经相络属，因为肾是膀胱之里，膀胱是肾之表，膀胱得到肾气才能化生津液，正是通过这条相同的路径，使得气能够相互往来。肾经络属膀胱，贯通脊椎而与督脉相会，然后回转从脐前出来，贯通任脉，到达膀胱，虽然气化可以到达，其实只有内部经络才能贯通。直行的肾经，又穿过肝脏和膈膜，进入肺部，这是子女回归到母亲的家里的表现。由肺部上行，沿着喉咙循行到舌根就终止了，这是因为想去朝拜心君，因此先通过喉舌的关卡。肾与心虽然貌似相克，其实是彼此相生的，因此肾经的旁支又分支出来，环绕于心，但又不敢直接去朝拜心君，而是注入胸中的膻中包络，然后肾经的精气上奉，转化为心液，这是君王从民众取得所需的意义，也是山野草民进贡国家的道理。各脏只有一个，肾脏有两个，这是两仪的形象。两仪就是日月，月属阴，日属阳。似乎肾脏是水脏，只是与月对应，而不与日对应。然而，月光之中并不是没有阳气，日光之中也不是没有阴气，肾脏配日月，正是因为其中有阴有阳，阴藏于阳之中，阳隐于阴之内，相互交叠为用，无异于日月的光辉照临人间。五脏七腑分别有水火，惟独肾脏的水火是无形的，这是因为肾脏的水火是先天的，不像其余各脏腑的水火，都属于后天。同样是水火，惟独肾脏属于先天，其实其中有主宰存在于两肾之间。这个主宰就是命门。命门是'小心'，正如太极的形象，能生起先天的水火，由此化生出后天的水火，于是形成五脏七腑，分别安居在身体内的每一个宫中，享受心主奠定的福基，生生不息，变化无穷。"

【原文】

雷公曰：肝经若何？

岐伯曰：肝属足厥阴，厥阴者，逆阴也，上应雷火[①]。脉起足大指丛毛[②]之际，故以足厥阴名之，雷火皆从地起，腾于天之上，其性急，不可制抑。肝之性亦急，乃阴经中之最逆者，少拂其意，则厥逆而不可止。循跗上，上踝，交出太阴脾土之后，上腘内廉，循腹，入阴毛中，过阴器<sup>③</sup>，以抵于小腹，虽趋肝之路，亦趋脾之路也。既趋于脾，必趋于胃矣。肝之系既通于脾胃，凡有所逆，必先犯于脾胃矣，亦其途路之熟也。虽然肝之系通于脾胃，而肝之气必归于本宫，故其系又走于肝叶之中。肝叶之旁有胆附焉，胆为肝之兄，肝为胆之弟，胆不络肝，而肝反络胆者，弟强于兄之义也。上贯膈者，趋心之路也。肝性急，宜直走于心之宫矣，乃不直走于心，反走膜膈，布于胁肋之间者，母慈之义也，慈母怜子，必为子多方曲折，以厚其藏胁肋正心宫之仓库也。然而其性正急，不能久安于胁肋之间，循喉咙之后，上入颃颡，连于目系，上出额间而会督脉于巅项<sup>④</sup>，乃木火升上之路也。其支者，从目系下颊，环唇，欲随口舌之窍以泄肝木之郁火也。其支者，又从肝别贯膈，上注肺中，畏肺金之克木，通此经为侦探之途也。

**【注释】**

①上应雷火：古人认为雷火是从地上发起的，是因为大地积阴，一阳郁勃，发而为雷。对应八卦中的震卦，而震卦又在东方，对应甲乙木干，木能生火，火发而化为雷。

②丛毛：指足大指背面第一趾关节处多毛的部位。

③过阴器：过，环绕。此指经脉环绕外生殖器。

④巅项：项字应为顶之误。巅，山顶，这里的意思是人的头顶肝经从两侧入目系而后出额间上头顶和督脉交合。

**【译文】**

**雷公问**："肝经是如何循行的呢？"

**岐伯说**："肝经属于足厥阴，厥阴是逆冷的阴气，对应于天上的雷火。该经起始于足大指背面第一趾关节处多毛的边缘，因此以足厥阴肝经来命名。雷火都是从地下发起，升腾于九天之上，其本性急躁，不可抑制。肝的本性也急躁，是阴经中最为逆行的经脉，稍微不合其本意，就会厥冷逆行，不可抑止。该经沿着足上行到内踝，交接于足太阴脾经的后面，上行经过膝盖内侧，沿大腿内侧入阴毛中，环绕生殖器，向上抵达小腹部，虽然循行于肝经的路径，也循行于脾经的路径。既然循行于脾经，必然也循行于胃经了。肝经的旁系既然贯通脾胃，因此凡是有所逆冷，必然就会先触犯脾胃两经，这也是其循行中所常态化的运行之路。虽然肝经的旁系连通脾胃，但肝气必然归于本宫，因此其旁系又循行到肝叶之中。肝叶的旁边有胆经附着，胆是肝的兄长，肝是胆的小弟，胆不去络属于肝，而肝反而络属于胆，这是小弟比兄长强的意思。该经上行贯通到膈，这是循行而趋向于心经的路线。肝经本性急躁，理应直行到达心君的宫城，而不直行到达心脏，反而向上穿过膜膈，分布在胁肋之间，这是母亲慈祥的意思。慈母怜惜其子女，必然会以多方曲折的方式资助子女，以增加其收藏之用，而胁肋正好是心宫的仓库。然而，肝经本性急躁，不能长久安居在胁肋之间，因此沿着到喉咙的后边，向上进入鼻咽部，与双目相联，然后继续上行出于额间，与督脉交会于头顶的百会，这就是木火上升的路径。肝经的分支，从目系分出，向下行至颊部的里面，再环绕口唇的内侧，随着口舌的开窍，以疏泄肝木的郁火。又一分支从肝脏分出，贯通膈膜，上行注入肺中，肝经畏惧肺金克木，便通过这条经络作为侦察的途径。"

**【原文】**

**雷公曰**：五脏已知其旨矣。请详言七腑[1]。

**岐伯曰**：胃经亦称阳明者，以其脉接大肠手阳明之脉，由鼻额而下走于足也。然而胃经属阳明者，又非同大肠之谓。胃乃多气多血[2]之腑，实有日月并明之象，乃纯阳之腑，主受而又主化[3]也。阳主上升，由额而游行于齿[4]口唇吻，循颐[5]颊耳前，而会于额颅，以显其阳之无不到也。其支别者，从颐后下人迎，循喉咙，入缺盆，行足少阴之外，下隔通肾与心包之气。盖胃为肾之关，又为心包之用，得气于二经，胃始能蒸腐水谷，以化精微也。胃既得二经之气，必归于胃中，故仍属胃也。胃之旁络于脾，胃为脾之夫，脾为胃之妇⑥，脾听胃使，以行其运化者也。其直行者，从缺盆下乳内廉，挟脐而入气街。气街者，气冲之穴也，乃生气之源，探源而后气充于乳房，始能散布各经络也。其支者，起于胃口，循腹，过足少阴肾经之外，本经之里，下至气街而合，仍是取气于肾以助其生气之源也。由是而胃既得气之本，可下行以达于足，从气街而下髀关，抵伏兔，下膝膑，循胫下跗，入中指之内庭而终者，皆胃下达之路也。其支者，从膝之下廉三寸别入中指之外间，复是旁行之路，正见其多气多血，无往不周⑦也。其支者，别跗上，入大指间，出足厥阴，交于足太阴，避肝木之克，近脾土之气也。

【注释】

①七腑：此将心包络归于腑，与胃、胆、大肠、小肠、三焦、膀胱并称七腑。

②多气多血：十二经气血各有多少，手足太阳、太阴、厥阴六经多血少气，手足少阳、少阴四经多气少血，惟手足阳明为多气多血之经。

③主受而又主化：受，承受，接受；化，化解。胃属于纯阳，既受纳食物而又主管消化，分解水谷精华，是人体后天重要器官。

④齿：此处指上齿。

⑤颐："养"，上下咀嚼以养人之处，指两腮之前下方部位，俗称"下巴。"

⑥胃为脾之夫，脾为胃之妇：夫妇在五行学说，一般都是指相克关系，克人者为夫，被克者为妇。此处却以脾胃为夫妇，新奇说法。

⑦无往不周：周，周遍。无论哪里没有不周到的，指胃经的输出功能无所不至。

雷公说："五脏之经的循行已经知道了，请详细说明七腑经络的循行吧。"

岐伯说："胃经也称为阳明，是因为其经脉与手阳明大肠经相连接，起于鼻旁再下行到达足部。然而胃经也属于阳明，与大肠经并不相同。胃是多气多血之腑，其实有太阳和月亮交相发光的形象，是纯阳之腑，主要功能是受纳食物，并主管消化，分解水谷精华。阳气主管上升，由额部入上齿龈，复出环绕口唇，又上行到面颊和耳前，交会于额头之上，以显示此经的阳气无所不到。本经的分支，从颐后大迎穴的前方，向下走，行至颈部的人迎穴处，再沿喉咙进入缺盆，然后循行在足少阴经的外侧，下行穿过膈膜，并与肾和心包之气贯通。因为胃是肾的关口，又是心包的功用，所以只有从少阴肾经和厥阴心包经得到真气以后，胃才能腐熟水谷，才能化生出精微物质。胃经既然得到了足少阴肾经和手厥阴心包经的经气，必然归属于本宫胃中，因此仍然属于胃。胃经的旁支与本经相表里的脾经相连络，胃是脾的丈夫，脾是胃的媳妇，脾听从胃的使唤，以便行使其运化功能。胃向下直行的分支，从缺盆穴出体表，下行到乳房内侧，挟着肚脐进入腹股沟外之气街穴。气街是气冲的穴位，是生气的源头。探明气的源头之后，气才会充满乳房，才能开始散布到各经络之中。另有一条支脉，起始于胃的下口幽门处，再沿着腹部的内侧下行，经过足少阴肾经的外侧和本经的里面，到达气街的部位，与肾经相合，这仍然是从肾经取得气源，以助长胃的化生之源。由此，胃经既然已得到气的本源，便可下行到腿足，沿着气街到达腹股沟处腹与股交界的下方髀关穴，抵达大腿前面正中的肌肉隆起处，即伏兔穴，再下行到膝盖的髌骨，沿着胫骨下行到足背，进入足次趾外侧的内庭穴便终止了，这都是胃经下行的路线。本经的另一分支，从膝盖下面三寸的足三里穴分出，下行进入中趾的外侧端，成为旁行的路线，正好显示胃经多气多血、无论哪里没有不周到的特性。本经的另一分支，从足背上面的冲阳穴分出来，进入足大指内侧端，再从足厥阴肝经出来，与足太阴脾经相接，以避免肝木的克杀，而接近脾土之气。"

【原文】

雷公曰：请言三焦之经。

岐伯曰：三焦属之手少阳者，以三焦无形①，得胆木少阳之气以生其火，而脉起于手之小指次指②之端，故以手少阳名之。循手腕③出臂，贯肘，循臑之外，行手太阳之里、手阳明之外，火气欲通于大小肠也。上肩，循臂臑，交出足少阳之后，正依附于胆木，以取其木中之火也。下缺盆，由足阳明之外面交会于膻中之④上焦，散布其气，而络绕于心包络之中焦，又下膈入络膀胱，以约下焦。若胃、若心包络、若膀胱，皆三焦之气，虽往来于上中下之际，故不分属于三经而仍专属于三焦也。然而三焦之气虽往来于上中下之际，使无根以为主，则气亦时聚时散，不可久矣。讵⑤知三焦虽得胆木之气以生，而非命门之火则不长。三焦有命门以为根，而后布气于胃，则胃始有运用之机；布气于心包络，则心包络始有运行之权；布气于膀胱，则膀胱始有运化之柄也。其支者，从膻中而上出缺盆之外，上项，系耳后，直上出耳上角，至顑⑥，无非随肾之火气而上行也。其支者，又从耳后入耳中，出耳前，过客主人⑦之穴，交颊，至目锐眦，亦火性上炎，随心包之气上行。然目锐眦实系胆经之穴，仍欲依附木气以生火气耳。

【注释】

①三焦无形：三焦，是传统医道术语，本身是不存在形状的，从部位而言，上焦一般指胸膈以上部位，包括心、肺在内；中焦指膈以下、脐以上部位，包括脾、胃等脏腑；下焦指脐以下部位，包括肾、膀胱、小肠、大肠。古医经以："上焦如雾，中焦如沤、

下焦如渎”来形容三焦的存在。

②**小指次指**：小指一侧的次指，即无名指。

③**手腕**：手掌腕部、腕关节处。

④**之**：到。下同。

⑤**讵**：难道。

⑥**颎**：眼眶下缘的部位。

⑦**客主人**：颧骨弓上方的空软处，足少阳经“上关”穴所居的周围部位。

【译文】

**雷公说**："请说明手少阳三焦经的循行。"

**岐伯说**："三焦属于手少阳经，因为三焦是不存在形状的，得到胆木少阳之气以便生起其中的火气，经脉从手的无名指末端发出，因此以手少阳来命名。沿着手腕上循行到手臂，上穿过肘部，循行于手臂外侧，循行在手太阳小肠经的内侧、手阳明大肠经的外侧，这是火气有贯通大小肠的趋势。上行到肩部，沿着手臂与位于后面的足少阳胆经相交，这正是依附于胆木，以便取得木中的火气。下行到缺盆穴，由足阳明胃经的外侧交会于两乳之间膻中穴到上焦，散布三焦之气，以络脉环绕心包络贯穿中焦，又下行贯穿膈膜，与膀胱经相络属，以便约束下焦。胃、心包络和膀胱，都是三焦之气往来于上、中、下之处，因此不分别属于三条经络，而仍然专属于三焦经。然而三焦之气，虽然往来于上、中、下三处，假使没有根气做主宰，那么气就会时聚时散，不可能长久了。难道不知三焦虽然得到胆木之气以便生发火气，然而没有命门之火也不能生长。三焦之火有命门作为根本，然后才能将真气分配给胃，胃才能发挥其功用；将真气分配给心包络，心包络才有运行的权利；将真气分配给膀胱，膀胱才有运化的权柄。本经的一条支脉，从胸部的膻中处上行，出到缺盆穴的外侧，并向上走行到颈项，联系耳后，再直上直行，从耳轮的上方出来，到达眼眶外侧，无不随着肾脏的火气而上行。又一支脉，从耳后进入耳中，复出耳前，过足少阳经上关穴的前方，与前一条支脉交会于面颊部，由此再上行至外眼角，这也是火性上炎，随着心包之气上行。然而，外眼角其实是胆经的穴位，其本性是取胆经木气以助自身火气。"

【原文】

雷公曰：请言心主之经。

岐伯曰：心主之经[1]，即包络之府也，又名膻中。属手厥阴者，以其代君出治，为心君之相臣，臣乃阴象，故属阴。然奉君令以出治，有不敢少安于顷刻，故其性又急，与肝木之性正相同，亦以厥阴名之，因其难顺而易逆也。夫心之脉出于心之本宫，心包络之脉出于胸中包络，在心之外，正在胸之中，是脉出于胸中者，正其脉属于包络之本宫也。各脏腑脉出于外，心与包络脉出于中，是二经较各脏腑最尊也。夫肾系交于心包络，实与肾相接，盖心主之气与肾宫命门之气，同气相合，故相亲而不相离也。由是[2]下于膈，历络三焦[3]，以三焦之腑气与命门、心主之气彼此实未尝异，所以笼络而相合为一，有表里之名，实无表里也。其支者，循胸中出胁[4]，抵腋，循臑内行于太阴肺脾、少阴心肾之中，取肺肾之气以生心液也。入肘，下臂，入掌内，又循中指以出其端。其支者，又由掌中循无名指以出其端，与少阳三焦之脉相交会，正显其同气相亲，表里如一也。夫心主与三焦两经也，必统言其相合者，盖三焦无形，借心主之气相通于上中下之间，故离心主无以见三焦之用，所以必合而言之也。

【注释】

①**心主之经**：指手厥阴心包经。

②**是**：此，指胸中。

③**历络三焦**：历，历经、依次。历络三焦，心包络经自胸至腹，顺次经过并联络上、中、下三焦。

④**胁**：腋下至肋骨近处统称为胁，即侧胸部。

【译文】

**雷公说**："请说明手厥阴心包经的循行。"

**岐伯说**："手厥阴心包经是包络所在的府第，又称为膻中。之所以属于手厥阴经，是因为他能代心受过，替心受邪，好比君主的内臣，并能够传达君主的旨意，臣是阴的形象，因此属阴。然而，臣相是奉行君主的政令治理国家，不敢有一点安逸和懈怠，因此其性情急躁，与肝木的性情正好相同，也以厥阴经来命名，因为其气难以平顺而容易上逆。心经的经脉从心脏的本宫发出，心包经的经脉从胸中的包络发出，在心脏的外面，正好位于胸腔之内，因此从胸中发出来的经脉，正是从包络本宫中发出来的经脉。各个脏腑的经脉起始于外面，心经与心包的络脉从心脏分出，这是因为这两条经脉比其他各脏腑都要尊贵。肾的联系与心包络相交，其实与肾脏相连接，因为心包经之气与肾宫命门之气同气相合，因此相互亲近而不分离。由这里下行穿过膈膜，依次联络上、中、下三焦。因为三焦的腑气与命门、心包之气彼此其实没有差别，所以笼络在一起合而为一，虽然有表和里的名称，其实没有表和里的含义。心包经的一条支脉，从胸中横出至胁部，此后再向上循行，抵达腋窝部，然后再沿着上臂的内侧中线，循循行到太阴肺经、太阴脾经以及少阴心经、少阴肾经之间，获取肺和肾之气以便产生心液。进入肘中，下行到手臂，进入手掌内，又循行到中指，从中指末端出来。又一支脉，从掌内沿无名指直达指尖，与手少阳三焦经相交接，正显示出他们同气相亲，表里如一的特性。厥阴心包与少阳三焦两经，必须合在一起说明他们的交合情况，这是因为三焦没有形体，需要借助心包之气贯通于上中下之间，因此离开了心包经，就无法观察到三焦的用途了，必须合在一起说明。"

【原文】

雷公曰：请言胆经。

岐伯曰：胆经属足少阳者，以胆之脉得春木初阳之气，而又下趋于足，故以足少阳名之。然胆之脉虽趋于足，而实起目之锐眦，接手少阳三焦之经也。由目锐眦上抵头角①，下耳，循颈，行手少阳之脉前，至肩，上交出手少阳之后，以入缺盆之外，无非助三焦之火气也。其支者，从耳后入耳中，出走耳前，至目锐眦之后，虽旁出其支，实亦仍顾三焦之脉也。其支者，别自目外而下大迎，合手少阳三焦，抵于颅下，下颈后，合缺盆以下胸中，贯膜、膈、心包络，以络于肝。盖心包络乃胆之子，而肝乃胆之弟，故相亲而相近也。弟胆虽肝之兄而附于肝，实为肝之表而属于胆，肝胆兄弟之分，即表里之别也。胆分肝之气，则胆之汁始旺，胆之气始张，而后可以分气于两胁，出气街，绕毛际②，而横入髀厌③之中也。其直者从缺盆下腋，循胸过季胁④，与前之入髀厌者相合，乃下循髀外，行太阳、阳明之间，欲窃水土之气以自养也。出膝外廉，下跗骨⑤，以直抵绝骨⑥之端，下出外踝，循跗上，入小指、次指之间，乃其直行之路也。其支者，又别跗上，入大指歧骨内出其端，还贯入爪甲，出三毛⑦，以交于足厥阴之脉，亲肝木之气以自旺，盖阳得阴而生也。

【注释】

①头角：指前额之上缘的两端处，即额角。

②毛际：指耻骨部阴毛的边缘。

③髀厌：就是髀枢，即髋关节，俗称大转子，为环跳穴所在的部位。

④季胁：指两侧胸胁下方的软肋部。

⑤跗骨：即腓骨，也称"外辅骨。"

⑥绝骨：腓骨下端似乎中断的凹陷部位。

⑦三毛：指足大指背面，趾甲后方，第一趾关节处，有毛的部位。

【译文】

雷公说："请说明足少阳胆经的循行。"

岐伯说："胆经属于足少阳，因为胆的经脉得到春天木的初阳之气，而又向下循行到足，因此以足少阳经来命名。然而，胆的经脉虽然循行到足，其实起始于外眼角，连接手少阳三焦经。由外眼角上行，上行到额角，再折向下转至耳后，沿着颈部，行于手少阳经的前面，到达肩上，再交叉行至手少阳经的后面，进入缺盆穴的外面，无非是助长三焦的火气。本经的分支，从耳后进入耳中，再出行至耳的前方，到达外眼角的后方，虽然从旁边分出支脉，其实仍然是顾及三焦的经脉。胆经的另一分支，从外眼角处分出，下行到大迎穴，汇合手少阳三焦经至眼眶下方，再下行于颈部，与本经前入缺盆之脉相合，然后向下进入胸中，穿过膈膜中的心包络，与肝脏相连络。因为心包络是胆之子，而肝是胆的弟弟，因此相亲相近。胆府虽然是肝脏的兄长而依附于肝脏，其实位于肝脏之表而属于胆，肝胆兄弟的区分就是表里的分别。胆腑分出肝之气，胆汁才会旺盛，胆气才会舒张，之后才能将气分布到两胁，从气街出来，绕行阴毛处，横行进入环跳穴。其直行向下的经脉，从缺盆下行到腋部，再沿着胸部经过季胁，与前一支脉会合于环跳穴所在的部位，再向下沿着大腿的外侧，循行在太阳经和阳明经之间，这是想盗窃水土之气以便滋养自身。再从膝盖外侧腓骨出来，下行经腓骨前方，直至外踝上方之腓骨末端的凹陷处，再向下出于外踝的前方，沿着足背进入足第四趾的外侧端，这是他直行的路径。本经的又一分支，从足背分出，前行出足大指外侧端，又返回穿过爪甲，从足大指的三毛之际出来，与足厥阴经相交，亲近肝木之气以便自旺，这大致上是阳得阴而生的缘故。"

【原文】

雷公曰：请言膀胱之经。

岐伯曰：膀胱之经属足太阳者，盖太阳为巨阳，上应于日，膀胱得日之火气，下走于足，犹太阳火光普照于地也。其脉起目内眦，交手太阳小肠之经，受其火气也。上额交巅①，至耳上角②，皆火性之炎上也。其直行者，从巅入络脑，还出别下项，循肩髆③内，挟脊两旁，下行抵于腰，入循膂④，络肾，盖膀胱为肾之表，故系连于肾，通肾中命门之气，取其气以归膀胱之中，始能气化而出小便也。虽气出于肾经，而其系腰不可不属之膀胱也。其支者，从腰中下挟脊以贯臀，入腘中而止，亦借肾气下达之也。其支者，从髆内别行，下贯脾膂，下历尻臀，化小便，通阴之器而下出也。过髀枢⑤，循髀外，下合腘中，下贯于两踹内，出外踝之后，循京骨⑥至小指外侧，交于足少阴之肾经，亦取肾之气，可由下而升，以上化其水也。

【注释】

①巅：指头顶正中的最高处，也就是百会穴所在的位置。

②耳上角：指耳尖上方所对之头皮的部位。

③肩髆：肩胛骨。

④膂：挟行于脊柱两旁的浅层肌肉。

⑤髀枢：即指髋关节，又称大转子，为环跳穴所在的部位。

⑥京骨：指足小趾本节后向外侧突出的半圆骨，也即京骨穴所在的部位。

【译文】

雷公说："请说明足太阳膀胱经的循行。"

岐伯说："膀胱的经脉属于足太阳，是因为太阳是巨阳，对应于天上的太阳，膀胱得到太阳的火气，向下循行到足，就好像太阳灿烂的光辉普照大地一样。足太阳膀胱经起于眼内角的睛明穴，与手太阳小肠经相交，接受小肠经的火气。上行到额部，交会于头顶，再下行至耳的上角，这都是火性的炎上。直行的经脉，从头顶向内深入而联络于脑髓，然后返还出来，再下行到达颈项的后部，此后就沿着肩胛骨的内侧，挟行于脊柱的两旁，下行抵达腰部，再沿着脊柱旁的肌肉深入腹内，与肾脏相连络，这是因为膀胱是肾脏之表，因此与肾脏连通，贯通肾中命门之气，取得肾脏之气，注入膀胱之中，膀胱得命门先天真火温煦运化，才能使膀胱气化出小便。虽然元气出于肾经，而其联系则不能不属于膀胱。本经的分支，从腰部下行挟脊通过臀部，从大腿后侧外缘下行至腘窝中便停止了，这也是借助下行的足少阴肾经的经气。另一条支脉，从左右的肩胛内侧分出，挟背下行至髀枢柱，经过臀部尾椎骨，变化出小便，与阴器相通，并从阴器下面继续下行，经过腿部髀枢穴，然后再沿着大腿外侧的后缘下行，而与先前进入腘窝的那条支脉在腘窝中相汇合，由此再向下行，通过小腿肚的内部，出于外踝骨的后方，再沿着足小趾本节后的圆骨，到达足小趾外侧的末端，与足少阴肾经相交，也是借助肾中元气，由下向上升，以便上行气化膀胱的水液。"

【原文】

**雷公曰**：请言小肠之经。

**岐伯曰**：小肠之经，属手太阳者，以脉起于手之小指，又得心火之气而名之也。夫心火属少阴，得心火之气，宜称阴矣。然而心火居于内者为阴，发于外者为阳，小肠为心之表也，故称阳而不称阴。且其性原属阳，得太阳之日气，故亦以太阳名之。其脉上腕，出踝①，循臂，出肘，循臑行手阳明、少阳之外，与太阳胆气②相通，欲得金气自寒，欲得木气自生也。交肩上，入缺盆，循肩，向腋下行，当膻中而络于心，合君相二火之气也。循咽下膈以抵于胃。虽火能生胃，而小肠主出不主生。何以抵胃？盖受胃之气运化精微而生糟粕，犹之生胃也。故接胃之气下行任脉之外，以自归于小肠之正宫，非小肠之属而谁属乎？其支者，从缺盆循颈颊，上至目锐眦，入于耳中，此亦火性炎上，欲趋窍而出也。其支者，别循颊，上䪼，抵鼻，至目内眦，斜络于颧，以交足太阳膀胱之经，盖阳以趋阳之应也。

【注释】

①踝：指手腕后方尺侧部隆起的骨头。

②太阳胆气："太阳"应为"少阳"，少阳胆气。

【译文】

雷公说："请说明手太阳小肠经。"

岐伯说："小肠的经脉属于手太阳，是因为该经脉起于小指外侧的尖端，又得到心火之气而加以命名的。心火属于少阴，得到心火之气，应当称为阴。然而心火居于内的为阴，发于外的为阳，小肠为心火之表，因此称为阳而不称为阴。并且，手太阳小肠经的性质原本属于阳，得到太阳之气，因此也以太阳来命名。手太阳小肠经的经脉从手的小指末端上行到手腕，过腕后小指侧高骨，沿着手臂上行到肘部，循行于手臂的手阳明、手少阳的外侧，与少阳的胆气相通，这是想得到金的寒气和木气的生气。再前行而相交于肩上，继而进入缺盆，绕过肩胛向腋下循行，在膻中穴联系心经，合并君火与相火之气。沿咽喉下行，穿过膈膜，抵达胃中。虽然心火能生胃土，然而小肠的主要功能是传出而不是生发。为什么会抵达胃部呢？这是因为受纳胃气，从而运化精微排泄糟粕，正像生出胃土一样。因此，接续胃气下行到任脉的外面，归于小肠的正宫，不属于小肠又属于什么呢？手太阳小肠经的分支，从锁骨上窝的缺盆分出，沿着颈部和颊部，上行到外眼角，又折回进入耳中，这也是火性炎上，想从上窍而出。另一条支脉，从颊部别行而出，走入眼眶下方，并从眼眶下方到达鼻部，然后再至内眼角，最后再从内眼角向外斜行并络于颧骨，而与足太阳膀胱经相接，这大致是阳经趋向于阳位的相应关系。"

【原文】

**雷公曰**：请言大肠之经。

**岐伯曰**：大肠之经名为手阳明者，以大肠职司传化，有显明昭著之意，阳之象也。夫大肠属金，宜为阴象，不属阴而属阳者，因其主出而不主藏也。起于手大指次指①之端，故亦以手名之。循指而入于臂，入肘，上臑，上肩，下入缺盆而络于肺，以肺之气能包举大肠，而大肠之系亦上络于肺也。大肠得肺气而易于传化，故其气不能久留于膈中，而系亦下膈，直趋大肠以安其传化之职。夫大肠之能开能阖，肾主之，是大肠之气化宜通于肾，何以大肠之系绝不与肾会乎？不知肺金之气即肾中水火之气也，肾之气必来于肺中，而肺中之气既降于大肠之内，则肾之气安有不入于大肠之中者乎？不必更有系通肾，而后得其水火之气，始能传化而开合之也。其支者，从缺盆上颈贯颊，入下齿缝中，还②出夹③两口吻，交于唇中之左右，上挟鼻孔，正显其得肺肾之气，随肺肾之脉而上升之征也。

**陈远公曰**：十二经脉，各说得详尽，不必逐段论之。

【注释】

①大指次指：即大指一侧的次指，现称食指。

②还：返转出来。

③夹：挟行，平行于两旁。

【译文】

雷公说："请说明手阳明大肠经的循行。"

岐伯说："大肠经命名为手阳明，是因为大肠的功能是传化糟粕，有显明昭著之意，是阳的形象。大肠属金，应当是阴象，不属阴而属阳，是因为大肠经主管排泄而不主管收藏。手阳明大肠经起始于手的食指末端，因此也以手来命名。沿食指的上缘上行到小臂和肘部，经过上臂外侧前边，上行到达肩部，下行进入缺盆而连络肺，因为肺气能够包举大肠，而大肠的分支也上行连络肺脏。大肠得到肺气而容易传化，因此大肠之气不能长久地停留在膈中，其支系也下行到膈部，直接循行到大肠，以便发挥其传化功能。大肠能够开合，是肾气主宰着他，因为大肠之气化与肾脏相通。那为什么大肠经的支系根本不与肾脏相交会呢？这是因为肺金之气就是肾中的水火之气，肾气必然来源于肺中，而肺中之气既然下降到大肠之内，则肾气怎么可能不进入大肠之内呢？因此不必再有支系连通到肾脏，然后才会得到肾中的水火之气，才能传化和开合。手阳明大肠经的一条支脉，从缺盆处向上走至颈部，并贯通频部，而进入下齿龈中，其后再从口内返出，平行于口唇之侧，交会于上嘴唇人中穴的两侧，再上行挟于鼻孔两侧，这正是显示他得到肺和肾之气，随着肺肾的脉气而上升的征象。"

　　陈远公评论说：十二经脉，分别解说得很详细，就不必分段进行评论了。

# 包络配腑篇第十八

【原文】

天老①问于岐伯曰：天有六气②，化生地之五行，地有五行，化生人之五脏。有五脏之阴，即宜有五腑之阳矣，何以脏止五，腑有七也？

岐伯曰：心包络，腑也，性属阴，故与脏气相同，所以分配六腑也。

天老曰：心包络既分配腑矣，是心包络即脏也，何不名脏而必别之为腑耶？

岐伯曰：心包络，非脏也。

天老曰：非脏列于脏中，毋乃不可乎？

岐伯曰：脏称五不称六，是不以脏予包络也。腑称六，不称七，是不以腑名包络也！

天老曰：心包络非脏非腑，何以与三焦相合乎？

岐伯曰：包络与三焦为表里，二经皆有名无形。五脏有形，与形相合，包络无形，故与无形相合也。

天老曰：三焦为孤脏③，既名为脏，岂合于包络乎？

岐伯曰：三焦虽亦称脏，然孤而寡合，仍是腑，非脏也，舍包络之气，实无可依，天然配合，非勉强附会也。

天老曰：善。

雷公曰：肺合大肠，心合小肠，肝合胆，脾合胃，肾合膀胱，此天合也。三焦与心包络相合，恐非天合矣？

岐伯曰：包络非脏而与三焦合者，包络里，三焦表也。

雷公曰：三焦腑也，何分表里乎？

岐伯曰：三焦之气，本与肾亲，亲肾不合肾者，以肾有水气也。故不合肾而合于包络耳。

雷公曰：包络之火气出于肾，三焦取火于肾，不胜取火于包络乎？

岐伯曰：膀胱与肾为表里，则肾之火气必亲膀胱而疏三焦矣。包络得肾之火气，自成其腑，代心宣化，虽腑犹脏也。包络无他腑之附，得三焦之依而更亲，是以三焦乐为表，包络亦自安于里，孤者不孤，自合者永合也。

雷公曰：善。

应龙④问曰：包络，腑也，三焦亦自成腑，何以为包络之使乎？

岐伯曰：包络即膻中⑤也，为心膜膈，近于心宫，遮护君主，其位最亲，其权最重，故三焦奉令不敢后也。

应龙曰：包络代心宣化，宜各脏腑皆奉令矣，何独使三焦乎？

岐伯曰：各腑皆有表里，故不听包络之使，惟三焦无脏为表里，故包络可以使之。

应龙曰：三焦何乐为包络使乎？

岐伯曰：包络代心出治⑥，腑与脏同，三焦听使于包络，犹听使于心，故包络为里，三焦为表，岂勉强附会哉。

应龙曰：善。

陈士铎曰：包络之合三焦，非无因之合也。包络之使三焦，因其合而使之也。然合者，仍合于心耳，非包络之司为合也。

①**天老**：黄帝辅臣，著有《杂子阴道》十五卷。

②**六气**：指风、寒、暑、湿、燥、火六种正常的自然气候，为万物生长的必备条件，也是人适应自然而生存的必备条件。

③**三焦为孤脏**：三焦是仅有其名，而无其形的惟一脏腑，所以称孤脏。

④**应龙**：古代神话传说中的神名，其实应为一部首领名。《山海经·大荒本经》中有记载，大禹治水，应龙氏前面开路。

⑤**膻中**：前胸部正中，两乳之间的部位统称为"膻中"，《灵枢·胀论》："膻中者，心主之宫城也。"

⑥**治**：统治，治理。

【译文】

**天老请问岐伯**："天有风、寒、暑、湿、燥、火六气，化生地的木、火、土、金、水五行；地有木、火、土、金、水五行，化生人的肝、心、脾、肺、肾五脏。有五脏之阴，就应当有五腑之阳，为什么脏只有五个，而腑却有七个呢？"

**岐伯说**："心包络属于腑，其性则属于阴性，因此与脏气相同，但还是分配到了六腑。"

**天老问**："心包络既然分配到了腑，但心包络却是脏，为什么不命名为脏，而将其另外称为腑呢？"

**岐伯说**："因为心包络不是脏。"

**天老问**："不是脏而列于脏中，这不是不可以吗？"

**岐伯说**："脏称为五而不称为六，这是不将脏的名称分配给包络；腑称为六而不称为七，这是不将腑的名称分配给包络。"

**天老问**："心包络既不是脏，又不是腑，为什么与三焦相合呢？"

**岐伯说**："包络与三焦是表里关系，这两条经脉都是有名无形。

五脏有形，所以与有形相合；包络无形，因此只能与无形相合。"

天老问："三焦是仅有其名，而无其形的惟一脏腑，既然命名为脏，又怎么与包络相合呢？"

岐伯说："三焦虽然也被称为脏，但却是孤脏，而没有与之相合的，因此仍然是腑，而不是脏。如果离开了包络之气，其实就没有可以依赖的了。这是天然配合，不是勉强的附会。"

天老说："好。"

雷公问："肺与大肠相合，心与小肠相合，肝与胆相合，脾与胃相合，肾与膀胱相合，这是天然配合。三焦与心包络相合，这恐怕不是天然配合吧？"

岐伯说："包络不是脏，其所以能与三焦相合，是因为包络为里，三焦为表。"

雷公问："三焦是腑，怎么会分表里呢？"

岐伯说："三焦之气本来与肾脏相亲近，与肾脏相亲近而不与肾脏相合，因为肾脏中有水气，因此不与肾脏相合而与包络相合。"

雷公问："包络的火气源出于肾脏，三焦从肾脏中取得火气，这不是更胜于从包络中获取火气吗？"

岐伯说："膀胱与肾是表里关系，肾脏的火气必然亲近膀胱而疏远三焦。包络得到肾脏中的火气，自然就成为腑了，并且代替心君宣化政令，包络虽然是腑，其功能却好像脏一样。包络没有其他腑的依附，当得到三焦的依附而显得更为亲近，这是因为三焦喜爱处于表，而包络也自然安居于里，由此可见孤单的腑也就不再孤单，相合的脏腑也就永久相合了。"

雷公说："好。"

应龙问："包络既然是腑，三焦也自然成为腑，为什么三焦会成为包络的使者了呢？"

岐伯说："包络就是膻中，是心脏的膜膈，在心宫附近，守护着心君，其位置最亲近于心，其权力最重大，因此三焦奉行包络的命令，不敢稍有懈怠。"

应龙说："包络代替心君宣化政令，各个脏腑都应当奉行其命令，为什么只有三焦是使臣呢？"

岐伯说："各脏腑都有表里，因此不听包络的使唤，只有三焦没有脏与他构成表里关系，因此包络可以使唤他。"

应龙说："三焦为什么喜爱成为包络的使臣呢？"

岐伯说："包络代替心君统治，腑与脏与三焦一起听令于包络，正如臣相听令于心君一样，因此包络为里，三焦为表，怎么会是勉强附会呢？"

应龙说："好。"

陈士铎评论说：包络与三焦相合，并不是没有原因的配合。包络之所以使唤三焦，因为两者相合。然而就其相合而言，其实仍然是与心相合，并不是与包络这位有司相合。

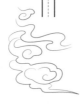

第三卷

# 胆腑命名篇第十九

【原文】

**胡孔甲**①问于岐伯曰：大肠者，白肠也，小肠者，赤肠也，胆非肠，何谓青肠乎？

**岐伯曰**：胆贮青汁，有入无出，然非肠，何能通而贮之乎？故亦以肠名之。青者，木之色，胆属木，其色青，故又名青肠也。

**胡孔甲曰**：十一脏取决于胆②，是腑亦有脏名矣，何脏分五而腑分七也？

**岐伯曰**：十一脏取决于胆，乃省文耳，非腑可名脏也。

**孔甲曰**：胆既名为脏，而十一脏取决之，固何所取之乎？

**岐天师曰**：胆司渗③，凡十一脏之气得胆气渗之，则分清化浊，有奇功焉。

**孔甲曰**：胆有入无出，是渗主入而不主出也，何能化浊乎？

**岐伯曰**：清渗入则浊自化，浊自化而清亦化矣。

**孔甲曰**：清渗入而能化，是渗入而仍渗出矣。

**岐伯曰**：胆为清净之府④。渗入者，清气也。遇清气之脏腑，亦以清气应之，应即渗之机矣，然终非渗也。

**孔甲曰**：脏腑皆取决于胆，何脏腑受胆之渗乎？

**岐伯曰**：大小肠膀胱皆受之，而膀胱独多焉。虽然膀胱分胆之渗，而胆之气虚矣。胆虚则胆得渗之祸矣，故胆旺则渗益，胆虚则渗损⑤。

**孔甲曰**：胆渗何气则受损乎？

岐伯曰：酒热之气，胆之所畏也[6]，过多则渗失所司，胆受损矣，非毒结于脑，则涕流于鼻也[7]。

孔甲曰：何以治之？

岐伯曰：刺胆络之穴[8]，则病可已也。

孔甲曰：善。

陈士铎曰：胆主渗，十二脏皆取决于胆者，正决于渗也。胆不能渗又何取决乎。

【注释】

①胡孔甲：黄帝之史，撰《孔甲》二十六篇。（据陈士铎《外经微言》注）

②十一脏取决于胆：胆主渗，十一脏之气，得胆气渗之可分清化浊，故称十一脏取决于胆。

③胆司渗：渗，指液体慢慢地透入或漏出。胆司渗，是指胆的渗入渗出胆汁的功能。

④胆为清净之府：胆内藏精汁，故名。

⑤胆旺则渗益，胆虚则渗损：益、损皆对胆而言。是指胆气旺，渗则对胆无损。胆气虚，则胆渗使胆气更虚，即所谓"胆虚则胆得渗之祸也。"

⑥酒热之气，胆之所畏也：酒性升散，易使胆气升发太过，故称"胆之所畏"，进而会影响"胆渗"的功能。

⑦非毒结于脑，则涕流于鼻也：毒结于脑，易造成脑漏而流鼻涕。今乃酒热之气，使胆渗太过，由经脉渗于鼻为涕，非毒结于脑所致。

⑧胆络之穴：指胆经的承灵穴（在头前发际上4寸，瞳孔直

上）、风池穴（在枕骨之下，胸锁乳突肌上端与斜方肌上端之间的凹陷中）。

【译文】

胡孔甲请问岐伯："大肠，五色属白色，故称白肠；小肠，五色属赤色，故称赤肠。胆不是肠，为什么称为青肠呢？"

岐伯说："胆囊贮藏青色的胆汁，有渗入而没有排出，如果不是肠，又怎么能够同时连通并贮藏胆汁呢？因此，也以肠来命名。青色是木的颜色，而胆也属木，五色属青，其状中空囊状似肠，故称青肠。"

胡孔甲问："十一脏取决于胆，这么说胆腑也有脏的名义了，为什么脏有五个而腑却有七个呢？"

岐伯说："十一脏取决于胆，这是简单的说法，并不是说腑可以命名为脏的。"

胡孔甲问："胆既然称为脏，而十一脏取决于他，为什么非要取决于胆呢？"

岐伯说："胆有渗入渗出胆汁的功能，十一脏之气只有得到胆气才能渗入，才能分清别浊，有奇特的功能。"

胡孔甲问："胆汁有渗入而没有排出，因此渗入是注入胆汁而不是排出，为什么能够化浊气呢？"

岐伯说："清气渗入了，则浊气自然能够传化，浊气传化了，清气也就自然转化了。"

胡孔甲问："清气渗入而能升清化浊，那么应该是渗入又能渗出了。"

岐伯说："胆是清净的府第。渗入的是清气，遇到有清气的脏腑，也就以清气与之相应。相应就是渗入的机制，但终究还不是渗出。"

胡孔甲问："脏腑都取决于胆，为什么脏腑会受纳胆汁的渗入呢？"

岐伯说："大肠、小肠、膀胱都会受纳胆汁，然而惟独膀胱受纳的比较多。既然膀胱分解了胆腑渗出的胆汁，胆气就随之而虚了。胆气虚弱，说明是因胆汁出现渗漏而导致的祸害。因此，若胆气盛，渗出又少则对胆气无害；若胆气虚，渗出又多，则易损伤胆气。"

胡孔甲问："胆汁里面渗入了什么气会使胆汁的分泌减少？"

岐伯说："酒性升散，易使胆气升发太过，进而会影响其胆渗的功能。饮酒过多，就会影响到胆腑分泌胆汁的功能，胆腑就会受到损害了。胆渗太过，由经脉渗于鼻为涕，非毒结于脑所致。"

胡孔甲问："可以用什么方法来治疗呢？"

岐伯说："可以用针刺胆经的络穴承灵穴和风池穴，病就可以痊愈。"

胡孔甲说："好。"

陈士铎评论说：胆腑主管分泌胆汁，十二脏都取决于胆，正是取决于胆汁的渗入。如果胆汁不能渗入，十二脏又怎么能够取决于胆呢？

# 任督死生篇第二十

【原文】

雷公问曰：十二经脉之外，有任督二脉①，何略而不言也？

岐伯曰：二经之脉不可略也。以二经散见于各经，故言十二经脉，而二经已统会于中矣。

雷公曰：试分言之。

岐伯曰：任脉行胸之前，督脉行背之后也。任脉起于中极②之下，以上毛际，循腹里，上关元③，至咽吭，上颐循面，入目眦，此任脉之经络也。督脉起于少腹以下骨中央，女子入系廷孔④，在溺孔之际，其络循阴器，合篡⑤间，统篡后，即前后二阴之间也，别绕臀，至少阴与巨阳⑥中络者，合少阴，上股内后廉，贯脊属肾，与太阳起于目内眦，上额交巅上，入络脑，至鼻柱⑦，还出别下项，循肩膊，挟脊，抵腰中，入循膂，络肾。其男子循茎下至篡，与女子等。其少腹直上者，贯脐中央，上贯心，入喉，上颐环唇，上系两目之下中央，此督脉之经络也。虽督脉止于龈交⑧，任脉止于承浆⑨，其实二脉同起于会阴。止于龈交者，未尝不过承浆；止于承浆者，未尝不过龈交。行于前者亦行于后，行于后者亦行于前，循环周流，彼此无间，故任督分之为二，合之仍一也。夫会阴⑩者，至阴之所也。任脉由阳行于阴，故脉名阴海⑪。督脉由阴行于阳，故脉名阳海⑫。非龈交穴为阳海，承浆穴为阴海也。阴交阳而阴气生，阳交阴而阳气生，任督交而阴阳自长，不如海之难量乎，故以海名之。

雷公曰：二经之脉络，予已知之矣。请问其受病何如?

岐伯曰：二经气行则十二经之气通，二经气闭则十二经之气塞。男则成疝⑬，女则成瘕⑭，非遗溺即脊强也。

雷公曰：病止此乎?

岐伯曰：肾之气必假道于任督，二经气闭，则肾气塞矣。女不受妊，男不射精，人道绝矣。然则任督二经之脉络，即人死生之道路也。

雷公曰：神哉论也。请载《外经》，以补《内经》未备。

**陈士铎曰**：任督之路，实人生死之途，说得精妙入神。

【注释】

①**任督二脉**：指任脉与督脉，皆为奇经八脉。任脉行人身之腹面正中线，总任阴脉间的联系，故称阴脉之海；督脉行人身之背部正中线，总督一身之阳经，故称阳脉之海。

②**中极**：任脉穴位，在脐中下 4 寸，前正中线上。

③**关元**：任脉穴位，在脐中下 3 寸，前正中线上。

④**廷孔**：尿道口。

⑤**篡**（zuǎn）：前后二阴之间，即会阴部。

⑥**巨阳**：即太阳。

⑦**鼻柱**：经外奇穴，在人中沟，鼻中隔之下缘，人中穴的上方。

⑧**龈交**：督脉穴位，在上唇系带与上齿龈的相接处。

⑨**承浆**：任脉穴位，在颐前唇之下。

⑩**会阴**：任脉穴位，在前后阴之间。

⑪**阴海**：即阴脉之海。

⑫**阳海**：即阳脉之海。

⑬**疝**：疝气，即气结不行。

⑭**瘕**：癥瘕，为气血聚于少腹而引起的肿块。

【译文】

**雷公请问说**："除了十二正经之外，还有任脉和督脉这两条经脉，为什么将其忽略不谈呢？"

**岐伯说**："任脉和督脉是不能忽略的。因为这两条经脉散见在其他各条经脉之中，当谈到十二经脉时，任督二脉已经包括在其中了。"

**雷公请问说**："请分别解说。"

**岐伯说**："任脉循行在胸腹的前面，督脉循行在背部的后面。任脉起于中极穴的下面，上行经过毛际再到腹部的中央，再上行通过关元穴，抵达咽喉，又上行到面颊部，进入面部而入内眼角，这是任脉的经络。督脉起于小腹之下的横骨中央，在女子则与里面的阴道口相连，就是在尿道的开口的附近，其络脉环绕性器官，循着阴户合于会阴部，然后绕行到肛门的后方，即前后二阴之间；再分支绕行臀部到少阴经所属区域，与太阳经的络脉相合。少阴经从股内上行到大腿内侧，贯通脊椎而内连于肾脏，与足太阳经脉一样起始于眼角内侧，向上行至前额部，交会于头顶，向内进入脑部，到达鼻柱；再从人体项下出，而循着肩胛骨内挟脊柱到两侧，下行至腰中，再入内循着脊柱两侧的肌肉，连通于肾脏。如果是男子，则沿阴茎向下行至会阴部，与女子的通行路线是相同的。从少腹直上的分支，贯通到脐中央，向上运行连通于心脏，接着进入咽喉，向上行至面颊，环绕着口和唇，然后向上行到两眼下部的中央，这是督脉的经络。虽然督脉止于龈交穴，任脉止于承浆穴，实际上两条经脉同时起始于会阴。止于龈交的督脉，未尝不经过承浆穴；止于承浆穴的任脉，未尝不经过龈交穴。循行在身体前面的，也循行于身体后面。循行在身体后面的，也循行于身体前面，循环周流，彼此没有间断。因此，任脉与督脉分开是二，合并起来则仍然是一。会阴穴是极阴之处。任脉由阳循行到阴，因此任脉称为阴脉之海；督脉由阴循行到阳，因此督脉称为阳脉之海。不是龈交穴为阳脉之海，承浆穴为阴脉之海。阴与阳相交而阴气生，阳与阴相交而阳气生，任脉和督脉相交，阴阳二气自然生长，这不正如大海之水难以估量吗？因此用海来命名。"

雷公请问说："任督二脉的循行，我已经清楚了，请问他们发病会怎么样？"

岐伯说："这两条经脉之气通行，十二经之气就通畅无阻；这两条经脉之气闭塞，十二经之气也会闭塞。男子就会得疝病，女子就会得癥瘕，不是遗尿，就是脊柱强直。"

雷公请问说："任督二脉所引发的疾病只有这些吗？"

岐伯说："肾气必须借助于任、督二脉的通道而行使生育之能，如果这两条经脉之气闭塞后，肾气就随着闭塞了。在这种情况下，女子不能受孕，男子不能射精，就不能生育了。因此，任脉和督脉实际上是主宰人类死生的道路啊！"

雷公说："这些论述真神妙啊！请记载在《外经》中，以补充《内经》尚未完备之处。"

> 陈士铎评论说：任督二脉循行的路线，是关系到人类生死的途径，说得精妙入神！

# 阴阳二跷篇第二十一

【原文】

司马问曰：奇经八脉[①]中有阴跷阳跷[②]之脉，可得闻乎？

岐伯曰：《内经》言之矣。

司马曰：《内经》言之，治病未验或有未全欤。

岐伯曰：《内经》约言之，实未全也。阴跷脉足少阴肾经之别脉也，起于然骨[③]之照海穴[④]，出内踝上，又直上之，循阴股[⑤]以入于阴，上循胸里，入于缺盆，上出人迎[⑥]之前，入于目下鸠，属于目眦（眦）之睛明穴[⑦]，合足太阳膀胱之阳跷而上行，此阴跷之脉也。阳跷脉足太阳膀胱之别脉也，亦起于然骨之下申脉穴[⑧]，出外踝下，循仆参[⑨]，郄[⑩]于跗阳[⑪]，与足少阳会于居髎[⑫]，又与手阳明会于肩髃[⑬]及巨骨[⑭]，又与手太阳阳维[⑮]会于臑俞[⑯]，与手足阳明会于地仓[⑰]及巨髎[⑱]，与任脉足阳明会于承泣[⑲]，合足少阴肾经之阴跷下行，此阳跷之脉也。然而跷脉之起止，阳始于膀胱而止于肾，阴始于肾而止于膀胱，此男子同然也，若女子微有异。男之阴跷起于然骨，女之阴跷起于阴股；男之阳跷起于申脉，女之阳跷起于仆参。知同而治同，知异而疗异，则阳跷之病不至阴缓阳急，阴跷之病不至阳缓阴急，何不验乎。

司马公曰：今而后，阴阳二跷之脉昭然矣。

> 陈士铎曰：二跷之脉，分诸男女。《内经》微别，人宜知之，不可草草看过。

【注释】

①**奇经八脉**：奇者，异也。奇经八脉是指不同于十二经脉的八条经脉，包括督脉、任脉、冲脉、带脉、阴跷脉、阳跷脉、阴维脉、阳维脉。且八脉均无络属脏的表里配属关系，故也含"奇偶"之奇。

②**阴跷阳跷**：跷，为足跟，有矫健敏捷之意。阴跷脉起于足跟根部，行肢体内侧，沿着足内踝向大腿内侧上行，所以称为"阴跷脉。"阳跷脉起于足跟根部，沿着足外踝向大腿外侧上行，所以称"阳跷脉。"

③**然骨**：即然谷穴，在足内侧缘，足舟骨粗隆下方，赤白肉际处。

④**照海穴**：内踝尖下1寸，内踝下缘边际凹陷中。

⑤**阴股**：大腿内侧。

⑥**人迎**：横平喉结，胸锁乳突肌前缘，颈总动脉搏动处。

⑦**睛明穴**：目内眦内上方眶内侧壁凹陷中。

⑧**申脉穴**：外踝尖直下，外踝下缘与跟骨之间凹陷中。

⑨**仆参**：昆仑直下，跟骨外侧，赤白肉际处。

⑩**郄**：孔穴、空隙。

⑪**跗阳**：小腿后面，昆仑直上3寸，腓骨与跟腱之间。

⑫**居髎**：髂前上棘与股骨大转子最凸点连线的中点处。

⑬**肩髃**：肩峰外侧缘前端与肱骨大结节两骨间凹陷中。

⑭**巨骨**：锁骨肩峰端与肩胛冈之间凹陷中。

⑮**阳维**：即阳维脉，奇经八脉之一，"维"有维系联络之意，阳维脉有"维系"人身阳经的功能。

⑯**臑俞**：腋后纹头直上，肩胛冈下缘凹陷中。

⑰**地仓**：口角外侧，上直对瞳孔。

⑱**巨髎**：横平鼻翼下缘，瞳孔直下。

⑲承泣：眼球与眶下缘之间，瞳孔直下。

【译文】

司马公请问说："奇经八脉之中，有阴跷和阳跷这两条经脉，可以听听您的解说吗？"

岐伯说："《内经》已经讲过了。"

司马公说："《内经》虽然已经讲过了，但用来治病有的不应验，是不是有的地方讲得不够全面呢？"

岐伯说："《内经》只是约略地谈到了这个问题，确实没有全面解说。阴跷脉，实际上是从足少阴肾经分出来的别脉。该别脉起始于足跟内侧的照海穴，从足内踝上出来又向上直行，沿着大腿内侧进入前阴部。然后再沿着躯干腹面上行到胸部的内侧，进入缺盆，上行到喉结旁，从人迎穴的前面出来，经过眼睛下颧骨部位，连接眼内角的睛明穴，与足太阳膀胱经的阳跷脉合并之后一起上行，这是阴跷脉。阳跷脉是足太阳膀胱经的别脉，也起于足跟内侧的申脉穴，从足外踝的下面出来，循行到仆参穴，以跗阳穴为郄穴，与足少阳胆经交会于居髎穴，又与手阳明大肠经交会于肩髃穴和巨骨穴，又与手太阳小肠经、阳维脉交会于臑俞穴，又与足阳明胃经交会于地仓穴和巨髎穴，又与任脉、足阳明胃经交会于承泣穴，又与足少阴肾经的阴跷脉合并后向下循行，这是阳跷脉。然而，跷脉的起始和停止，阳跷脉起始于膀胱而停止于肾脏，阴跷起始于肾脏而停止于膀胱。男子的循行都是如此，如果是女子则稍微有一些差别。男子的阴跷脉起始于然谷，而女子的阴跷脉起始于大腿内侧；男子的阳跷脉起始于申脉穴，而女子的阳跷脉起始于仆参穴。男女经脉相同，治疗也相同；男女经脉有差别，治疗也有差异。这样，阳跷脉的病不至于发展到内侧筋脉弛缓，外侧筋脉拘急的状况；阴跷脉的病也不至于发展到外侧筋脉弛缓，内侧筋脉拘急的状况，哪有不能应验疾病的呢？"

司马公说："从今以后，阴跷脉和阳跷脉，就很清楚了！"

陈士铎评论说：阴跷和阳跷这两条经脉，有男子和女子的区别，对此《内经》作了一些分析说明，大家应当了解，不能草率地读过了事。

# 跷脉的循行路线

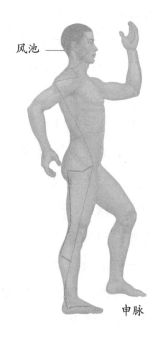

## 阳跷脉

阳跷脉，是足太阳之别脉。起于跟中申脉穴，循外踝上行，入风池穴。阴阳跷脉交会于目内眦，入属于脑。阳跷脉盛，则不易入睡。阳跷脉失调时，会出现肢体内侧肌肉弛缓而外侧拘急的病症。

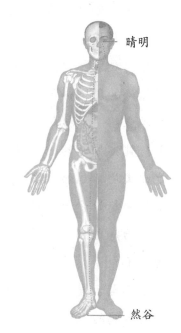

## 阴跷脉

阴跷脉，是足少阴肾经之别脉。起于跟中足少阴肾经之然谷穴，再循内踝上行腹股、生殖器、胸腹，再上行至咽喉、并至晴明穴。患阴跷脉疾病者，阳气不足阴气偏盛，欲闭目而睡。

# 奇恒篇第二十二

【原文】

奢龙①问于岐伯曰：奇恒之腑②，与五脏并主藏精，皆可名脏乎？

岐伯曰：然。

奢龙曰：脑、髓、骨、脉、胆、女子胞，既谓奇恒之腑，不宜又名脏矣。

岐伯曰：腑谓脏者，以其能藏阴也。阴者，即肾中之真水也。真水者，肾精也。精中有气，而脑、髓、骨、脉、胆、女子胞皆能藏之，故可名腑，亦可名脏也。

奢龙曰：修真之士③，何必留心于此乎？

岐伯曰：人欲长生，必知斯六义，而后可以养精气，结圣胎④者也。

奢龙曰：女子有胞以结胎，男子无胞，何以结之？

岐伯曰：女孕男不妊，故胞属之女子，而男子未尝无胞也，男子有胞而后可以养胎息，故修真之士，必知斯六者。至要者，则胞与脑也。脑为泥丸⑤，即上丹田⑥也。胞为神室⑦，即下丹田也。骨藏髓，脉藏血，髓藏气，脑藏精，气血精髓尽升泥丸，下降于舌，由舌下华池，由华池⑧下廉泉玉英⑨，通于胆，下贯神室。世人多欲，故血耗气散，髓竭精亡也。苟知藏而不泻，即返还之道也。

奢龙曰：六者宜藏，何道而使之藏乎？

岐伯曰：广成子有言：毋摇精，毋劳形，毋思虑营营，非不泻之谓乎。

113

奢龙曰：命之矣。

陈士铎曰：脑、髓、骨、脉、胆、女子胞，非脏也，非脏而以脏名之，以其能藏也，能藏故以脏名之，人可失诸藏乎。

【注释】

①奢龙：黄帝臣，见《管子·水池》。

②奇恒之腑：奇，奇特；恒，平常。奇恒之腑，即异于平常之腑，指脑、髓、骨、脉、胆、女子胞此六者。平常之腑多中空囊状，内藏代谢之浊，泻而不藏。奇恒之腑虽也中空囊状似腑，但其内藏阴精，藏而不泻似脏，似脏非脏，似腑非腑，故称奇恒之腑。

③修真之士：即指修身养性，以保养真精的人。

④结圣胎：修真之士认为，人用自身先天阴阳自行交合，便可以产生一种高能量的精微物质，这一物质就叫作圣胎、元婴。

⑤脑为泥丸：泥丸，特指脑部。

⑥上丹田：指脑部。

⑦神室：即精室。

⑧华池：指舌根两旁系带处的软窝，是经外奇穴，左称金津，右为玉液，合称为华池，是人后天阴津产生之处。

⑨廉泉玉英：都是任脉穴位，在舌根往下，喉结以上。

【译文】

奢龙请问岐伯："奇恒之腑与五脏，同样主管藏精，都能用'脏'来命名吗？"

岐伯说："可以。"

奢龙问："脑、髓、骨、脉、胆和女子的胞宫，既然称为奇恒之腑，就不宜再命名为脏了？"

岐伯说："之所以将腑称为脏，是因为其能够贮藏阴精。阴精，就是肾脏中的真水。真水就是肾精。肾精中存在着气，而脑、髓、骨、脉、胆与女子的胞宫都能够贮藏阴精，因此既可以命名为腑，也可以命名为脏。"

奢龙问："修身养性，以保养真精的人，为什么必须要留意这些位置呢？"

岐伯说："人想要长生，必须知道这六种奇恒之腑的含义，这样才能培养精气，才能孕育成圣胎。"

奢龙问："女子有胞宫可以形成胎儿，男子没有胞宫，为什么也能孕育胎儿呢？"

岐伯说："女子可以怀孕，男子却不能怀孕，因此胞宫属于女性器官，然而男子并不是没有胞宫。男子只有具备了胞宫之后，才能够养育胎息。因此，修身养性、保持真精的人士，必须要了解这六种奇恒之腑。其中最重要的，则是脑和胞。脑为泥丸宫，也就是上丹田；胞为精室，也就是下丹田。骨藏髓，脉藏血，髓藏气，脑藏精，气血髓精，这些都上升到泥丸宫，然后下降到舌，由舌下降到金津、玉液，由金津、玉液下降到的廉泉、玉英，然后与胆相通，接着继续向下循行，贯通精室。世俗的人多淫多欲，因此血耗气散，髓竭精亡。假如懂得了藏而不泄的道理，就懂得返还的大道了。"

奢龙问："这六种奇恒之腑的阴精都应当闭藏，用什么方法使其藏而不泻呢？"

岐伯说："广成子说过，不要劳动形体，不要摇动精气，不要有思虑的杂念，这不是藏而不泄的道理吗？"

奢龙说："谨遵此命！"

陈士铎评论说：“脑、髓、骨、脉、胆、女子胞，并不是脏器，不是脏而用脏来命名，就是因为他们能够藏精，所以凡是能够藏精的都可以用脏来命名，人怎么能够失去这些贮藏呢？”

# 小络篇第二十三

【原文】

应龙问于岐伯曰：膜原①与肌腠②有分乎？

岐伯曰：二者不同也。

应龙曰：请问不同？

岐伯曰：肌腠在膜原之外也。

应龙曰：肌腠有脉乎？

岐伯曰：肌腠膜原皆有脉也，其所以分者，正分于其脉耳。肌腠之脉，外③连于膜原，膜原之脉，内④连于肌腠。

应龙曰：二脉乃表里也，有病何以分之？

岐伯曰：外引小络⑤痛者，邪在肌腠也。内引小络痛者，邪在膜原也。

应龙曰：小络又在何所？

岐伯曰：小络在膜原之间也。

陈士铎曰：小络一篇，本来没有深奥的文字，备载诸此。以小络异于膜原耳，知膜原之异，即知肌腠之异也。

【注释】

①膜原：指胸腹与膈肌之间的部位。

②肌腠：肌肉的纹理。

117

③**外**：疑为内之误，因肌腠在膜原之外，其脉当内连于膜原。

④**内**：疑为外之误，因膜原在肌腠之里，其脉当外连于肌腠。

⑤**小络**：细小的脉络，居于肌腠与膜原之间，且由此构成了肌腠与膜原之间的联系。

【译文】

应龙请问岐伯："膜原与肌腠有差别吗？"

岐伯说："两者并不相同。"

应龙问："请问有什么不同？"

岐伯说："肌腠位于膜原的外面。"

应龙问："肌腠有经脉吗？"

岐伯说："肌腠、膜原都有经脉，他们之所以分开，正是因为两者的经脉有区别，肌腠的经脉从里面连接着膜原，膜原的经脉从外面连接着肌腠。"

应龙问："二脉是表里关系，得病后怎么区别？"

岐伯说："如果在外引起细小的脉络疼痛的，病邪则隐藏在肌腠中；如果在里引起细小的脉络疼痛的，病邪则隐藏在膜原中。"

应龙问："细小的脉络又在什么地方呢？"

岐伯说："细小的脉络位于膜原之间的位置上。"

陈士铎评论说：小络这一篇，本来没有深奥的文字，之所以记载于此，只是因为小络与膜原有区别而已。懂得膜原的不同，也就懂得了肌腠的差别了。

# 肺金篇第二十四

【原文】

少师问曰：肺，金也，脾胃，土也，土宜生金，有时不能生金者谓何？

岐伯曰：脾胃土旺而肺金强，脾胃土衰而肺金弱，又何疑乎？然而脾胃之气太旺，反非肺金所喜者，由于土中火气之过盛也。土为肺金之母，火为肺金之贼①，生变为克，乌乎宜乎②。

少师曰：金畏火克，宜避火矣，何又亲火乎？

岐伯曰：肺近火则金气之柔者必销矣。然肺离火则金气之顽者必折矣。所贵微火③以通熏肺也。故土中无火，不能生肺金之气。而土中多火，亦不能生肺金之气也。所以烈火为肺之所畏，微火为肺之所喜。

少师公曰：善。请问金木之生克？

岐伯曰：肺金制肝木之旺，理也。而肝中火盛，则金受火炎，肺失清肃之令矣。避火不暇，敢制肝木乎？即木气空虚，已不畏肺金之刑，况金受火制，则肺金之气必衰，肝木之火愈旺，势必横行无忌，侵伐脾胃之土，所谓欺子弱而凌母强也。肺之母家受敌，御木贼之强横，奚能顾金子之困穷。肺失化源，益加弱矣。肺弱欲其下生肾水难矣，水无金生则水不能制火，毋论上焦之火焚烧，而中焦之火亦随之更炽，甚且下焦之火亦挟水沸腾矣。

少师曰：何肺金之召火也？

岐伯曰：肺金，娇脏也。位居各脏腑之上，火性上炎，不发则已，发则诸火应之，此肺金之所以独受厥害也。

少师曰：肺为娇脏，曷禁诸火之威逼乎？金破不鸣，断难免矣，何以自免于祸乎？

岐伯曰：仍赖肾子之水以救之。是以肺肾相亲更倍于土金之相爱。以土生金而金难生土，肺生肾而肾能生肺。昼夜之间，肺肾之气实彼此往来，两相通而两相益也。

少师曰：金得水以解炎，敬闻命矣。然金有时而不畏火者，何谓乎？

岐伯曰：此论其变也。

少师曰：请尽言之。

岐伯曰：火烁金者，烈火④也。火气自微，何以烁金，非惟不畏火，且侮火矣。火难制金，则金气日旺。肺成顽金，过刚而不可犯，于是肃杀之气必来伐木，肝受金刑，力难生火，火势转衰，变为寒，火奚足畏乎。然而火过寒，无温气以生土，土又何以生金。久之火寒而金亦寒矣。

少师曰：善。请问金化为水，而水不生木者，又何谓乎？

岐伯曰：水不生木，岂金反生木乎？水不生木者，金受火融之水也。真水生木而融化之，水克木矣。

少师曰：善。

**陈士铎曰**：肺不燥不成顽金，肺过湿不成柔金，以肺中有火也。肺得火则金益，肺失火则金损。故金中不可无火，亦不可多火也。水火不旺，金反得其宜也，总不可使金之过旺耳。

【注释】

①**火为肺之贼**：贼，这里有劫客之意。即因心火克肺金，或

其他脏化火而伤及肺金，故称火为肺之贼。

②乌乎宜乎：此为反诘问句。意为怎么可以呢？

③微火：即微和之火，指生理之火，与亢烈之火相比较而言，脏腑皆微火而得到温煦，即所谓"微火为肺之所喜。"

④烈火：即亢烈之火，属于病理之火，对脏腑多有伤害，即所谓"烈火为肺之所畏。"

【译文】

**少师请问说**："肺五行属金，脾胃五行属土，脾胃土本应生肺金，但有时却不能生肺金，这是什么原因呢？"

**岐伯说**："这是因为脾胃的土气旺盛，肺的金气就随着强大；脾胃的土气衰弱，肺的金气就随着衰弱。又有什么疑问呢？但是，如果脾胃之气太旺，反而不是肺金所喜爱的，这是由于土中的火气过于旺盛的缘故。脾胃土是肺金之母，火为肺金的劫客，这样相生就会变为相克，又怎么可以呢？"

**少师问**："金畏惧火克，应当避火，但为什么又会亲近火呢？"

**岐伯说**："如果肺亲近火，金气的柔弱部分必然会销熔。然而，肺离开了火，金气的愚顽部分必然会折断，贵在得微火以通熏肺金。因此如果土中没有火，就不能生肺金之气；而如果土中火多，也不能生肺金之气。所以，烈火是肺金所畏惧的，微火是肺金所喜好的。"

**少师说**："妙啊！请问金木的生克是怎样的呢？"

**岐伯说**："肺金克制肝木以制肝木之横，这是正理。然而如果肝中的火气旺盛，则金就会受到炎火的克制，从而就使肺金失去清理整肃的政令。肺金避火惟恐不及，哪还敢克制肝木呢？即使木气已经空虚，已不畏惧肺金的刑克，况且金受到火的克制，则肺金之气必然衰弱，肝木之火也就越来越旺，这样必然会横行无忌，从而克伐脾胃的土气，此所谓'欺负衰弱的子气，并且凌侮强盛的母气'。肺之母的家室受到敌人的攻击，忙着抵御劫客的强横，又怎么能够顾及金之子的困境呢？肺金失去了化生的源头，就会越来越衰弱了。肺金衰弱，再想向下继续生出肾水就困难了。水如果没有金生，就会水不制火，更不要说上焦的火热焚烧，但中焦的火也随着更加炽热，并且下焦的火也伴随着水汽而沸腾了。"

少师问："为什么肺金会遭受火的克制呢？"

岐伯说："肺金是娇嫩的脏器，而且位于各个脏腑的上面。火的性质是向上燃烧，不发动也就罢了，一旦发动所有的火就会一呼而起。这就是肺金之所以惟独遭受到火的克害的主要原因。"

少师问："肺是娇嫩的脏器，用什么来遏制多种火的威逼呢？看来金破不能鸣响，断然是难以避免的了。但为什么还可以自免于火力的祸害呢？"

岐伯说："这仍然需要依赖于肾子之水予以挽救。这就是为什么肺肾两脏相互如此亲近，比土金的相亲相爱更加亲切。因为土能生金，而金难生土。不同的是，肺能生肾，而肾又能生肺。白昼和黑夜之间，肺肾之气其实彼此往来，两两相通，因此互相受益。"

少师问："关于金得到水的求助从而解除火的克制，已经恭敬地受教了。然而，金有时却不畏惧火的克制，这又是为什么呢？"

岐伯说："这是涉及其中的变化。"

少师说："请予以详细说明吧。"

岐伯说："能灼烧金的火是烈火。如果火气本身微小，又怎么能够灼烧金呢？在这种情况下，金不仅不畏惧火的克制，并且会欺侮火了。火难以克制金，那么金气就会日益旺盛。肺就会变成顽金，由于过于刚硬就不会得到侵犯了，于是肺金的肃杀之气必然来克伐肝木。肝受到金的刑克，就难以生火，火势转衰，从而变为寒火，这又怎么可能令金畏惧呢？然而，如果火过于寒冷，就没有温暖之气以生土，土又怎么能生金呢？久而久之，由于火气寒，金气也随之而寒了。"

少师说："妙啊！请问金化为水，而水却不能生木，这又是什么原因呢？"

岐伯说："水不能生木，难道金反而能生木吗？水不能生木，是因为这个水是金被火克而融化出来的水。真水生木，但是融化的水，不但不会生木，反而会克木。"

少师说："妙啊！"

陈士铎评论说：如果肺不干燥就不会成为顽金，如果肺过湿就不能成为柔金，因为肺中有火。肺得到火则金受益，肺失去火则金受损，因此金中不可以没有火，也不可以多火。只有水火不旺的时候，金反而才能得到其适宜发展的条件。总之，不能使金气过于旺盛。

# 肝木篇第二十五

【原文】

少师曰：肝属木，木非水不养，故肾为肝之母也，肾衰则木不旺矣。是肝木之虚，皆肾水之涸也。然而肝木之虚，不全责肾水之衰者何故？

岐伯曰：此肝木自郁也。木喜疏泄，遇风寒之邪，拂抑①之事，肝辄气郁不舒。肝郁必下克脾胃，制土有力，则木气自伤，势必求济肾水，水生木而郁气未解，反助克土之横。土怒水助，转来克水。肝不受肾之益，肾且得土之损，未有不受病者也。肾既病矣，自难滋肝木之枯，肝无水养，其郁更甚。郁甚而克土愈力。脾胃受伤气难转输，必求救于心火，心火因肝木之郁，全不顾心，心失化源，何能生脾胃之土乎？于是怜土子之受伤，不敢咎肝母之过逆，反嗔②肺金不制肝木，乃出其火而克肺，肺无土气之生，复有心火之克，则肺金难以自存，听肝木之逆，无能相制矣。

少师曰：木无金制宜木气之舒矣，何以仍郁也？

岐伯曰：木性曲直，必得金制有成，今金弱木强，则肝寡于畏，任郁之性以自肆，土无可克，水无可养，火无可助，于是木空受焚矣，此木无金制而愈郁也。所以治肝必解郁为先，郁解而肝气自平，何至克土。土无木克，则脾胃之气自易升腾，自必忘克肾水，转生肺金矣。肺金得脾胃二土之气，则金气自旺，令行清肃，肾水无匮乏之忧，且金强制木，木无过旺，肝气平矣。

少师曰：肝气不平，可以直折③之乎？

岐伯曰：肝气最恶者郁也，其次则恶不平，不平之极，即郁之极也，故平肝尤尚解郁。

少师曰：其故何也?

岐伯曰：肝气不平，肝中之火过旺也。肝火过旺，由肝木之塞也。外闭内焚，非烁土之气，即耗心之血矣。夫火旺宜为心之所喜，然温火生心，烈火逼心。所以火盛之极，可暂用寒凉以泻肝火；郁之极，宜兼用舒泄以平肝也。

少师曰：善。

陈士铎曰：木不郁则不损，肝木之郁，即逆之之谓也。人能解郁，则木得其平矣。何郁之有。

【注释】

①拂抑：拂，反对，顶撞；抑，抑制，压抑。意即因情志不畅而表现得肝气郁怒。

②反嗔：嗔，嗔怒，责怪，生气的意思。反过来责怪。

③肝气不平，可以直折：即肝气郁致肝郁化火，肝火盛则肝气不平，此时治疗当疏理肝气，清泻肝火，以达平肝的目的。

【译文】

少师说："肝五行属木，木如果没有水就不能滋养，因此肾水是肝木之母，肾气衰弱木气就不会旺盛了。所以肝木的虚弱，都是因为肾水的干涸的缘故。但是，肝木的虚弱，不能全部归咎于肾水的衰竭，为什么？"

岐伯说："这是肝木自身郁闭的原因。木喜爱疏泄，遇到风寒邪气以及抑郁的事情，肝木动辄气机郁闭，因而感觉很不舒畅。如果肝木抑郁，就必然向下克制脾胃。如果克制脾胃之土有力，那么木气自身就会受伤，势必向肾水求助。虽然水生木，但木的郁气没有解除，反而帮助木气横克脾土。土气怒木得到水的帮助，转过来克制水。肝木如果不能得到肾水的滋生，肾水反而受到了脾土的损害，在这种情况下，肾水没有不得病的。肾既然病了，肾水自然难以滋生枯萎的肝木，如果肝木没有肾水的涵养，抑郁就更加严重了。抑郁得严重了，其克制脾胃土就会更加有力。脾胃受伤之后，土气难以转输，必然要求救于心火的资助。因为肝木的抑郁，心火完全不能顾及心君，心火失去化生的源头，又怎么能滋生脾胃的土呢？于是，怜惜的脾土之子受到伤害，又不敢归罪于肝母过于逆克的失职，反过来责怪肺金不能克制肝木，于是发动火去克制肺金。肺由于缺乏土气的滋生，又遭受心火的克制，那么肺金难以自保，只能听任肝木的上逆，根本没有能力去克制了。"

少师问："如果木没有金的克制，木气就应当会舒张了，但为什么仍然会郁闭呢？"

岐伯说："木的本性是曲直，必须得到金的砍伐才能成器。如今金弱而木强，肝木没有肺金的制约，其郁闭的特性就会更加彰显。土不能克制，水不能涵养，火没有资助，于是木气虚空，被火焚烧，这就是木缺乏金的克制反而会更加郁闭的道理。因此治疗肝病，必然以解郁为先，只有将抑郁解除了，肝气才会自然平和，又怎么能够克制脾土呢？土如果缺乏木气的克制，那么脾胃之气就会很自然地容易升腾，自然忘了克制，肾水转而去生发肺金。肺金得到脾胃二土之气，金气自然就会旺盛，并受令而行清肃之职，这样肾水就没有匮乏的忧虑了，并且强金克制木气，这样木气就不会过于旺盛，肝气就会因此而平和了。"

少师问："如果肝气不平和，可以直接平肝吗？"

岐伯说："肝气最厌恶的是郁闭，其次厌恶的是不平和。不平和的极点，就是郁闭的极点，因此平肝是解郁的妙法。"

少师说："其中的原因是什么呢？"

岐伯说："如果肝气不平和，是肝中的火气过于旺盛。肝火过于旺盛，则是由于肝木的闭塞所致。如果外面都闭了，里面就会遭遇焚烧，如果这不是灼烧脾胃的土气，就是耗散心火的血气。火旺本来应当是心君所喜爱的，但是只有温火才能生心，而烈火则只能逼心。所以火炽盛到极点，可以暂时用寒凉的药物来泻之。如果肝火郁闭到了极点，就应当同时采用舒散和泄下两种方法予以处理，从而使肝木之气得以平和。"

少师说："好。"

陈士铎评论说：木不郁闭就不会损毁。肝木的郁闭，即是木气逆行的称谓。如果能够解除郁闭，木气就会平和了。能做到这一点，还会有什么郁闭呢？

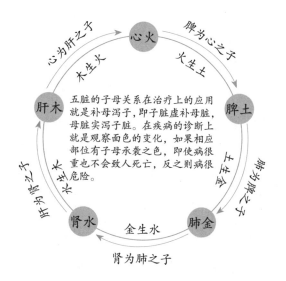

五脏的子母关系在治疗上的应用就是补母泻子，即子脏虚补母脏，母脏实泻子脏。在疾病的诊断上就是观察面色的变化，如果相应部位有子母承袭之色，即使病很重也不会致人死亡，反之则病很危险。

### 五脏的子母关系图

利用五行相生的关系，把五行与五脏配合，从而产生了五脏的子母关系。

# 肾水篇第二十六

【原文】

少师曰：请问肾水之义。

岐伯曰：肾属水，先天真水①也。水生于金，故肺金为肾母。然而肺不能竟生肾水也，必得脾土之气熏蒸，肺始有生化之源。

少师曰：土克水者也，何以生水？

岐伯曰：土贪生金，全忘克水矣。

少师曰：金生水，而水养于金何也？

岐伯曰：肾水非肺金不生，肺金非肾水不润。盖肺居上焦，诸脏腑之火咸来相逼，苟非肾水灌注，则肺金立化矣。所以二经子母最为关切，无时不交相生，亦无时不交相养也。是以补肾者必须益肺，补肺者必须润肾，始既济②而成功也。

少师曰：肾得肺之生，即得肺之损，又何以养各脏腑乎？

岐伯曰：肾交肺而肺益生肾，则肾有生化之源，山下出泉涓涓，正不竭也。肾既优渥③，乃分其水以生肝，肝木之中，本自藏火，有水则木且生心，无水则火且焚木，木得水之济，则木能自养矣。木养于水，木有和平之气，自不克土，而脾胃得遂其升发之性，则心火何至躁动乎，自然水不畏火之炎，乃上润而济心矣。

少师曰：水润心，固是水火之既济，但恐火炎而水不来济也。

岐伯曰：水不润心，故木无水养也。木无水养，肝必干燥，火发木焚，烁尽脾胃之液，肺金救土之不能，何暇生肾中之水。水涸而肝益加燥，肾无沥以养肝，安得余波以灌心乎！肝木愈横，心火愈炎，肾水畏焚，因不上济于心，此肾衰之故，非所谓肾旺之时也。

少师曰：肾衰不能济心，独心受其损乎？

岐伯曰：心无水养则心君不安，乃迁其怒于肺金，遂移其火以逼肺矣。肺金最畏火炎，随移其热于肾，而肾因水竭，水中之火正无所依，得心火之相会，翕然升木，变出龙雷，由下焦而腾中焦，由中焦而腾上焦，有不可止遏之机矣。是五脏七腑均受其害，宁独心受损乎！

少师曰：何火祸之酷乎？

岐伯曰：非火多为害，乃水少为炎也。五脏有脏火，七腑有腑火，火到之所，同气相亲④，故其势易旺，所异者，水以济之也。而水止肾脏之独有，且水中又有火也，水之不足，安敌火之有余，此肾脏所以有补无泄也。

少师曰：各脏腑皆取资于水，宜爱水而畏火矣，何以多助火以增焰乎？

岐伯曰：水少火多，一见火发，惟恐火之耗水，竟来顾水，谁知反害水乎，此祸生于爱，非恶水而爱火也。

少师曰：火多水少，泻南方之火，非即补北方之水乎？

岐伯曰：水火又相根也，无水则火烈，无火则水寒。火烈则阴亏也，水寒则阳消也。阴阳两平，必水火既济矣。

少师曰：火水既济，独不畏土之侵犯乎？

岐伯曰：土能克水，而土亦能生水也。水得土以相生，则土中出水，始足以养肝木而润各脏腑也。第不宜过于生之，则水势汪洋，亦能冲决堤岸，水无土制，变成洪水之逆流，故水不畏土之克也。

少师曰：善。

**陈士铎曰**：五行得水则润，失水则损，况取资多而分散少乎。故水为五行之所窃，不可不多也。说得水之有益，有此可悟水矣。

【注释】

①先天真水：肾中元精。

②既济：《周易》六十四卦象之一，是上坎下离，水火既济之卦。这里水火是指心肾两脏。若肾水上滋心火，心火能降，就是水火既济。

③优渥（wò）：优，优厚；渥，沾润，濡泽。这里说由于金水相生，肾得到先后天水液的浸濡，润泽而显得水气充盈。

④同气相亲：相亲，相通之意。这里是指五脏之火与六腑之火相得益彰。

【译文】

少师问："请问肾水是什么意思？"

岐伯说："肾五行属水，是肾中元精。水从金中生出，因此肺金是肾水之母。然而，肺不能单独生出肾水，必须得到脾土之气的熏蒸，这样肺才能有生化的源泉。"

少师问："土克水，为什么还能生水呢？"

岐伯说："土贪图生出金，全然忘了对水的克制。"

少师问："金是生水的，但为什么水可以涵养肺金呢？"

岐伯说："肾水如果没有肺金就不能生发，肺金如果没有了肾水不能滋润。因为肺位居上焦，各脏腑中的火气都想对其加以克制，如果不是肾水的灌注，那么肺金顷刻之间就会熔化了。所以，肺经与肾经的子母关系最为密切，无时无刻不互相生起，亦无时无刻不互相涵养。因此，补肾时必须考虑益肺，益肺时必须考虑滋润肾水，这样才能形成既济之功。"

少师问："肾水得到肺金的资助才能生发，既然得到了肺金的损害，又怎么能够滋养各个脏腑呢？"

岐伯说："肾水与肺金相交，肺金就更能滋生肾水，这样肾水就生化有源，正如山下泉水涓涓流出，正好取用不竭。肾水既然充沛了，于是分出其水以滋生肝木。肝木之中本来就自行藏火，一旦得到水的滋润，木就会去生心火。如果没有水的滋生，火就会焚烧肝木。木一旦得到水的相济，就能够自养了。木有水的滋生，木才有平和之气，自然就不会克土了，脾胃于是得以顺应他升发的特性，这样心火又怎么会躁动呢？水自然不畏惧火的炎性，于是便向上滋润并与心火相济了。”

少师说：“肾水滋润心火，这固然是水火之间的相互既济，但是恐怕火性上炎后肾水不来相济。”

岐伯说：“如果肾水不能滋润心火，肝木就会缺乏水的涵养。如果肝木缺乏水的涵养，肝木必然枯燥，从而导致火生发而木焚烧，同时烤干脾胃的津液，这样肺金救援土气不及，哪有时间生肾水呢？肾水干涸后肝木就更加枯燥，肾也没有多余的水去涵养肝木了，又怎么会有多余的水去灌溉心火呢？于是肝木更加横逆，心火更加上炎，肾水畏惧火的焚烧，因此不向上相济心火了，这就是出现肾衰的主要原因，不是所谓的肾水旺盛的时候所导致的。”

少师问：“肾水衰竭不能上济心火，是否只有心火才会受到损害吗？”

岐伯说：“心火缺乏水的涵养，则心君不能安宁，因此迁怒于肺金，于是心火转移其火去克制肺金。实际上肺金最怕火克，于是将心火的热气转移到肾脏，肾水便因此枯竭。此时肾水中的火气正好缺乏依靠，一旦得到心火的交会，肝木就会立刻升发，变化出龙雷之火，由下焦升腾到中焦，由中焦升腾到上焦，有不可遏止的趋势。因此，五脏七腑均受到其危害，又怎么会只有心脏受到损害呢？”

少师问：“为什么火多的祸害会如此严重呢？”

岐伯说：“这并不是火多的祸害，而是由于水少从而导致火气不断上炎。五脏有脏火，七腑有腑火，火到之处，同气相亲，因此火势容易旺盛。不同之处在于，水可以相济于火。但只有肾中才独自有水，而且水中又有火。水的不足，又怎么敌得过火的有余呢？这就是肾脏有补无泻的原因。"

少师问："各脏腑都资取于肾水，应当喜爱水而畏惧火了，为什么反而多数会助长火势以增长其气焰呢？"

岐伯说："如果体内水少火多，一旦火开始生发，惟恐火消耗水。在这种情况下，竟然一齐来顾及水，谁知这反而会害了水呢？这是祸害生于恩爱，并不是厌恶水而喜爱火。"

少师问："火多水少，泻去南方的火，不正是补北方的水吗？"

岐伯说："水火相互是对方的根本。如果没有水，火势就会猛烈；如果没有火，水性就会寒冷。如果火势猛烈阴精就会亏损，如果水性寒冷阳气就会消散。只有阴阳平衡，才必然会实现水火的既济。"

少师问："火水既济，惟独不畏惧土的侵犯吗？"

岐伯说："土能克水，但土也能生水。水得到土的相生，土中就能生出水来，才能够涵养肝木，并滋润各个脏腑。只是不宜过于生水，生水太过就会导致水势汪洋，从而导致凶猛之水冲决堤岸。在这种情况下水就无法得到土的克制，最终变成洪水和逆流，水也就因此不畏惧土的克制了。"

少师说："好。"

> 陈士铎评论说：五行得到水就会滋润，失去水就会遭受损害，更何况都是获取多而分散少呢？因此，水是五行所窃取的对象，不能不多一些。所论述的得水的好处颇有意义，由此可以领悟到水的重要性了。

# 心火篇第二十七

【原文】

少师曰：心火，君火也，何故宜静<sup>①</sup>不宜动<sup>②</sup>？

岐伯曰：君主无为，心为君火，安可有为乎！君主有为，非生民之福也。所以心静则火息，心动则火炎。息则脾胃之土受其益，炎则脾胃之土受其灾。

少师曰：何谓也？

岐伯曰：脾胃之土喜温火之养，恶烈火之逼也。温火养则土有生气，而成活土；烈火逼则土有死气，而成焦土矣。焦土何以生金？肺金干燥，必求济于肾水，而水不足以济之也。

少师曰：肾水本济心火者也，何以救之无裨<sup>③</sup>乎？

岐伯曰：人身之肾水，原非有余，况见心火之太旺，虽济火甚切，独不畏火气之烁乎？故避火之炎，不敢上升于心中也。心无水济则心火更烈，其克肺益甚，肺畏火刑，必求援于肾子，而肾子欲救援而无水，又不忍肺母之凌烁，不得不出其肾中所有，倾国以相助，于是水火两腾，升于上焦，而与心相战。心因无水以克肺，今见水不济心，火来助肺，欲取其水而转与火相合，则火势更旺。于是肺不受肾水之益，反得肾火之虐矣。斯时肝经之木，见肺金太弱，亦出火以焚心，明助肾母以称干，实报肺仇而加刃也。

少师曰：何以解氛乎？

岐伯曰：心火动极矣，安其心而火可息也。

少师曰：可用寒凉直折其火乎？

133

岐伯曰：寒凉可暂用，不可久用也。暂用则火化为水，久用则水变为火也。

少师曰：斯又何故钦？

岐伯曰：心火必得肾水以济之也。滋肾安心，则心火永静；舍肾安心，则心火仍动矣。

少师曰：凡水火未有不相克也，而心肾水火何相交而相济乎？

岐伯曰：水不同耳。肾中邪水，最克心火；肾中真水，最养心火。心中之液，即肾内真水也。肾之真水旺，而心火安。肾之真水衰，而心火沸。是以心肾交而水火既济，心肾开而水火未济也。

少师曰：心在上，肾在下，地位悬殊，何彼此乐交无间乎？

岐伯曰：心肾之交，虽胞胎导之，实肝木介之也。肝木气通，肾无阻隔，肝木气郁，心肾即闭塞也。

少师曰：然则肝木又何以养之？

岐伯曰：肾水为肝木之母，补肾即所以通肝。木非水不旺，火非木不生。欲心液之不枯，必肝血之常足；欲肝血之不乏，必肾水之常盈。补肝木，要不外补肾水也。

少师曰：善。

陈士铎曰：心火，君火也。君心为有形之火，可以水折，不若肾中之火为无形之火也，无形之火可以水养。知火之有形无形，而虚火实火可明矣。

【注释】

①**宜静**：这里指心火只宜正常，或叫作温和之火。

②**不宜动**：这里指心火不宜亢烈。

③**裨**：补益。

少师问："心火是君火，为什么心火只宜净而不宜动呢？"

岐伯说："君主要一心一意治理好自己的国家，不要贪图享受和犯及他国。心为君火，怎么可以贪图享受呢？国君想若非非，自持其强，掠夺别国，使战争频仍，则殃及国民，并不是万民的福泽。所以，心君正常火就安息，心君躁动火就上炎。安息则脾胃之土能够得到心火的好处，上炎则脾胃之土遭受心火的危害。"

少师问："这是什么道理呢？"

岐伯说："脾胃之土喜爱获得温火来养育，厌恶猛烈的火相逼迫。获得温火养育则土有生气，从而成为活土；遭遇烈火逼迫则土变为死气，从而成为焦土了。焦土怎么能生金呢？肺金干燥了，必然求助于肾水的滋养，然而肾水由于不足，就无法救济肺经金。"

少师问："肾水本来是上济心火的，为什么救济心火反而没有补益呢？"

岐伯说："人身的肾水，原本就没有多余。何况由于心火过于旺盛，虽然救济火相当急迫，难道就不畏惧火气的灼烧吗？所以避免火性的上炎，不敢让其上升于心中。如果心火没有水的上济，就会变得更加猛烈，对肺金的克制就更加厉害。肺本来就畏惧火的刑克，必然向肾子求援，尽管肾子想要去救援，但却没有水，又不忍心肺母受到侵凌，不得不捐出所有的肾水，如同倾国相助，结果导致水与火两者同时上升，当升腾到上焦的时候，就开始与心火相战斗。心火因为没有水去制约肺金，如今见到肾水不能上济心火，火就来资助肺，想要取得肾水，然后转而与火相合，因此火势变得更加旺盛。于是，肺得不到肾水的益处，反而受到肾火的肆虐了。此时，肝经的木见肺金太弱，也生出火以焚烧心君，表面上是帮助肾母并肩战斗，其实是报复肺金之仇而对其加以刑罚。"

少师问："如何解除这种危机呢？"

岐伯说："心火动到极点的时候，只有使心君安静了，火才能平息。"

少师问："是否可以用寒凉法抑制心火之势呢？"

岐伯说："寒凉可以暂时使用，不能长期使用。暂时使用，火就会化而为水；长期使用，水就会变而为火了。"

少师问："这又是为什么呢？"

岐伯说："心火必须得到肾水才能相济。如果滋养肾水而安心火，则心火就会永久平静；如果舍弃肾水而安心火，则心火仍然会妄动不止。"

少师问："凡是水火就没有不相克的，然而心肾中的水火为什么相交而又相济呢？"

岐伯说："其中水是不同的。肾中的邪水，最能克制心火；肾中的元精，最能涵养心火。心中的水液，就是肾内的元精。肾中的元精旺盛，从而心火平息；肾中的元精衰弱，心火就会转而沸腾。因此，心肾相交，从而水火既济；心肾相离，那么水火就无法既济。"

少师问："心在上，肾在下，地位相差悬殊，为什么彼此乐于相交而没有间隔呢？"

岐伯说："心肾相交，虽然有关元（下丹田）作为媒介，但更重要的是有肝木的介入。肝木之气贯通，肾水就没有阻隔；肝木之气郁闭，心肾就会闭塞。"

少师问："但肝木靠什么来滋养呢？"

岐伯说："肾水为肝木之母，所以补肾就可以疏通肝木。木离开了水就不能旺盛，火离开了木就不能生发。要想心液不枯竭，肝血就必须经常充足；要想肝血不匮乏，肾水就必须经常充盈。所以补肝木的要点，是补肾水。"

少师曰："好啊！"

> **陈士铎评论说**：心火是君火。心君是有形的火，可以用水折之。不像肾中之火，是无形之火。无形之火，可以用水来涵养。懂得火的有形和无形，就可以明白什么是虚火，什么是实火了。

## 心肾不交

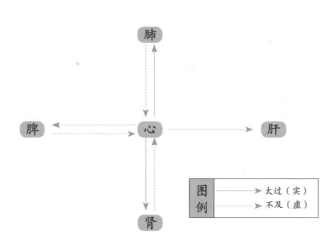

肺

脾 ← 心 → 肝

肾

图例 → 太过（实）
⋯⋯> 不及（虚）

心属火，藏神；肾属水，藏精。正常情况下，心火与肾水互相作用，互相制约，以维持正常的生理活动。肾中真阳上升，能温养心火；心火能制肾水泛滥而助真阳；肾水又能制心火，使不致过亢而益心阴。如果肾阴不足或心火扰动，两者失去协调关系，称为心肾不交。主要表现为：心烦，失眠，多梦，怔忡，心悸，遗精等。

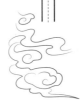

第四卷

# 脾土篇第二十八

【原文】

少师问曰：脾为湿土①，土生于火，是火为脾土之父母乎？

岐伯曰：脾土之父母，不止一火也。心经之君火，包络、三焦、命门之相火，皆生之。然而君火之生脾土甚疏②，相火之生脾土甚切③，而相火之中，命门之火尤为最亲④。

少师曰：其故何欤？

岐伯曰：命门盛衰，即脾土盛衰⑤，命门生绝即脾土生绝也。盖命门为脾土之父母，实关死生，非若他火之可旺可微、可有可无也。

少师曰：命门火过旺，多非脾土之宜，又何故乎？

岐伯曰：火少则土湿，无发生之机，火多则土干，有燥裂之害。盖脾为湿土⑥，土中有水，命门者，水中之火也。火藏水中⑦，则火为既济之火，自无亢焚之祸，与脾土相宜，故火盛亦盛，火衰亦衰，火生则生，火绝则绝也。若火过于旺，是火胜于水矣。水不足以济火，乃未济之火也。火似旺而实衰，假旺而非真旺也，与脾土不相宜耳，非惟不能生脾，转能耗土之生气。脾土无生气，则赤地干枯，欲化精微以润各脏腑难矣。且火气上炎，与三焦包络之火直冲而上，与心火相合，火愈旺而土愈耗，不成为焦土得乎？

少师曰：焦土能生肺金乎？

岐伯曰：肺金非土不生，今土成焦土，中鲜润泽之气，何以生金哉？且不特不生金也，更且嫁祸于肺矣。盖肺乏土气之生，又多火气之逼，金弱木强，必至之势也。木强凌土，而土败更难生金，肺金绝而肾水亦绝也。水绝则木无以养，木枯自焚，益添火焰，土愈加燥矣。

**少师曰**：治何经以救之？

**岐伯曰**：火之有余，水之不足也。补水则火自息，然而徒补水则水不易生，补肺金火气，则水有化源，不患乎无本也。肾得水以制火，则水火相济，火无偏旺之害，此治法之必先补水也。

**少师曰**：善。

> **陈士铎曰**：脾土与胃土不同生，脾土与胃土生不同。虽生土在于火也，然火各异。生脾土必须于心，生胃土必须于包络。心为君火，包络为相火也，二火断须补肾，以水能生火耳。

【注释】

①**脾为湿土**：《素问·阴阳应象大论》中说："在天为湿，在地为土，在体内为肉，在脏为脾。"《素问·至真要大论》中说："诸湿肿满皆属于脾。"脾属土主湿，故说脾为湿土。

②**疏**：稀少。

③**相火之生脾土甚切**：切，密切。意思是心包络、三焦、命门之火，生发和滋生脾阳密切。

④**尤为最亲**：在生脾阳的诸火中，以命门之火生发的脾土最多，和脾土的关系最为密切。

⑤**命门盛衰，即脾土盛衰**：指命门火盛，则脾阳亦盛，命门火衰，则脾阳亦衰。命门火在下焦，脾居中焦，火性炎上，而生脾阳，所以称为火生土。

⑥**脾为湿土**：即脾阳虚，被湿邪浸之。

⑦**火藏水中**：肾涵阴阳，阴主水，阳主火，阴阳相互维系，

谁也离不开谁，以火藏水中明之。

【译文】

少师问："脾属土主湿，土生于火，那么火是脾土的父母吗？"

岐伯回答说："脾土的父母，不止一种火。心经的君火，包络、三焦、命门的相火，都可以生脾土。但君火生发和滋生脾土比较疏远，相火生发和滋生脾土比较亲切。在相火之中，命门之火生发的脾土最多，和脾土的关系最为密切。"

少师问："其原因是什么呢？"

岐伯说："命门火盛，则脾阳亦盛；命门火衰，则脾阳亦衰。命门之火生发或断绝了，脾土也随之生发或断绝了。因为命门是脾土之父母，实际关系着脾土生和死的大问题，故命门之火既不可过旺，也不能衰微，更不能可有可无。"

少师问："命门之火过于旺盛，大多数情况下并不适宜于脾土，又是什么原因呢？"

岐伯说："如果命门火少了，脾阳得到命门火之温照就会减少，脾阳虚不能化气行水则土就会变湿，就没有了升发和滋生脾阳的机会；如果命门之火过旺而耗伤脾阴，导致土变干了，干者阴伤而致燥，就会造成干燥开裂的危害。因为脾阳虚，被湿邪浸之，脾阳衰，不能化气行水。命门属肾，肾主水，所以命门之火是水中之火，而火隐藏在水中，这样火被水所抑制，因而不妄动，自然就不会导致亢焚式的祸害，并且与脾土相互适应。因此当火旺盛的时候，土也会随之而旺盛；当火衰弱的时候，土也会随之而衰弱；当火生长的时候，土也会随之而生长；当火绝灭的时候，土也会随之而绝灭。如果火过于旺盛，这是因为相火比肾水强胜；如果肾水不足以济相火，此火不是既济之火。从表面上看好像是火旺盛的，其实是衰的表现。如果是假旺盛而不是真旺盛，就与脾土不相适应了。在这种情况下，不但不能生脾，转眼间就能耗伤脾土的生气。脾土没有生气，就好像红色土地一样干枯，想要化生精微物质来滋润其他脏腑就很难了。而且命门火气上炎，便与三焦、包络之火直冲而上，再与心火相合，从而使火愈旺盛，而脾土更加耗散，这怎么可能不成为焦土呢？"

少师问："焦土能生肺金吗？"

岐伯说："肺金离开了土就不能生发，如今脾土变成了焦土，焦土中缺乏润泽之气，怎能生金呢？不仅不能生金，而且更会转嫁火的祸害给肺。因为肺金缺乏土气的相助，又遭受更多火气的逼迫，结果就导致了肺金的衰弱和肝木的强盛，这是必然出现的趋势。肝木强就会克脾土，而脾土的衰败更难生肺金了。如果肺金灭绝了，不能生水，肾水也会随之灭绝了。如果水灭绝了，木就无法得到滋养了。如果肝木干枯而自焚，就会更加增添了火之气焰，脾土就会更加干燥了。"

少师问："治疗哪一条经脉才能获得救助呢？"

岐伯说："肝火有余，是因为肾水的不足所致。只有补肾水以滋养肝木，则肝火自息。然而，如果只补肾水，水也不易生发。只有补益肺金和火气，肾水才会有化生的源头，这样就不怕没有水源了。肾得到水的补充才能制相火，使相火不亢，这样水火就会相济，相火就没有偏旺的祸害。因此在治法上，必须先补肾水。"

少师说："好。"

陈士铎评论说：脾土与胃土不同。生脾土与生胃土也不同，虽然生土取决于火，但各种火中存在着差异。生脾土必须是心君之火，生胃土必须是心包络之火。心为君火，包络为相火。这两种火必须要补肾，因为水能生火。

# 胃土篇第二十九

【原文】

少师问曰：脾胃皆土也，有所分乎？

岐伯曰：脾，阴土也；胃，阳土也。阴土逢火则生，阳土必生于君火。君火者，心火也。

少师曰：土生于火①，火来生土，两相亲也②，岂胃土遇三焦、命门之相火，辞之不受乎？

岐伯曰：相火与胃不相合也，故相火得之而燔③，不若君火得之而乐也。

少师曰：心包亦是相火，何与胃亲乎？

岐伯曰：心包络代君火以司令者也，故心包相火即与君火无异④，此胃土之所以相亲也。

少师曰：心包代心之职，胃土取资心包，无异取资心火矣，但二火生胃土则受益⑤，二火助胃火则受祸者，何也？

岐伯曰：胃土衰则喜火之生，胃火盛则恶火之助⑥也。

少师曰：此又何故欤？

岐伯曰：胃阳土，宜弱不宜强。

少师曰：何以不宜强也？

岐伯曰：胃，多气多血之腑⑦，其火易动，动则燎原而不可制，不特烁肺以杀子，且焚心以害母矣；且火之盛者，水之涸也。火沸上腾，必至有焚林竭泽之虞，烁肾水，烧肝木，其能免乎？

少师曰：治之奈何？

岐伯曰：火盛必济之水，然水非外水也，外水可暂救，以止炎<sup>⑧</sup>，非常治之法也。必大滋其内水之匮。内水者，肾水也。然而火盛之时，滋肾之水不能泻胃之火，以火旺不易灭，水衰难骤生也。

少师曰：又将奈何？

岐伯曰：救焚之法，先泻胃火，后以水济之。

少师曰：五脏六腑皆藉胃气为生，泻胃火不损各脏腑乎？吾恐水未生肾先绝矣。

岐伯曰：火不息则土不安，先息火后济水，则甘霖优渥，土气升腾，自易发生万物，此泻胃正所以救胃，是泻火非泻土也。胃土有生机，各脏腑岂有死法乎？此救胃又所以救肾，并救各脏腑也。

少师曰：胃气安宁，肝木来克奈何？

岐伯曰：肝来克胃，亦因肝木之燥也，木燥则肝气不平矣。不平则木郁不伸，上克胃土，土气自无生发之机。故调胃之法，以平肝为重。肝气平矣，又以补水为急，水旺而木不再郁也；惟是水不易旺，仍须补肺。金旺则生水，水可养木。金旺则制木<sup>⑨</sup>，木不克土，胃有不得其生发之性者乎。

少师曰：善。

陈士铎曰：胃土以养水为主，养水者助胃也。胃中有水，则胃火不沸。故补肾正所以益胃也。可见胃火之盛由于肾水之衰，补肾水正补胃土也。故胃火可杀，胃土宜培，不可紊也。

【注释】

①**土生于火**：即土生发在于火。

②**两相亲也**：即土离不开火，火也离不开土。

③**相火得之而燔**：胃为阳，其火易动，相火得之则火力增加，

故燔。

④心包相火即与君火无异：即心包相火与君火皆向下运行，故曰无异。

⑤但二火生胃土则受益：指心火、心包之火生胃土，则胃的功能增强。

⑥胃火盛则恶火之助：胃属阳明，热盛伤阴，阴不足则燥，燥热伤阴而成实，故曰恶火之助。

⑦胃，多气多血之腑：饮食入胃，散以精气，以养五脏。《素问·玉机真脏》论曰："五脏者，皆禀气于胃，胃者五脏之本也。"

⑧外水可暂救，以止炎：即日常饮用之水，饮之以止炎。

⑨金旺则制木：即金气旺盛，而克制肝木，因而肝木不克胃土，则胃土可充分发挥其生发之机。

【译文】

少师请问说："脾胃都是土，它们有分别吗？"

岐伯说："脾属于阴土，胃属于阳土。阴土遇到火就会生发，而阳土必须遇到君火才能生发。君火就是心火。"

少师问："土生发在于火，火本来生土，所以土离不开火，火也离不开土，但为什么胃土遇到命门、三焦的相火会拒绝不受纳呢？"

岐伯说："因为相火主升，胃气主降，其作用方向不同，所以相火见到胃土就会炽热，不像心火见到胃土而乐于生土。"

少师问："心包络也是相火，为什么与胃土相互亲近呢？"

岐伯说："因为心包络代替君火行使政令。因此，心包络之火与君火皆向下运行，能助胃气下降，这就是胃土与心包络之火相互亲近的原因。"

少师问："心为君主，心包为宰相，宰相代表君主而行使职权，胃土得到心包的资助，与得心火的资助是一样的。但是，心火、心包之火生胃土，则胃的功能增强；若胃火盛，则胃阴不足，再得到心火心包之火的资助则火势更加旺盛，火多则水干而为害，为什么呢？"

岐伯说："胃阳衰弱，则喜爱得到火的资助；胃火炽盛，则厌恶火的助长。"

少师问："这又是什么原因呢？"

岐伯说："胃属阳土，宜弱不宜强。"

少师问："为什么不宜强壮呢？"

岐伯说："因为胃是多气多血之腑，胃属阳，阳盛则火动，火盛则伤阴，不仅伤害肺金，而且还会扼杀其子，而且焚烧心火，从而危害了土之母。当火旺盛的时候，水就会变得干涸。因火热势大，温度极高，必然会造成焚烧山林和干涸水泽的后果。在这种情况下，其火向下烁肾水，其火向上烧肝木，又怎么能够避免危害呢？"

少师问："如何治疗呢？"

岐伯说："如果火势炽盛，就必须用水济之。然而，水可不是外界之水，而是自身转化的内脏之津液，日常饮用之水可以暂时救援，以抑止上炎的火势，但这却不是常用的治疗方法。必须用滋阴之法补充体内津液之匮乏。所谓内水，指的是人体内的津液，令其增加，应先恢复肾之功能，待肾水充足了，自然升发津液。然而，在胃火盛时，滋肾水是不能泻胃火的，因为火势旺盛，远水不能救近火，况且肾功能亦衰，不能骤生其水，用来扑灭旺盛之火。"

少师问："这又将怎么办呢？"

岐伯说："救助火焚的办法，首先是泻胃火，然后再用水来相济。"

少师问："五脏六腑都借助于胃气作为生气，难道泻胃火不会损害各脏腑吗？我担心水未增加，肾功能已先衰竭了。"

岐伯说："如果火不扑灭，胃土就难以安宁。所以先用清热泻火之剂把胃火灭了，再以水济之，使胃土湿润，就像久旱逢甘雨一样优厚。胃得到水的润泽，如干土得到水的滋润一样，而土气升发，使万物生长旺盛，此泻胃火，正是为了救胃中津液，这是泻胃火、不是泻土之津液。胃功能恢复了自然的生机，以供五脏六腑之营养，哪里会死呢？因此，救胃之津，也救肾之水，并救各脏腑之阴。"

少师问："胃气安宁了，肝木来克制，其结果又会是怎么样的呢？"

岐伯说："肝克胃的原因，也有因为肝被邪困而郁，郁而生热，热伤肝阴而燥，木燥生内热，则肝气盛，因而肝气不平。肝郁克脾，脾土不运，湿邪瘀滞，而无生发之机，所以克制胃土，这样土气自然就不会生发了。因此，调胃的方法，首先要重视平抑肝木横逆之气。当肝郁解除了，宜补肾水为先，待肾水充足了，以涵养肝木，肝气条达而不郁；只是肾水不容易旺盛，此时宜补肺，待肺金旺盛时，则生肾水，而水滋养肝木。肺金旺还可抑制肝木，因而肝木不再克土了，这时，胃土怎么能不恢复其生发之性呢？"

少师说："好。"

陈士铎评论说：胃土以涵养水源为主，养水就是助胃。只有胃中有了水，胃火才不再沸腾。这就是为什么补肾而有益于胃。可见，胃火的炽盛是由于肾水的衰弱所致，所以补益肾水正是为了补益胃土。因此，胃火可以泻下，而胃土应当培育，两者不能紊乱。

# 包络火篇第三十

【原文】

少师曰：心包之火无异心火，其生克同乎？

岐伯曰：言同则同，言异则异。心火生胃①，心包之火不止生胃也。心火克肺②，心包之火不止克肺也。

少师曰：何谓也？

岐伯曰：心包之火生胃，亦能死胃。胃土衰，得心包之火而土生；胃火盛，得心包之火而土败。土母既败，肺金之子何能生乎③！

少师曰：同一火也，何生克之异④？

岐伯曰：心火，阳火也。其势急而可避；心包之火，阴火也，其势缓而可亲。故心火之克肺，一时之刑；心包之克肺，实久远之害。害生于刑者，势急而患未大⑤；害生于思者，势缓而患渐深也。

少师曰：可救乎？

岐伯曰：亦在制火之有余而已。

少师曰：制之奈何？

岐伯曰：心包，阴火，窃心之阳气以自养，亦必得肾之阴气以自存。心欲温肾，肾欲润心，皆先交心包以通之，使肾水少衰，心又分其水气，肾且供心火之不足，安能分余惠以慰心包，心包干涸，毋怪其害胃土也。补肾水之枯则水足灌心，而化液即足，注心包而化津，此不救胃，正所以救胃也。

少师曰：包络之火可泻⑥乎？

岐伯曰：胃土过旺，必泻心包之火。然心包之火可暂泻而不可久泻也。心包逼近于心，泻包络则心火不宁矣。

少师曰：然则奈何？

岐天师曰：肝经之木，包络之母也。泻肝则心包络之火必衰矣。

少师曰：肝亦心之母也，泻肝而心火不寒乎？

岐天师曰：暂泻肝，则包络损其焰而不至于害心。即久泻肝，则心君减其炎，亦不至于害包络，犹胜于直泻包络也。

少师曰：诚若师言，泻肝经之木，可救急而不可图缓，请问善后之法？

岐伯曰：水旺则火衰，既济之道也，安能舍补肾水。别求泻火哉。

少师曰：善。

陈士铎曰：包络之火为相火，相火宜补不宜泻也，宜补而用泻，必害心包矣。

【注释】

①心火生胃：心属火，胃属土，火生土，故曰心火生胃。

②心火克肺：心属火，肺属金，火克金，故曰心火克肺。

③土母既败，肺金之子何能生乎：以土生金而论，胃为肺之母，肺为胃之子，胃火盛而伤津，津少其热更盛，故土母败。土不生金，肺金怎能生发呢？

④同一火也，何生克之异：指心火、心包之火都是火，哪里还有生克之异呢？

⑤害生于刑者，势急而患未大：指心火之克肺。因心脏收缩，血流之快，其势较急，心火损伤肺阴，尚未达到很大的程度，故曰势急而患未大。

⑥泻：即清热、泻火之意。

少师问："心包中的火与心火没有差别，其生克是相同的吗？"

岐伯说："说相同则相同，说不同则不同。心火能生胃，心包之火不只是生胃。心火能克肺，心包之火不只是克肺。"

少师问："这是什么意思呢？"

岐伯说："心包之火既可以生发胃土，也可以导致胃土的死亡；胃土衰弱的时候，得心包之火，土就能生；胃火旺盛的时候，得心包之火，土就会败。土之母既然衰败了，肺金之子又怎能生发呢？"

少师问："心火、心包之火都是火，为什么生克会存在差异呢？"

岐伯说："心火是阳火，其气势急切而不能避开；心包之火是阴火，其气势缓和而显得比较亲切。固然火克金，但心火克肺时间短；心包之火克肺金，实际上是长久的危害。由心火之克肺产生的祸害，气势急切但是祸患还不算大；由心包之火克肺出现的祸害，气势缓慢但是危害是不断加深的。"

少师问："有治疗的办法吗？"

岐伯说："治疗也是在于遏制有余的火气而已。"

少师问："如何遏制有余的火气呢？"

岐天师说："心包属于阴火，通过盗取心君的阳火以养育自身，同时也必须得到肾的阴气才能得以自存。心火下降温暖肾阳，肾水上奉滋润心阴，火和水都是先到达心包进行交换，达到阴阳平衡后，才能通行无阻。当使用肾水时而肾水衰少，心就会分散肾中的水气，而肾供给心火的水气就不足了，又怎能分出多余的水气以熨心包呢？心包得不到肾水的滋润，因而干涸，就不要责备心包之火去损害胃土了。其治疗方法是补肾水之枯，待肾水充足了，就能灌溉心而化为液，就足以灌注心包而化为津，于是心包之火就不会亢盛，这看起来没有救援胃土，实际上正是在救援胃土。"

少师问："包络之火可以泻吗？"

岐伯说：“如果胃土过于旺盛，治之必泻心包之火，才能保护胃阴。心包之火源于心，只能暂泻，不能久泻。心包是心的外城，对心脏有保护作用，泻心包络，对心的保护作用减弱，则心火就不会安宁。”

少师问：“这种情况应当怎么办呢？”

岐伯说：“肝经的木，是包络之母。泻肝则肝火减其肝阳，久泻肝则肝阳虚，阳虚不生火，故心包络之火无源必然会衰弱了。”

少师问：“肝木也是心火之母。难道泻肝木之气时心火不会变寒吗？”

岐伯天师说：“暂时泻肝，木不生火，则包络之火降低，但不损其心阳，而不害心；即使长期泻肝，则心火减少，亦不至于损其心包之功能，泻肝火如同泻心包，这比直接泻包络的效果还要好。”

少师问：“诚然如天师所言，泻肝经之木，只可救急但却不能救缓，请问该如何善后呢？”

岐伯说：“只有用补水的方法来控制，因为水能制火，火不旺则津不伤，是既济之道，哪有舍补水之法而借用其他的泻火之法呢？”

少师说：“好！”

陈士铎评论说：包络之火是相火，相火宜补不宜泻。本来应当使用补益的方法，反而使用了泻下的方法，必然会对心包产生危害。

# 三焦火篇第三十一

【原文】

少师曰：三焦无形，其火安生乎<sup>①</sup>？

岐伯曰：三焦称腑，虚腑也<sup>②</sup>。无腑而称腑，有随寓为家之义。故逢木则生，逢火则旺，即逢金逢土，亦不相仇而相得，总欲窃各脏腑之气以自旺也。

少师曰：三焦耗脏腑之气，宜为各脏腑之所绝矣，何以反亲之也？

岐伯曰：各脏腑之气，非三焦不能通达上下，故乐其来亲而益之以气，即有偷窃，亦安焉而不问也。

少师曰：各脏腑乐与三焦相亲，然三焦乐与何脏腑为更亲乎？

岐伯曰：最亲者，胆木也。胆与肝为表里，是肝胆为三焦之母，即三焦之家也<sup>③</sup>。无家而寄生于母家，不无府而有府乎<sup>④</sup>？然而三焦之性喜动恶静，上下同流，不乐安居于母宅，又不可谓肝胆之宫竟是三焦之府也。

少师曰：三焦火也，火必畏水，何故与水亲乎？

岐伯曰：三焦之火最善制水，非亲水而喜入于水也。盖水无火气之温则水成寒水矣，寒水何以化物，故肾中之水得三焦之火而生，膀胱之水得三焦之火而化。火与水合，实有既济之欢也。但恐火过于热，制水太甚，水不得益而得损，必有干燥之苦也。

少师曰：然则何以治之？

岐伯曰：泻火而水自流也。

少师曰：三焦无腑，泻三焦之火，何从而泻之？

岐伯曰：视助火之脏腑以泻之，即所以泻三焦也。

少师曰：善。

陈士铎曰：三焦之火附于脏腑，脏腑旺而三焦旺，脏腑衰而三焦衰，故助三焦，在于助各脏腑也，泻三焦火，可置脏腑于不问乎。然则三焦盛衰，全在各脏腑也。

【注释】

①三焦无形，其火安生乎：三焦没有形体，其火从何而生呢？

②三焦称腑，虚腑也：三焦无腑而称腑是虚设之腑。

③肝胆为三焦之母，即三焦之家也：胆与肝相连，互为表里，肝胆属木，三焦属火，木生火，是肝胆为三焦之母，因而就是三焦的家了。

④无家而寄生于母家，不无府而有府乎：三焦无家而寄生于肝胆，不是说三焦无府，而现在不是有府了吗？

【译文】

少师问："三焦没有形体，其火是怎么生的呢？"

岐伯说："三焦无腑而称腑，是虚设之腑。不是腑但却反而被称为腑，即将其所在之处作为家室的意思，因此遇到木就会生发，遇到火就会旺盛。即便使遇到肺金、胃土，彼此之间也不相互为仇，而会相互得利，于是便利用这种关系，总是想获取各脏之气以达到自旺之目的。"

少师问："三焦已经消耗了各脏腑之气，理应受到各脏腑理所当然的拒绝，为什么各脏腑反而与之会亲密无间呢？"

岐伯说："因为各脏腑之气，均需通过三焦才能相互通达上下，所以各脏腑乐意与三焦亲近，其目的是为了增加通气量，即使三焦有偷窃行为，也不管不问了。"

少师问："各脏腑乐于与三焦相亲近，然而三焦喜爱与哪一个脏腑更亲近呢？"

岐伯说："三焦最喜爱亲近的是胆木。胆与肝相连，互为表里，肝胆属木，三焦属火，木生火，所以肝胆为三焦之母，也是三焦的家园。三焦自身没有家，所以寄生在母亲家中，这不就是既无府第但却又有府第的缘故吗？但三焦的本性是喜爱运动而厌恶安静，其津液润泽五脏六腑，不分上下同时流动，不乐于安居在母亲的家中。因此，不能认为肝胆的宫城就是三焦的府第。"

少师问："三焦属火，火必然畏惧水，为什么三焦居然与水亲近呢？"

岐伯说："三焦之火最善于克制水，所以并不是亲近水，而是喜爱进入水中。因为水如果没有火气的温暖，就会变成寒水了，而寒水又怎么能够化为人体所需的精微之物呢？因此，肾中之水得到三焦之火的资助才能生发，膀胱之水得到三焦之火的资助才能气化。而火与水相合，其实存在着水火既济的益处。但又恐怕火过于炎热，制伏水太严厉，这样水得不到好处，反而会遭受损害，必然出现干燥的结果。"

少师问："这种情况应当怎么治疗呢？"

岐伯说："只要把火气泻下，水气自然就会流通了。"

少师说："三焦没有腑，如果泻三焦之火，又从哪里泻呢？"

岐伯说："要根据助长火气的脏腑进行泻火，这样就可以泻三焦了。"

少师说："好。"

**陈士铎评论说**：三焦之火附着在各个脏腑，脏腑之气旺盛三焦的火也旺盛，脏腑之气衰弱三焦的火也衰弱。因此，助长三焦的根本，在于助长各脏腑之气；泻下三焦的火，难道可以置脏腑于不顾吗？所以三焦之气的盛衰，完全取决于各个脏腑的状况。

# 胆木篇第三十二

【原文】

少师曰：胆寄于肝，而木必生于水①。肾水之生肝即是生胆矣，岂另来生胆乎？

岐伯曰：肾水生木必先生肝，肝即分其水以生胆。然肝与胆皆肾子也②，肾岂有疏于胆者乎？惟胆与肝为表里，实手足相亲，无彼此之分也。故肾水旺而肝胆同旺，肾水衰而肝胆同衰。非仅肝血旺而胆汁盈，肝血衰而胆汁衰也。

少师曰：然亦有肾水不衰，胆气自病者，何也？

岐伯曰：胆之汁主藏，胆之气主泄，故喜通不喜塞也。而胆气又最易塞，一遇外寒，胆气不通矣；一遇内郁，胆气不通矣。单补肾水，不舒胆木，则木中之火不能外泄，势必下克脾胃之土。木土交战，多致胆气不平，非助火以刑肺，必耗水以亏肝，于是胆郁肝亦郁矣。肝胆交郁，其塞益甚。故必以解郁为先，不可徒补肾水也。

少师曰：肝胆同郁，将独鲜胆木之塞乎？

岐伯曰：郁同而解郁，乌何异哉？胆郁而肝亦郁，肝舒而胆亦舒。舒胆之后，济之补水，则水荫木以敷荣，木得水而调达，既不绝肝之血，有不生心之液者乎？自此，三焦得木气以为根，即包络亦得胆气以为助，十二经无不取决于胆也。何忧匮乏哉！

少师曰：善。

**陈士铎曰**：肝胆同为表里，肝盛则胆盛，肝衰则胆衰，所以治胆以治肝为先。肝易于郁，而胆之易郁，又宁与肝胆殊乎，故治胆必治肝也。

【注释】

　　①**胆寄于肝，而木必生于水**：因胆体积小，而肝体积大，肝胆相连，胆附于肝。故曰胆寄于肝。肝胆属木、肾属水，水生木，故曰木必生于水。

　　②**然肝与胆皆肾之子也**：然而肝胆属木，肾属水，水生木，故肝胆皆肾之子也。

【译文】

　　少师问："胆附居在肝的位置，而木则必然从水中生出，肾水之生肝即是生胆了，哪有另外专来生胆的呢？"

　　岐伯说："肾水生肝胆之木，但必然先生肝，因肝主藏血，只有肝血充足了，肝就分其水以生胆。然而，肝与胆都是肾之子，肾怎么会疏远其子胆呢？只是胆与肝互为表里，其实是手足相亲，没有彼此的分别。所以肾水旺盛时，肝胆也会同时旺盛；肾水衰弱时，肝胆也会同时衰弱。这不仅仅是肝血旺盛了胆汁才会充盈，肝血衰弱了胆汁就衰竭。"

　　少师问："也有肾水并不衰弱，但胆气却自行发病了，这是为什么呢？"

　　岐伯说："因为胆汁主收藏，胆气主疏泄，因此胆腑喜爱疏通而不喜闭塞。但是胆气又最容易闭塞，一旦遇到外面寒邪胆气就不通了，一旦遇到内部郁阻胆气也不通了。因胆木不舒，郁而生热，热甚为火，所以单补肾水是不能舒胆木的。因胆中水火不能外泄，

第四卷

胆木篇第三十二

而致木强，木强凌土，故势必下克脾胃之土。肝胆与脾胃多次交战致使胆之功能不平衡，于是胆火过旺，不是助火以刑肺，必定耗水以损肝，肝阴不足，因而肝郁胆也郁了。由于肝胆相互影响，疏泄功能下降，因而其闭塞就会更加严重。所以治疗时必须首先解郁，不能单纯补益肾水。"

少师问："如果肝胆同时郁塞了，胆木是否会有独自的郁塞呢？"

岐伯说："郁塞相同，所采用的解郁方法，又有什么差异呢？如果胆郁塞了，肝自然也会郁塞；如果肝舒张了，胆也会舒张。舒张胆木之后，再用补水的方法加以调济，那么肾水就会荫养胆木，木也会因而茁壮成长，而且木得到了水也随之而发达。既然并没有断绝肝中之血，哪有不生发心中之液呢？从此以后，三焦得到木气就有了自身的根基，就是充当心脏卫士的心包也得到胆气的资助，因此，十二经脉和五脏六腑没有不取决于胆的，胆功能正常，为何忧虑缺乏营养呢？"

少师说："好。"

陈士铎评论说：肝胆互为表里，肝木旺盛，胆木就旺盛，肝木衰弱胆木也随着衰弱，所以要治疗胆腑的病，必须首先治疗肝病。肝木容易郁塞，胆木也容易郁塞，肝胆两者并没有特别的差异，所以治疗胆病时，必须首先治疗肝病。

# 膀胱水篇第三十三

【原文】

少师曰：水属阴，膀胱之水谓之阳水，何也？

岐伯曰：膀胱之水，水中藏火也。膀胱无火水不化，故以阳水名之。膀胱腑中本无火也，恃心肾二脏之火相通化水，水始可藏而亦可泄。夫火属阳，膀胱既通火气，则阴变为阳矣。

少师曰：膀胱通心肾之火，然亲于肾而疏于心也。心火属阳，膀胱亦属阳，阳不与阳亲，何也？

岐伯曰：膀胱与肾为表里，最为关切，故肾亲于膀胱，而膀胱亦不能疏于肾也。心不与膀胱相合，毋怪膀胱之疏心矣。然心虽不合于膀胱，而心实与小肠为表里，小肠与膀胱正相通也。心合小肠，不得不合膀胱矣。是心与膀胱，其迹若远而实近也。

少师曰：然则膀胱亲于心而疏于肾乎？

岐伯曰：膀胱阳水也，喜通阴火而不喜通阳火，似心火来亲，未必得之化水。然而肾火不通心火，则阴阳不交，膀胱之阳火正难化也。

少师曰：此又何故欤？

岐伯曰：心火下交于肾，则心包三焦之火齐来相济，助胃以化膀胱之水。倘心不交肾，心包三焦之火，各奉心火以上炎，何敢下降以私通于肾，既不下降，敢代君以化水乎①？

少师曰：君火无为，相火有为，君火不下降，包络相火正可代君出治，何以心火不交，相火亦不降乎？

159

岐伯曰：君臣一德而天下治[2]。君火交而相火降，则膀胱得火而水化。君火离而相火降，则膀胱得火而水干。虽君火恃相火而行，亦相火必藉君火而治。肾得心火之交，又得包络之降，阴阳合为一性，竟不能分肾为阴，心为阳矣。

少师曰：心肾之离合，膀胱之得失如此乎？

岐伯曰：膀胱，可寒而不可过寒，可热而不可过热。过寒则遗，过热则闭[3]，皆心肾不交之故也。此水火所以重既济耳[4]。

少师曰：善。

> 陈士铎曰：膀胱本为水腑。然水中藏火，无水不交，无火亦不交也。故心肾二脏皆通于膀胱之腑。膀胱不通，又何交乎！交心肾，正藏水火也。

【注释】

①代君以化水乎：火有君相之分、性质之别。心火不降，相火不敢越俎代庖。

②君臣一德而天下治：人体小天地也，物犹如此，治国治身亦然，说明同心同德之重要。

③过寒则遗，过热则闭：心火不下降于肾则肾寒，肾移寒于膀胱，寒则血不行，而膀胱约束功能减退而遗尿，故曰过寒则遗。膀胱有热，或心移热于膀胱，膀胱热盛。热盛伤阴而痉挛，因此尿不出，故曰过热则闭。

④此水火所以重既济耳：水火既济，不只心肾，膀胱亦然。

【译文】

少师问："水属于阴，为什么膀胱之水则被称为阳水呢？"

岐伯说："膀胱的水，其中藏有火。如果膀胱没有火，水就不能气化，因此以阳水以命名。膀胱府中本来没有火，所以只有依赖心肾二脏的火的相通才能化水，故膀胱府中之水，开始可藏而后可泄。火本来属阳，而膀胱中水属阴，因心肾之火通于膀胱，使膀胱中的水气化，则由阴变为阳了。"

少师问："膀胱贯通心肾的火气，但却亲近肾火而疏远心火。心火属阳，膀胱也属阳，为什么阳反而不与阳亲近呢？"

岐伯说："膀胱与肾为表里，彼此关系最为密切，因此肾亲近于膀胱，而膀胱也不能疏远肾了。心阳属火，而位居于上，心火下降于肾，肾阳化气行水，心与肾有直接关系，心与膀胱没有直接关系，不能责怪膀胱的疏远于心。然而，心虽然不与膀胱相合，但却与小肠互为表里，小肠与膀胱正好相通。心既然与小肠相合，那就不得不与膀胱相合了。所以表面上看心与膀胱好像疏远，其实彼此之间还是很亲近的。"

少师问："但是膀胱为什么亲近心而疏远肾呢？"

岐伯说："膀胱属于阳水，喜爱通阴火而不喜爱通阳火，好像心火来亲未必化水。然而，如果肾火不能与心火相通，则阴阳不能交汇，而膀胱的阳火就难以气化了。"

少师问："这又是为什么呢？"

岐伯说："当心火向下交汇于肾，则心包、三焦之火齐来相济，帮助胃土以气化膀胱的水。如果心火不交于肾，那么心包之火、三焦之火各奉命跟随心火上炎，怎敢私自下降与肾水相通呢？既然其火不能下降，又怎敢代替君火气化膀胱的水呢？"

少师问："君火无作为，相火有能力，心火不下降，包络相火正式可以代君出来治理，但为什么心火不交，而相火也不能不降呢？"

岐伯说："只有君臣一心而天下大治。如果君火下交于肾，而相火也随之下降，则膀胱得火而化水为气；如果君火离开而相火下降，则膀胱得火反而水干。虽然君火依赖相火行使政令，相火也必须借助君火才能治理天下。只有当肾与心火相交，而包络之火又能下降，阴阳才会合而为一，这当然就不能简单地将肾分为阴将心分为阳了。"

少师问："心肾的分离与相合如此，膀胱的得与失也是这样的吗？"

岐伯说："膀胱可以寒冷，但不可太过寒冷；膀胱可以温热，但不可太过温热。过寒就会导致遗尿；过热就会导致癃闭。这都是心肾不交造成的后果。因此水火重在既济。"

少师说："好啊。"

陈士铎评论说：膀胱本来是水腑。然而，水中藏有火，所以如果没有水，心肾就不能相交，如果没有火，心肾也不能相交。因此心、肾二脏都与膀胱相通。如果膀胱不通，心肾又怎么能与之相交呢？心肾之所以相交，正是因为其中藏有水火的缘故。

# 大肠金篇第三十四

【原文】

少师曰：金能生水，大肠属金，亦能生水乎？

岐伯曰：大肠之金，阳金也。不能生水，且藉水以相生。

少师曰：水何能生金哉？

岐伯曰：水不生金而能养金，养即生也。

少师曰：人身火多于水，安得水以养大肠乎？

岐伯曰：大肠离水实无以养，而水苦无多，所异者，脾土生金，转输精液，庶无干燥之虞。而后以肾水润之，便庆濡泽耳。是水土俱为大肠之父母也。

少师曰：土生金，而大肠益燥何也？

岐伯曰：土柔而大肠润，土刚而大肠燥矣。

少师曰：土刚何以燥也？

岐伯曰：土刚者，因火旺而刚也。土刚而生金更甚，然未免同火俱生，金喜土而畏火，虽生而实克矣，安得不燥哉。

少师曰：水润金也，又善荡金者，何故欤？

岐伯曰：大肠得真水①而养，得邪水②而荡也。邪正不两立，势必相遇而相争。邪旺而正不能敌，则冲激澎湃，倾肠而泻矣。故大肠尤宜防水。防水者，防外来之水，非防内存之水也。

少师曰：人非水火不生，人日饮水，何以防之？

岐伯曰：防水何若培土乎？土旺足以制水，土旺自能生金。制水不患邪水之涸，生金无愁真水之涸，自必火静而金安，可传导而变化也。

少师曰：大肠无火，往往有传导变化而不能者，又何故欤？

岐伯曰：大肠恶火又最喜火也。恶火者，恶阳火也。喜火者，喜阴火也。阴火不同，而肾中之阴火尤其所喜。喜火者，喜其火中之有水也。

少师曰：肾火虽水中之火，然而克金，何以喜之？

岐伯曰：肺肾子母也，气无时不通。肺与大肠为表里，肾气生肺，即生大肠矣。大肠得肾中水火之气，始得司其开阖也。倘水火不入于大肠，开阖无权，何以传导变化乎！

少师曰：善。

陈士铎曰：大肠无水火何以开阖？开阖既难，何以传导变化乎？可悟大肠必须于水火也。大肠无水火之真，即邪来犯之，故防邪仍宜润正耳。

【注释】

①真水：肾中无形之水。

②邪水：即外在不正之水，可引起激荡而失其开合。

【译文】

少师问："根据五行学说理论。金生水，大肠属金，也能生水吗？"

岐伯说："因大肠之金属于阳金，阳金不能生水，只能暂时借助水来生金。"

少师问："水怎么能生金呢？"

岐伯说："水不能生金，而能养肺，肺属金，金生水，故养肺即是生金了。"

少师问："人身中火多而水不足，怎么能获得水以濡养大肠呢？"

岐伯说："大肠如果离开了水，实际上就无法得到滋养了。而水是很难多的，所希望的是脾土能生金，转而为大肠转输津液，这样才没有干燥的危害。然后再用肾水予以滋润，这样就可以获得濡泽的效果，因此水土都是大肠的父母。"

少师问："土生金，金生水，水润大肠，一般来说，大便是不会干燥的，但服了健脾药后，大肠却日益干燥，为什么？"

岐伯说："土柔软则大肠就会湿润，土刚燥则大肠也随着干燥。"

少师问："土坚硬，为什么会造成大肠干燥呢？"

岐伯说："土之所以坚硬，是因为火旺盛而刚强，消耗了大肠中的津液所致。如果土坚硬，就更能生金，金生水，水也应多，为何大肠干燥呢？这是因为生水多，生火也多，火盛伤津，大肠乏津故干燥。肺喜脾土以生金，但肺恶火，因火伤肺津导致肺燥，肺燥则干咳无痰，肺不润大肠，则大肠干燥了。"

少师问："水滋润金，却又善于漂荡金，这是什么原因呢？"

岐伯说："大肠得到真水才能滋养，如果得到邪水就会激荡，邪气与正气势不两立，凡相遇则相互争斗。如果邪气旺盛，而正气就抵挡不住，因而腹痛泄泻，如冲激的水势一样，汹涌澎湃，倾肠而出。因此，大肠尤其应当预防水。所谓防水，是指预防外来之水，并不是预防体内之水。"

少师问："人没有了水火是无法生存的，然而人每天都要饮水，如何预防呢？"

岐伯说："防水怎么能像培土呢？因为土克水，土旺自然克制水。土生金，土旺自能生发金。脾土旺盛自然能制伏水，不怕水邪的侵害，脾土旺盛自然能生肺金，金能生水，因此不用为真水枯竭而发愁。火静则金自然会安宁，传导糟粕和变化水谷就自然能得以保证。"

少师问："大肠没有火，往往不能传导和变化，这又是什么原因呢？"

岐伯说："因为大肠既厌恶火，又最喜爱火。所厌恶的火，实际上是阳火；所喜爱的火，实际上是阴火。阴火包括心包之火、脾经之火、相火等，而肾中的阴火尤其是其所喜爱的。大肠喜火中有水之火，因火主动，水主润，促使大肠润泽蠕动而排便。"

少师问："肾火虽然是水中之火，但还是克金的，为什么会喜爱它呢？"

岐伯说："因为肺属金，肾属水，金生水，故肺与肾构成母子关系，肺气和肾气无时不贯通。肺主气司呼吸，行于表与外界相通；大肠主传导，排粪便，行于里，与肺气相通，肺气下降，促使通便。肺与大肠为表里，肾气生肺就是生大肠了。大肠得到肾中的水火之气，才能发挥其开合功能。如果肾中水火之功能不进入大肠，大肠就会失去开合的力量，又怎么能够传导和变化呢？"

少师说："好。"

> 陈士铎评论说：如果大肠没有水火，又怎么能够开合呢？既然开合困难，又怎么能够传导和变化呢？由此可以领悟：大肠必须有水火才能开合，才能传导和变化。如果大肠没有水火的真气，那么邪气就会来侵犯，因此预防邪气的入侵，最适宜滋润正气。

# 小肠火篇第三十五

【原文】

少师曰：小肠属火乎？属水乎？

岐伯曰：小肠与心为表里，与心同气，属火无疑。其体则为水之路，故小肠又属水也。

少师曰：然则小肠居水火之间，乃不阴不阳之腑乎。

岐伯曰：小肠属阳，不属阴也。兼属之水者，以其能导水也。水无火不化，小肠有火，故能化水。水不化火，而火且化水，是小肠属火明矣。惟小肠之火代心君以变化，心即分其火气以与小肠，始得导水以渗入于膀胱。然有心之火气、无肾之水气则心肾不交水火不和，水不能遽<sup>①</sup>渗于膀胱矣。

少师曰：斯又何故乎？

岐伯曰：膀胱，水腑也，得火而化，亦必得水而亲。小肠之火欲通膀胱，必得肾中真水之气以相引，而后心肾会而水火济，可渗入亦可传出也。

少师曰：小肠为受盛之官，既容水谷，安在肠内无水，必藉肾水之通膀胱乎？

岐伯曰：真水则存而不泄，邪水则走而不守也。小肠得肾之真水，故能化水谷而分清浊，不随水谷俱出也。此小肠所以必资于肾气耳。

少师曰：善。

> 陈士铎曰：小肠之火，有水以济之。故火不上焚，而水始下降也。火不上焚者，有水以引之也，水不下降者，有火以升之也，有升有引，皆既济之道也。

【注释】

①遽：突然，这里引申为直接。

【译文】

少师问："小肠是属于火还是属于水呢？"

岐伯说："小肠与心为表里关系，与心火之气相同，无疑属于火。水入胃，进入肠，小肠主吸收，因此小肠本身又是水通行的道路，因此小肠又属于水。"

少师问："但是小肠位于水火之间，是不阴不阳之腑吗？"

岐伯说："小肠属于阳，不属于阴。兼属于水，是因小肠能够疏导水分。缺少了火，水就不能变化。水是物质，火是功能，水无火不能化气，小肠中有火，因此能够化水。水是液体，水只能灭火，而不能化火，火却能够化水，这是小肠属火的明证。只是小肠之火是代替心君以行使变化的职能，心分出一部分火气给予小肠，这样才能引导水分直接渗透进入膀胱中。然而，仅有心之火气，而无肾之水气，则心肾不交，水火不能相互合作，于是水不能直接渗入膀胱了。"

少师问："这又是什么原因呢？"

岐伯说："因为膀胱是储藏水的地方，只有得到火才能化水为气，只有得到水才显得亲密。小肠的火想要通达膀胱，就必须得到肾中真水之气的引导，然后心肾汇合，才能出现水火既济，才能发挥既可以渗入又可以传出的功能。"

少师问："小肠是接纳胃中已消化完的营养物质之所，既然可以受纳水分和食物，为什么在肠内没有水呢？难道还必须要借助肾水才能通达到膀胱吗？"

岐伯说："肾之真水即肾阴存于内而不泄于外，邪水（被污染之水，有毒之水）则只能排于外而不能保存。小肠得到肾脏的真水，因此可以运化水分和食物，从而分别清气与浊气，使清气不会随着水分和食物一起排出，所以小肠必须由肾气资生。"

少师说："好。"

陈士铎评论说：小肠的火，有水相济，因此火不会上焚，而水才能下降。火之所以不上焚，是因为有水的牵引；水之所以不下降，是因为有火助其升腾。有升腾有牵引，这都是既济之道。

# 命门真火篇第三十六

【原文】

少师曰：命门居水火中①，属水乎？属火乎？

岐伯曰：命门，火也②，无形有气③，居两肾之间，能生水而亦藏于水也。

少师曰：藏于水以生水，何也？

岐伯曰：火非水不藏，无水则火沸矣；水非火不生，无火则水绝矣。水与火盖两相生而两相藏也。

少师曰：命门之火既与两肾相亲，宜与各脏腑疏矣？

岐伯曰：命门为十二经之主，不止肾恃之为根，各脏腑无不相合也。

少师曰：十二经皆有火也，何藉命门之生乎？

岐伯曰：十二经之火皆后天之火也，后天之火非先天之火不化。十二经之火得命门先天之火则生生不息，而后可转输运动，变化于无穷也。此十二经所以皆仰望于命门，各倚之为根也。

少师曰：命门之火气甚微，十二经皆来取资，尽为分给，不虞匮乏乎？

岐伯曰：命门居水火中，水火相济，取之正无穷也。

少师曰：水火非出于肾乎？

岐伯曰：命门水火虽不全属于肾，亦不全离乎肾也。盖各经之水火均属后天，独肾中水火则属先天也。后天火易旺，先天火易衰。故命门火微，必须补火，而补火必须补肾，又必兼水火补之。正以命门之火可旺，而不可过旺也。火之过旺，水之过衰也。水衰不能济火，则火无所制，必焚沸于十二经，不受益而受损矣。故补火必须于水中补之，水中补火则命门与两肾有既济之欢，分布于十二经，亦无未济之害也。

少师曰：命门之系人生死甚重，《内经》何以遗之？

岐伯曰：未尝遗也。主不明则十二官危。所谓主者，正指命门也。七节之旁有小心，小心者，亦指命门也，人特未悟耳。

少师曰：命门为主，前人未言，何也？

岐伯曰：广成子云：窈窈冥冥，其中有神，恍恍惚惚，其中有气。亦指命门也，谁谓前人勿道哉？且命门居于肾，通于任督，更与丹田神室相接，存神于丹田，所以温命门也④；守气于神室，所以养命门也⑤。修仙之道，无非温养命门耳。命门旺而十二经皆旺，命门衰而十二经皆衰也。命门生而气生，命门绝而气绝矣。

少师曰：善。

陈士铎曰：命门为十二经之主。《素问》不明言者，以主之难识耳。然不明言者，未尝不显言之也，无如世人不悟耳。经天师指示，而命门绝而不绝矣。秦火未焚之前，何故修命门者少，总由于不善读《内经》也。

【注释】

①命门居水火之中：命门属于肾系，肾藏阴阳，阴者属水，阳者属火，故命门居于水火之中。

②命门，火也：命门之功能。

③气：指肾间动气，亦即人体生生不息的机能活动。

④更与丹田神室相接，存神于丹田，所以温命门也：神室指丹

田。丹田有三，即上丹田指大脑；中丹田指脾胃；下丹田指命门、肾和胞宫。命门与神室相接，命门之火生发阳气，上达神室，所以要温命门。

⑤守气于神室，所以养命门也：神室即丹田，守气于神室，即守气于丹田。在练功时，运用功法，把气引到下丹田，在大脑的控制下，故称之为养命门也。

【译文】

少师问："命门位于水火之中，是属于水呢？还是属于火呢？"

岐伯说："命门之功能，是无形体的，只有真气，位于两肾之间，其功能有生化水气的作用，这种火又藏于水中。"

少师问："火藏在水中也能生水，为什么？"

岐伯说："命门火没水不能藏，无水则火如热水一样沸腾；肾水无火（肾阳）不能生化，无火（动力）则水也就没有了。水是物质，火是功能，物质离不开功能，功能也离不开物质，大概二者相动则生，相静则藏。"

少师问："命门之火既然与两肾亲近，那就应当与其他各脏腑疏远了？"

岐伯说："命门是十二经的主宰，不仅仅只是肾所依靠的根基，各脏腑没有不与之相合的。"

少师问："十二经脉都有火，为何借助命门之火以生化呢？"

岐伯说："十二经脉之火，皆属后天之火，后天之火非先天之火则不能生化。十二经脉之火，得先天之火则生生不息，而后可转化和输出，其运动是不停的，而变化是无穷的。因此，这十二经脉都依赖和仰望于命门，故十二经都以命门为其根基。"

少师问："起始命门之火气很微弱，但十二经脉都从中获取资助，如果全部分配给他们，没有匮乏的忧虑吗？"

岐伯说：“命门居水火之中，其功能相互既济，正好可以提供无穷无尽的资取之源。”

少师问：“水火不是从肾中生出的吗？”

岐伯说：“虽然命门中的水火不全属于肾，但以肾为主，而五脏六腑、十二经脉皆参与其中。因为各经的水火都属于后天之水火，惟独肾脏中的水火才属于先天之水火。后天的火容易炽旺，而先天的火容易衰弱。因此命门火微小，治之以补命门之火，在温补肾阳的同时兼补肾阴，因为肾阴肾阳是相互维系的，谁也离不开谁，所以补火必须温补肾阳兼滋肾阴，使肾阴肾阳维持在相对平衡的基础之上，方能适应。在正常的情况之下命门之火可以旺盛的，但不可过旺，过旺必伤其水，火越旺，水就越少。水太少了，对于燃烧的熊熊烈火来说是无济于事的，水不济火，那么火得不到克制，最后必然焚沸于十二经脉，治之不当，不仅不会有好处，反而会有损害了！因此，温补肾阳的同时，兼补肾阴，这就称之为水中补火，于是命门与两肾有水火既济的喜悦，因此，分布到十二经脉也不会造成水不济火之害了。”

少师问：“命门是人的极为重要的组织，其强弱关系到人的生死大问题，这么重要的组织，《内经》为什么会遗漏呢？”

岐伯说：“《内经》没有遗漏啊！如《内经》中说‘主不明则十二官危’，所说的‘主’，就是指的命门。又说：‘七节之旁有小心，小心者命门也，人特未悟耳’。《内经》说得很明白，只是后人没有理解罢了。”

少师问：“人的形成，以命门为主，前人没有讲到，为什么？”

岐伯说：“广成子说：命门这个地方有美好而幽静的环境，是一个昏暗不明晰的世界，其中有神，所造就的事很不平凡，有特别高超的不可思议的神力，同时指出，这个昏暗而不明晰的世界其中有气。也是指命门，谁说前人没有讲到呢？而且命门居于两肾之间，在下与任督二脉相通，更是与丹田神室相连接。因为存神于丹田，所以就温暖了命门；因为守气于丹田，所以就滋养了命门。因此所谓的修仙之道，无非就是温养命门而已。如果命门旺盛了，那么十二经都会旺盛；如果命门衰弱了，则十二经都会衰弱。如果命门生发了，气也就生发了；如果命门断绝了，气也就随着断绝了。"

少师说："好。"

陈士铎评论说：命门是十二经的主宰，《素问》没有明确的论述，是因为命门对十二经脉的主宰难以辨识。然而，虽然没有明确的论述，但并不是没有明显地谈到，只是世人不能领悟而已。经过天师的指导和说明，命门的问题似乎断绝了，但其实却没有断绝呀！秦始皇没有焚书之前，为什么修研命门的人比较少呢？总的来讲，主要是因为人们不善于读《内经》的缘故。

第五卷

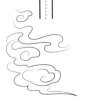

# 命门经主篇第三十七

【原文】

雷公问于岐伯曰：十二经各有一主，主在何经？

岐伯曰：肾中之命门，为十二经之主也。

雷公曰：十二经最神者心也，宜心为主，不宜以肾中之命门为主也。

岐伯曰：以心为主，此主①之②所以不明③也。主在肾之中，不在心之内。然而离心非主，离肾亦非主也。命门殆④通心肾以为主乎？岂惟通心肾哉？五脏⑤七腑⑥无不共相贯通也。

雷公曰：其共相贯通者，何也？

岐伯曰：人非火不生，命门属火，先天之火也。十二经得命门之火始能生化，虽十二经未通于命门，亦命门之火原能通之也。

雷公曰：命门属火，宜与火相亲，何偏居于肾以亲水气耶？

岐伯曰：肾火，无形之火也；肾水，无形之水也。有形之火，水能克之；无形之火，水能生之。火克于水者，有形之水也；火生于水者，无形之水也。然而无形之火偏能生无形之水，故火不藏于火，转藏于水，所谓一阳陷于二阴之间也。人身先生命门，而后生心，心生肺，肺生脾，脾生肝，肝生肾，相合而相生，亦相克而相生也。十二经非命门不生，正不可以生克而拘视之也。故心得命门而神明应物也，肝得命门而谋虑也，胆得命门而决断也，胃得命门而受纳也，脾得命门而转输也，肺得命门而治节也，大肠得命门而传导也，小肠得命门而布化也，肾得命门，而作强也，三焦得命门而决渎也，膀胱得命门而畜⑦泄也。是十二经为主之官，而命门为十二官之主，有此主则十二官治，无此主则十二官亡矣！命门为主，供十二官之取资。其火易衰，其火亦易旺。然衰乃真衰，旺乃假旺。先天之火非先天之水不生，水中补火，则真衰者不衰矣；火中补水，则假旺者不旺矣。见其衰补火而不济之以水，则火益微；见其旺泻火而不济之以水，则火益炽。

雷公曰：何道之渺乎！非天师，又孰能知之？

陈士铎曰：命门在心肾之中，又何说之有？无如世人未知也。本篇讲得畅快，非无主之文。

【注释】

①主：主宰。

②之：代心主宰神明的作用。

③明：明确，明白。

④殆：大概。

⑤五脏：心，肝，脾，肺，肾。

⑥七腑：大肠，小肠，膀胱，胆，胃，三焦，心包络。

⑦畜：通"蓄"，贮存。

【译文】

雷公请问岐伯："十二经脉各自有其主宰，主宰在哪一经呢？"

岐伯说："肾中的命门就是十二经脉的主宰。"

雷公说："十二经中最为神圣的是心经，所以应当以心作为主宰，不应当以肾中的命门作为主宰。这是为什么？"

岐伯说："如果以心作为主宰，那么十二经脉之主就不清晰了。

事实上十二经脉之主宰在肾之中，不在心之内。然而，离开了心就不能成为主宰，离开了肾也不能成为主宰。命门贯通心肾，所以才能成为主宰呀！岂止是仅仅贯通心肾呢？五脏七腑，没有不需要相贯通的。"

雷公说："命门为什么要与五脏七腑贯通呢？"

岐伯说："人离开了火就不能生存。命门属于火，而且是先天之火。十二经脉得到命门之火，才能够生发和传化。虽然十二经脉未必都与命门相通，但是命门之火原本就与之相贯通的。"

雷公说："命门属火，应当与火相亲近，为什么命门却偏居于肾而亲近于水呢？"

岐伯说："肾火是无形之火，肾水是无形之水。有形之火，水可以克制；无形之火，水能够生发。火受到水的克制，是有形之水；火从水中生出来，是无形之水。然而，无形之火偏偏能够生无形之水，因此火不藏在火中，转而隐藏在水中，这就是所说的一阳陷在两阴之间的意思。在人体中，首先生成命门，然后才形成心脏。心生肺，肺生脾，脾生肝，肝生肾，彼此之间相合又相生，但也是相克又相生。没有命门，十二经脉就不能生成，所以不能被相生相克的说法所拘泥。因此，心得到命门的资助，才能神明应物；肝得到命门的资助，才能谋划思虑；胆得到命门的资助，才能决断事物；胃得到命门的资助，才能受纳水谷；脾得到命门的资助，才能输布水谷精微；肺得到命门的资助，才能调节水道；大肠得到命门的资助，才能传导糟粕；小肠得到命门的资助，才能吸收精华；肾得到命门的资助，才能成为作强的器官；三焦得到命门的资助，才能决渎水道；膀胱得到命门的资助，才能贮存和排泄水液。这就使得十二经好比君主统治下的官员，而命门则作为十二官员的主宰。有了这个主宰，十二官员才能各司其职；如果没有这个主宰，十二位官员的功能就会丧失了。命门作为主宰，就能向十二官员提供资助。命门的火容易衰微；也容易旺盛。衰微才是真正的衰微，而旺盛却是虚假的旺盛。如果没有天之水，先天之火就不能生发。如果在水中补了火，则真正会衰微的火就不再衰微了；如果在火中补了水，则虚假的旺盛也不会再旺盛了。看到肾阳虚，只补肾阳而不滋补肾水，那么火就会越来越衰微；见到肾中虚火旺盛，只是单纯地泻其火而不滋补肾水，那么虚火就会越来越旺。"

雷公说："这个道理真是妙啊！除了天师，还有谁能够知晓呢？"

陈士铎评论说：命门在心肾之中，如何了解其存在呢？可惜世人不懂得啊！这一篇讲得简明扼要，并非没有主题。

# 五行生克篇第三十八

【原文】

雷公问于岐伯曰：余读《内经》，载五行甚详，其旨尽之乎？

岐伯曰：五行之理，又何易穷哉。

雷公曰：盍不尽言之？

岐伯曰：谈天乎？谈地乎？谈人乎？

雷公曰：请言人之五行。

岐伯曰：心肝脾肺肾配火木土金水，非人身之五行乎。

雷公曰：请言其变。

岐伯曰：变则又何能尽哉？试言其生克。生克之变者，生中克也，克中生也，生不全生也，克不全克也，生畏克而不敢生也，克畏生而不敢克也。

雷公曰：何以见生中之克乎？

岐伯曰：肾生肝，肾中无水，水涸而火腾矣，肝木受焚，肾何生乎？肝生心，肝中无水，水燥而木焦矣，心火无烟，肝何生乎？心，君火也，包络，相火也，二火无水将自炎也。土不得火之生，反得火之害矣。脾生肺金也，土中无水，干土何以生物？铄石流金[1]，不生金反克金矣。肺生肾水也，金中无水，死[2]金[3]何以出泉[4]？崩炉飞汞，不生水反克水矣。盖五行多水则不生，五行无水亦不生也。

雷公曰：何以见克中之生乎？

岐伯曰：肝克土，土得木以疏通，则土有生气矣。脾克水，水得土而畜积，则土有生基矣。肾克火，火得水以相济，则火有神光矣。心克金，然肺金必得心火以锻炼也。肺克木，然肝木必得肺金以斫削⑤也。非皆克以生之乎。

雷公曰：请言生不全生。

岐伯曰：生不全生者，专言肾水也。各脏腑无不取资于肾，心得肾水而神明焕发也，脾得肾水而精微化导也，肺得肾水而清肃下行也，肝得肾水而谋虑决断也，七腑亦无不得肾水而布化也。然而取资多者分给必少矣，亲于此者疏于彼，厚于上者薄于下，此生之所以难全也。

雷公曰：请言克不全克。

岐伯曰：克不全克者，专言肾火也。肾火易动难静，易逆难顺，易上难下，故一动则无不动矣，一逆则无不逆矣，一上则无不上矣。腾于心，躁烦矣；入于脾，干涸矣；升于肺，喘嗽矣；流于肝，焚烧矣；冲击于七腑，燥渴矣。虽然肾火乃雷火也，亦龙火也。龙雷之火其性虽猛，然聚则力专，分则势散，无乎不克，反无乎全克矣。

雷公曰：生畏克而不敢生者，若何？

岐伯曰：肝木生心火也，而肺金太旺，肝畏肺克，不敢生心，则心气转弱，金克肝木矣。心火生胃土也，而肾火太旺不敢生胃，则胃气更虚，水侵胃土矣。心包之火生脾土也，而肾水过泛，不敢生脾，则脾气加困，水欺脾土矣。脾胃之土生肺金也，而肝木过刚，脾胃畏肝不敢生肺，则肺气愈损，木侮脾胃矣。肺金生肾水也，而心火过炎，肺畏心克，不敢生肾，则肾气益枯，火刑肺金矣。肾水生肝木也，而脾胃过燥，肾畏脾胃之土，不敢生肝，则肝气更凋，土制肾水矣。

雷公曰：何法以制之乎？

岐伯曰：制克以遂其生，则生不畏克，助生而忘其克，则克即为生。

雷公曰：善。克畏生而不敢克者，又若何？

岐伯曰：肝木之盛，由于肾水之旺也，木旺而肺气自衰，柔金安能克刚木乎？脾胃土盛，由于心火之旺也，土旺而肝气自弱，僵木⑥能克焦土⑦乎？肾水之盛，由肺金之旺也，水旺而脾土自微，浅土⑧能克湍水⑨乎？心火之盛，由于肝木之旺也，火旺而肾气必虚，弱水能克烈火乎？肺金之盛，由于脾土之旺也，金盛而心气自怯，寒火能克顽金乎？

雷公曰：何法以制之？

岐伯曰：救其生不必制其克，则弱多为强，因其克反更培其生，则衰转为盛。

雷公曰：善。

陈士铎曰：五行生克，本不可颠倒。不可颠倒而颠倒者，言生克之变也。篇中专言其变，而变不可穷矣。当细细观之。

| 相生 | 木生火，火生土，土生金，金生水，水生木。 |
|---|---|
| 相克 | 木克土，土克水，水克火，火克金，金克木。 |
| 相乘 | （五行中的一行对另一行克制太过）<br>木乘土，土乘水，水乘火，火乘金，金乘木。 |
| 相侮 | （五行中的一行对克己者反克）<br>木侮金，金侮火，火侮水，水侮土，土侮木。 |

【注释】

①铄石流金：又为流金铄石。言天气酷热，金石亦被融化。

②死：不流通，不通达。

第五卷

五行生克篇第三十八

③金：指肺，肺为水之上源。

④泉：水源，指肾为水之下源。

⑤斫削：斫，用斧头砍削；削，刀削。斫削为同义词连用，意为砍伐。

⑥僵木：喻没有生命之木。

⑦焦土：焚烧后的土地。

⑧浅土：指土地薄而言。

⑨湍水：急流的水。

【译文】

雷公请问岐伯："我读《内经》时，发现对于五行记载得很详细。其旨意讲完了吗？"

岐伯说："五行道理的论述，是那么容易地道尽吗？"

雷公说："为什么不全部讲清楚呢？"

岐伯说："是想从天谈论呢？还是从地谈论呢？还是从人谈论呢？"

雷公说："请从人身的五行说起吧。"

岐伯说："人体的心、肝、脾、肺、肾，配以五行的火、木、土、金、水，这不就是人身的五行吗？"

雷公说："请说明其中的变化。"

岐伯说："其中的变化又怎么能够说得完呢？那就先试着说说五行的生克变化吧。五行的生克变化，生中有克，克中有生；生不并全生，克不并全克；生惧怕克而不敢生，克惧怕生而不敢克了。"

雷公说："怎样才能理解生中之克呢？"

岐伯说："肾水能生肝木，如果肾中没有水，水就会干涸，火就会升腾，肝木就会被焚烧，肾又怎么能够生肝呢？肝木能生心火，肝中没有水，水就会枯燥，肝木就会枯焦，心火中没有烟，肝又怎么能生出来呢？心是君火，包络是相火，如果二火没有了水，就会自行上炎。如果土得不到火的资生，反而会受到火的伤害。脾土能生肺金，如果土中没有了水，干土又怎么能够生发万物呢？如果熔化了石头和金属，不但不能生金，反而会克金。肺金能生肾水，了金中没有了水，僵死之金又怎么能够生出肾水呢？了丹炉崩坏，砂汞飞走，就会导致不生水反克水的后果。因此，五行多水就不会生发，五行无水也不会生发。"

雷公说："怎么理解克中之生？"

岐伯说："肝木能克脾土，土只有得到木才能疏通，这样土就会有生气了。脾土能克肾水，水只有得到土才会有积蓄，这样土才会有生发的基础。肾水能克心火，火得只有到水才能成相济之功，这样火才会有神光。心火能克肺金，然而肺金只有得到心火，才能锻炼成器。肺金能克肝木，然而肝木只有得到肺金，才能斧刀砍削成材。这不就是以克为生的体现吗？"

雷公说："请说明生不全生。"

岐伯说："所谓生不全生，是专门讲肾水的。各个脏腑没有一个不是取自于肾水的。当心得到肾水，神明才会焕发；当脾得到肾水，精微才会输布传导；当肺得到肾水，才能清肃下行；当肝得到肾水，才会产生谋虑和决断。七腑之中，也没有一个不是因为得到肾水才能够输布和传化的。但是，获取得越多，给予的必然就会越少；与此处亲近的，就会与彼处疏远；给予上面比较优厚的，给予下面就会比较薄弱。这就是为什么生发很难完全实现。"

雷公说："请说明克不全克。"

岐伯说："所谓克不全克，也是专门讲述肾火的。肾火容易窜动而难以安静，容易逆行而难以顺行，容易上逆而难以下行，因此一动全身没有不动的，只要一逆行全身没有不逆的，只要一上行全身没有不上行的。如果肾火升腾到了心，就会导致烦躁；如果进入脾，就会导致干涸；如果进入肺，就会导致咳喘；如果流进肝，就会导致焚烧；如果冲击七腑，就会导致燥渴。然而，肾火是雷火，也是龙火。龙雷之火，其性质虽然猛烈，但是聚集的时候力量就会比较专一，分开则气势涣散，虽然没有火不能克制的对象，但却没有能够被火完全克制的。"

雷公说："生发惧怕克制而不敢生发的，又会是怎么样的呢？"

岐伯说："肝木生心火，如果肺金太旺，肝木畏惧肺金的克制，就不敢去生心火，那么心气就会转弱，肺金就会借机而克制肝木。心火生胃土，如果肾水太旺，就不敢去生胃，那么胃气就会更虚，肾水就会借机而侵犯胃土。心包之火生脾土，如果肾水过于泛滥，就不敢去生脾，那么脾气就会受困，肾水就会借机而欺凌脾土。脾胃之土生肺金，如果肝木过刚，脾胃畏惧肝克，就不敢去生肺，那么肺气就会更加受到损害，这样肝木就会借机而侮克脾胃。肺金生肾水，如果心火过炎，肺金畏惧心火的克制，就不敢去生肾，那么肾气就会日益枯竭，心火就会借机而刑克肺金。肾水生肝木，如果脾胃过于干燥，肾水畏惧脾胃之土，就不敢去生肝，那么肝气就会更加凋零，脾土就会借机而克制肾水。"

雷公说："有什么方法可以制伏他呢？"

岐伯说："只有通过控制和克制，才能使其生发，这样生发就畏惧克制；只有通过帮助生发，使之忘了克制，这样克制就可以转化为生发了。"

雷公说："好啊！由于克制畏惧生发而不敢克制，又会怎么样？"

岐伯说："肝木之所以旺盛，就是因为肾水旺盛。一旦木气旺盛，肺气自然就会衰弱，柔弱的金又怎么能克制坚硬的木呢？脾胃之所以旺盛，就是因为心火旺盛。一旦土气旺盛，肝气自然会衰弱，没有生命之木又怎么能克制焚烧后的土地呢？肾水之所以旺盛，就是因为肺金旺盛。一旦水气旺盛，脾土自然浅薄，浅薄的土又怎么能克制急流的水呢？心火之所以旺盛，是因为肝木旺盛。一旦火气旺盛，肾气必然衰弱，衰弱的水又怎么能克制烈火呢？肺金之所以旺盛，就是因为脾土旺盛。一旦金气旺盛，那么心气自然就会怯弱，寒冷的火又怎么能克制顽硬的金呢？"

雷公说："用什么方法才能制约呢？"

岐伯说："要助长生发，就不去克制和制约了，这样衰弱就会转为旺盛。同时，由于克制的力量，就更加增强生发的力量了。这样衰弱就可以转化为旺盛了。"

雷公说："好。"

陈士铎评论说：五行的生克，本来是不可颠倒的。不能颠倒而又颠倒了，这是讲述生克的变化。篇中专门谈论五行生克的变化，而变化则不可穷尽的，应当仔细观察。

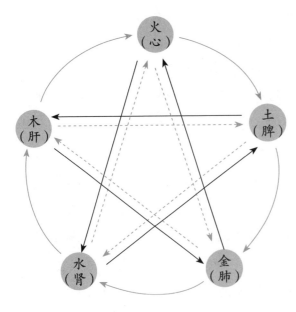

## 五行的生克乘侮

五行学说认为宇宙由木、火、水、土、金五种最基本的物质构成，并以五行之间的相生相克规律来认识世界，解释和探求自然规律。

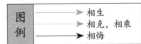

图例　相生
　　　相克，相乘
　　　相侮

# 小心真主篇第三十九①

【原文】

为当②问于岐伯曰：物之生也，生于阳；物之成也，成于阴。阳，火也；阴，水也。二者在身，藏于何物乎？

岐伯曰：大哉问也③！阴阳有先后天之殊也。后天之阴阳藏于各脏腑，先天之阴阳藏于命门。

为当曰：命门何物也？

岐伯曰：命门者，水火之源。水者，阴中之水也；火者，阴中之火也。

为当曰：水火均属阴，是命门藏阴不藏阳也，其藏阳又何所乎？

岐伯曰：命门藏阴即藏阳也。

为当曰：其藏阴即藏阳之义何居？

岐伯曰：阴中之水者，真水也；阴中之火者，真火也。真火者，真水之所生；真水者，真火之所生也。水生于火者，火中有阳也。火生于水者，水中有阳也。故命门之火，谓之原气。命门之水，谓之原精。精旺则体强，气旺则形壮。命门水火，实藏阴阳，所以为十二经之主也。主者，即十二官之化源也。命门之精气尽则水火两亡，阴阳间隔，真息不调④，人病辄死矣。

为当曰：阴阳有偏胜，何也？

岐伯曰：阴胜者，非阴盛也，命门火微也；阳胜者，非阳盛也，命门水竭也。

为当曰：阴胜在下，阳胜在上者，何也？

岐伯曰：阴胜于下者，水竭其源则阴不归阳矣；阳胜于上者，火衰其本则阳不归阴矣。阳不归阴则火炎于上而不降，阴不归阳则水沉于下而不升。可见命门为水火之府也，阴阳之宅也，精气之根也，死生之窦⑤也。

为当曰：命门为十二官之主，寄于何脏?

岐伯曰：七节⑥之旁，中有小心，小心即命门也。

为当曰：膈肓⑦之上，中有父母，非小心之谓欤。

岐伯曰：膈肓之上，中有父母者，言三焦包络也，非言小心也。小心在心之下，肾之中。

陈士铎曰：小心在心肾之中，乃阴阳之中也。阴无阳气则火不生，阳无阴气则水不长。世人错认小心在膈肓之上，此命门真主不明也，谁知小心即命门哉。

【注释】

①小心：指命门。

②为当：黄帝的大臣。

⑧大哉问也：问得真高明啊。

④真息不调：指真气衰危，气不调和。

⑤死生之窦：窦，孔，洞。生为阳，死为阴，阴阳互相制约，又互根互用；暗喻生与死相生又相克，成为生而不生之"死窦。"

⑥七节：指尾椎向上数第七椎。

⑦膈肓：膈，就是膈膜；肓，膏肓，人体深层部位。膈膜之上的膏肓就是心脏；膈膜之下的膏肓就是命门小心。两个心是相通相交的通道就是这样形成的。

【译文】

为当请问岐伯："万物的发生，是由阳气所生发；万物的形成，是由阴气所形成。阳是火，阴是水。这二者在人体中藏在什么地方呢？"

岐伯说："你问得真高明啊！阴阳有先天和后天的区别。后天的阴阳藏在各个脏腑之中，先天的阴阳藏在命门之中。"

为当问："为什么是命门呢？"

岐伯曰："命门是水火的源头。水是阴中之水，火是阴中之火。"

为当问："水火都属阴，那么命门就藏阴不藏阳了，阳又藏在什么地方呢？"

岐伯说："命门藏阴，同时也藏阳。"

为当问："命门藏阴同时也藏阳的意义在哪里呢？"

岐伯说："阴中之水是真水，阴中之火是真火。真火是由真水生发出来的；真水则是真火的主宰。水从火中生出，所以火中有阳；火从水中生出，所以水中也是有阳的。因此命门之火称为元气，命门之水称为元精。当元精旺盛的时候，身体就会变得强健；当元气旺盛的时候，身形就会变得强壮。命门中的水火，其实藏有阴阳，因此就成为十二经脉的主宰。所谓主宰，指的是十二经脉化生的源头。如果命门的精气衰竭了，水火就会随着消亡。当阴阳相互间隔，真气衰微，气不调和，人就会突发死亡。"

为当问："阴阳有时会偏于阳，有时会偏于阴，为什么呢？"

岐伯说："阴胜，并不单纯是阴的旺盛，而是命门的火气衰微所致；阳胜，并不单纯是阳的旺盛，而是命门的水气衰竭所致。"

为当问："阴胜在下与阳胜在上，会怎么样呢？"

岐伯说："阴胜在下的，是因为水源的枯竭而导致阴不能归属于阳；阳胜在上的，是因为火生化的源头衰竭而导致阳不能归于阴。阳不能归于阴，火炎于上就不能下降；阴不能归于阳，水就会沉降于下而不能上升。可见，命门就是水火的府第，就是阴阳的家宅，就是精气的根本，就是死生的门户。"

为当问："命门是十二经脉的主宰，寄居在哪一脏呢？"

岐伯说："命门位居尾椎向上数第七椎的旁边，其中有一个小心，这个小心就是命门。"

为当问："膈膜和膏肓的上面，有父有母，这难道不是小心吗？"

岐伯说："膈膜和膏肓的上面，其中是有父有母，指的是三焦和包络，不是指的小心。小心在心脏之下，肾脏之中。"

> 陈士铎评论说：小心位于心肾之中，即阴阳之中。阴中如果无阳，火就不会发生；阳中如果无阴，水就不会生长。世人错认小心在隔膜和膏肓之上，这是因为不明白命门这一真主的缘故。如果不明白这个道理，又怎么能懂得小心就是命门呢？

# 水不克火篇第四十

【原文】

大封司马①问于岐伯曰：水克火者也，人有饮水而火不解者，岂水不能制火乎？

岐伯曰：人生于火，养于水。水养火者，先天之真水也；水克火者，后天之邪水也。饮水而火热不解者，外水不能救内火也。

大封司马曰：余终不解其义，幸明示之。

岐伯曰：天开于子，地辟于丑，人生于寅，寅实有火也。天地以阳气为生，以阴气为杀。阳即火，阴即水也。然而火不同，有形之火，离火也②。无形之火，乾火也③。有形之火，水之所克。无形之火，水之所生。饮水而火不解者，无形之火得有形之水而不相入也。岂惟不能解，且有激之而火炽者。

大封司马曰：然则水不可饮乎？

岐伯曰：水可少饮以解燥。不可畅饮以解氛④。

大封司马曰：此何故乎？

岐伯曰：无形之火旺，则有形之火微。无形之火衰则有形之火盛。火得水反炽，必多饮水也，水多则无形之火因之益微矣。无形之火微，而有形之火愈增酷烈之势，此外水之所以不能救内火，非水之不克火也。

大封司马曰：何以治之？

岐伯曰：补先天无形之水，则无形之火自息矣。不可见其火热，饮水不解，劝多饮以速亡也。

> **陈士铎曰：**水分有形无形，何疑于水哉？水克有形之火，难克无形之火，故水不可饮也。说得端然实理，非泛然而论也。

**【注释】**

①大封司马：官名。专门负责管马匹的官，是非常重要的军职。

②有形之火，离火也：讲到离火，又涉及八卦中乾坤坎离四卦。传统《易》理以乾坤比喻天地、父母，以受胎成形之始端为乾（☰）坤（☷）合一。随着出生成长，必然使乾失中爻之阳而变为离（☲），坤得此阳爻而变坎（☵），因而以先天无形之火为乾火，后天有形之火为离火。

③无形之火，乾火也：指受之先天遗传之火。

④氛：古时指预示吉凶的云气。这里指雾气，体内过多的水分。

**【译文】**

大封司马请问岐伯："水能克火，有人饮水后火热却不能解除的，这难道不是水不能克火吗？"

岐伯说："人虽然生于火，但却要依靠水来滋养。水能滋养火的，是先天的真水；水能克火，是后天的邪气之水。饮水后火热不能解除的，这是因为外水不能救内火的缘故。"

大封司马说："我还是没有明白其中的道理，请再予解释。"

岐伯说："天开于子时，地辟于丑时，人生于寅时，而寅中其实包含有火气。天地以阳气为生发之机，以阴气为消杀之际。阳即是火，阴即是水。然而，火有不同的存在方式：后天有形之火，是离火；先天无形之火，是乾火。有形之火是可以由水来克制的。无形之火是可以由水来生发的。饮水后火热不能解除的，是因为无形之火与有形之水不能融合的缘故。在这种情况下，饮水不仅不能解除火，而且还会激发火，从而使火更为炽热。"

大封司马问："这么说，就不能饮水了吗？"

岐伯说："可以饮少量水以解除燥渴，但却不能多饮水来解除火热。"

大封司马问："这是什么原因呢？"

岐伯说："如果无形之火旺盛了，那么有形之火就会衰微；如果无形之火衰微了，那么有形之火就会旺盛。火得到了水，反而更加炽热，这必然是饮水过多的缘故。如果饮水过多，无形之火就会更加衰微了。如果无形之火衰微了，那么有形之火的酷烈之势就会越来越增强，这就是外水不能救内火的原因，并不是水不能克火的缘故。"

大封司马问："用什么方法来治疗呢？"

岐伯说："只要补益先天无形之水，无形之火就会自行解除。火热是不可以出现的，通过饮水是不能解除的。如果劝患者多饮水，就会导致其快速的死亡。"

陈士铎评论说：水可以分为有形之水与无形之水，为什么要怀疑水呢？水可以克有形之火，但却难以克制无形之火，因此是不能过多饮水的。本篇说得清楚有理，并非泛泛而论。

# 三关升降篇第四十一

【原文】

巫咸①问曰：人身三关②在何经乎？

岐伯曰：三关者，河车之关也，上玉枕，中肾脊，下尾闾。

巫咸曰：三关何故关人生死乎？

岐伯曰：关人生死，故名曰关③。

巫咸曰：请问生死之义。

岐伯曰：命门者，水中火也。水火之中实藏先天之气，脾胃之气后天之气也。先天之气不交于后天，则先天之气不长；后天之气不交于先天，则后天之气不化。二气必昼夜交，而后生生不息也④。然而后天之气必得先天之气先交而后生。而先天之气必由下而上，升降诸脾胃，以分散于各脏腑。三关者，先天之气所行之径道也。气旺则升降无碍，气衰则阻，阻则人病矣。

巫咸曰：气衰安旺乎？

岐伯曰：助命门之火，益肾阴之水，则气自旺矣。

巫咸曰：善。

陈士铎曰：人有三关，故可生可死。然生死实在先天，不在后天也。篇中讲后天者返死而生，非爱生而恶死。人能长守先天，何恶先天之能死乎？

①**巫咸**：黄帝的大臣。

②**三关**：关即关口，指气通行的大的关口。三关：上为玉枕：头部枕骨粗隆处，从头顶入内，络于脑。中为夹脊：《气功与修真图》：两肩胛骨对处为夹脊。下为尾闾：《气功与修真图》：尾闾在脊椎下尽头处，关肾之窍。

③**关人生死，故名曰关**：关人生死，除先天后天之气作为医事之外，更含人道顺行，即相生相克，有生无生之死路；行颠倒之术逆而上越三关，即逆死不死之生路。

④**二气必昼夜交，而后生生不息也**：这是基于生理之自然。如人为所谓"打通周天"，则无益而有害。

【译文】

**巫咸问**："人身的三关位于哪条经脉？"

**岐伯说**："所谓三关，是指河车的三关，包括上部的玉枕关，中部的夹脊关，下部的尾闾关。"

**巫咸问**："三关为什么会关系到人的生死呢？"

**岐伯说**："正因为关系到人的生死，所以才称其为关。"

**巫咸说**："请问生死的含义是什么呢？"

**岐伯说**："命门是水中之火。水火之中其实隐藏有先天的元气。脾胃中之气是后天之气。如果先天之气不与后天之气相交，那么先天之气就不会生长；如果后天之气不与先天之气相交，那么后天之气也不会变化。所以先天之气与后天之气必须昼夜相交，才能生生不息。就后天之气而言，必须得到先天之气相交后才能生发；同时，先天之气必然是由下往上升，然后再下降到脾胃，才能因此而分散到各个脏腑。而三关，则是先天之气运行必须经过的大路。所以体内之气旺盛，升降就没有障碍。但如果气衰弱了，其上升和下降就会受阻滞，受阻之后就会引发疾病。"

巫咸问："体内的元气衰弱，怎么才能使其旺盛呢？"

岐伯说："只有助长命门之火和补益肾阴之水，元气自然会旺盛。"

巫咸说："好。"

陈士铎评论说：人有三关，因此既可以使人生，也可以使人死。然而，生死实际上取决于先天，而不是后天。本篇中讲述从后天中返死回生，这不是爱生恶死的意思。如果人能够长期固守先天，又怎么需要担心先天会导致死亡呢？

# 表微篇第四十二①

**【原文】**

**奚仲②**问于岐伯曰：天师《阴阳别论》中有阴结③，阳结④之言，结在脏乎？抑结在腑乎？

**岐伯曰**：合脏腑言之也。

**奚仲曰**：脏阴腑阳，阴结在脏，阳结在腑乎？

**岐伯曰**：阴结、阳结者，言阴阳之气结也。合脏腑言之，非阳结而阴不结，阴结而阳不结也。阴阳之道，彼此相根，独阳不结，独阴亦不结也。

**奚仲曰**：《阴阳别论》中，又有刚与刚之言，言脏乎？言腑乎？

**岐伯曰**：专言脏腑也，阳阴气不和，脏腑有过刚之失，两刚相遇，阳过旺阴不相接也。

**奚仲曰**：脏之刚乎？抑腑之刚乎？

**岐伯曰**：脏刚传腑，则刚在脏也；腑刚传脏，则刚在腑也。

**奚仲曰**：《阴阳别论》中又有阴搏⑤阳搏⑥之言，亦言脏腑乎？

**岐伯曰**：阴搏阳搏者言十二经之脉，非言脏腑也。虽然十二脏腑之阴阳不和，而后十二经脉始现阴阳之搏，否则搏之象不现于脉也。然则阴搏阳搏，言脉而即言脏腑也。

**奚仲曰**：善。

**陈士铎曰**：阳结、阴结、阴搏、阳搏，俱讲得微妙。

①**表微**：微，精微。指体表，外在的，性质属阳。

②**奚仲**：大臣名。

③**阴结**：指脾胃虚寒所致的大便秘结。

④**阳结**：指邪热入胃，腑气不通的阳明腑实证。

⑤**阴搏**：阴，指尺部脉。尺部脉搏动圆滑有力，与寸脉迥别，为阴血盛于内，育养胎儿之象，故为妊娠之象。

⑥**阳搏**：脉沉为阴，浮为阳。脉沉取不足为阴虚，浮取有余为阳亢。意为体内阴虚生内热，阳热过盛，热趋于下，伤及冲任，血海阴络受损，形成血崩。

【译文】

**奚仲**请问岐伯："天师在《阴阳别论》中，有阴结、阳结的说法，到底是结在脏呢？还是结在腑呢？"

**岐伯**说："我是综合脏腑来论述的。"

**奚仲**说："脏属于阴，腑属于阳，是不是阴结在脏而阳结在腑呢？"

**岐伯**说："所谓阴结与阳结，是说阴阳二气相互交结。这是综合脏腑来讲述，不是阳结而阴不结，或者阴结而阳不结。所谓阴阳的道理，说的就是彼此以对方作为根源，因此独阳不能结，独阴也不能结。"

**奚仲**说："在《阴阳别论》中，又有'刚与刚'的说法，是说脏呢？还是说腑呢？"

**岐伯**说："是专门说脏腑的。如果阴阳二气不调和，脏腑就会有过刚的过失。脏的刚硬与腑的刚硬相遇，阳气就会过旺，阴气就不能接续。"

**奚仲**说："到底是脏刚硬呢？还是腑刚硬呢？"

**岐伯**说："脏的刚硬传给了腑，那么刚硬的发生就在于脏；腑的刚硬传给了脏，那么刚硬的发生就在于腑。"

奚仲说："《阴阳别论》中又有阴搏、阳搏的说法，说的也是脏腑吗？"

岐伯说："所谓阴搏阳搏，说的是十二经脉，不是说脏腑。只不过先有十二脏腑的阴阳不和，然后十二经脉才会出现阴阳的搏结。否则搏结的形象就不会显现在脉象上。因此，阴搏阳搏的说法，既是说经脉，也是说脏腑。"

奚仲说："好。"

陈士铎评论说：阴结、阳结、阴搏、阳搏，都讲得很细微而精妙。

# 呼吸篇第四十三

【原文】

雷公问于岐伯曰：人气之呼<sup>①</sup>吸<sup>②</sup>应天地之呼吸乎？

岐伯曰：天地人同之。

雷公曰：心肺主呼，肾肝主吸，是呼出乃心肺也，吸入乃肾肝也。何有时呼出不属心肺而属肾肝，吸入不属肾肝而属心肺乎？

岐伯曰：一呼不再呼，一吸不再吸，故呼中有吸，吸中有呼也。

雷公曰：请悉言之。

岐伯曰：呼出者，阳气之出也<sup>③</sup>。吸入者，阴气之入也。故呼应天，而吸应地。呼不再呼，呼中有吸也；吸不再吸，吸中有呼也。故呼应天而亦应地，吸应地而亦应天。所以呼出心也、肺也，从天言之也；吸入肾也、肝也，从地言之也。呼出肾也、肝也，从地言之也；吸入心也、肺也，从天言之也。盖独阳不生，呼中有吸者，阳中有阴也；独阴不长，吸中有呼者，阴中有阳也。天之气不降，则地之气不升；地之气不升，则天之气不降。天之气下降者，即天之气呼出也；地之气上升者，即地之气吸入也。故呼出心肺，阳气也，而肾肝阴气辄随阳而俱出矣；吸入肾肝，阴气也，而心肺阳气辄随阴而俱入矣。所以阴阳之气虽有呼吸，而阴阳之根无间隔也；呼吸之间，虽有出入而，阴阳之本无两歧也。

雷公曰：善。

陈士铎曰：呼中有吸，吸中有呼，是一是二，人可参天地也。

【注释】

①呼：指体内呼出的浊气。

②吸：指吸入的自然界清气。

③呼出者，阳气之出也：出自尾闾命宫之命气，故曰阳气。

【译文】

雷公请问岐伯："人的呼吸与天地的呼吸相对应吗？"

岐伯说："天、地、人的呼吸都是相同。"

雷公说："心肺主管呼气，肾肝主管吸气，因此呼出气由心肺主管的，吸入气由肾肝主管的。为什么有时呼出之气不属于心肺，反而属于肾肝呢？为什么有时吸入之气不属于肾肝，反而属于心肺呢？"

岐伯说："呼吸的时候，一旦呼出气之后不能再继续呼出，一旦吸入气之后也不能再继续吸入，因此呼中有吸，吸中有呼。"

雷公说："请予以详细说明。"

岐伯说："呼出之气是阳气的排出，吸入之气是阴气纳入。因此呼出之气对应于天，而吸入之气对应于地。因此，一旦呼出之后不能再继续呼出，是因为呼中有吸；一旦吸入之后也不能再吸入，是因为吸中有呼。因此，呼出之气既对应于天，也对应于地；而吸入之气既对应于地，也对应于天。所以，呼出气与心和肺有关，是从天来说的；吸入气与肾和肝有关，是从地来说的。呼出与肾和肝有关，是从地来说的；吸入与心和肺有关，是从天来说的。因为孤独的阳气不能生发，所以呼出之中有吸入，是阳中有阴；单独的阴气不能生长，所以吸入之中有呼出，是阴中有阳。如果天气不下降，那么大地之气就不能上升；如果地气不上升，那么天气也不能下降。如果天阳之气下降，实际上就是天呼出的阳气；如果地阴之气上升，实际就是地吸入的阴气。因此，由心和肺而呼出之气，就是阳气，肝和肾中的阴气也随着阳气一起出去了；由肝和肾而吸入之气，就是阴气，心和肺中的阳气也随着阴气一同进入了。所以，虽然阴阳之气有呼出也有吸入，但是阴阳的根本是没有间隔的；虽然呼吸之间既有出也有入，但是阴阳的根本却不存在实质差异。"

雷公说："好。"

陈士铎评论说：呼出中有吸入，吸入中有呼出。这种情况既可以视为一，也可以看作二，因为人可以与天地相应的。

# 脉动篇第四十四

【原文】

雷公问于岐伯曰：手太阴肺、足阳明胃、足少阴肾，三经之脉①常动②不休者何也？

岐伯曰：脉之常动不休者，不止肺胃肾也。

雷公曰：何以见之？

岐伯曰：四末③阴阳之会④者，气之大络也。四街⑤者，气之曲径也。周流一身，昼夜环转，气无一息之止，脉无一晷之停也。肺胃肾脉独动者，胜于各脏腑耳。非三经之气独动不休也。夫气之在脉也，邪气中之也，有清气中之，有浊气中之。邪气中之也，清气中在上，浊气中在下，此皆客气也。见于脉中，决于气口⑥。气口虚，补而实之；气口盛，泻而泄之。

雷公曰：十二经动脉之穴，可悉举之乎？

岐伯曰：手厥阴心包经，动脉在手之劳宫也。手太阴肺经，动脉在手之太渊也。手少阴心经，动脉在手之阴郄也。足太阴脾经，动脉在腹冲门也。足厥阴肝经，动脉在足之太冲也。足少阴肾经，动脉在足之太溪也。手少阳三焦经，动脉在面之和髎也。手太阳小肠经，动脉在项之天窗也。手阳明大肠经，动脉在手之阳溪也。足太阳膀胱经，动脉在足之委中也。足少阳胆经，动脉在足之悬钟也。足阳明胃经，动脉在足之冲阳也。各经时动时止，不若胃为六腑之原，肺为五脏之主，肾为十二经之海，各常动不休也。

> **陈士铎曰**：讲脉之动处，俱有条理，非无因之文也。

【注释】

①脉：《灵枢·五十营》："故人一呼，脉再动，气行三寸，一吸，脉亦在动。"此脉作"气"字。

②动：搏动应手。

③四末：指四肢末梢。

④会：会聚，会和之意。

⑤四街：意指头、胸、腹、胫各部都有气的运行道路。

⑥气口：又名寸口、脉口。切脉部位的名称。气口位于人体腕关节桡动脉搏动处。属手太阴肺经。肺主气，气的盛衰可见于此，故称气口。

【译文】

雷公请问岐伯："手太阴肺经、足阳明胃经、足少阴肾经，这三条经脉经常不停地跳动，这是为什么呢？"

岐伯说："经脉经常跳动不停，这种情况并不只肺经、胃经、肾经。"

雷公说："为什么会这样呢？"

岐伯说："四肢末梢阴阳二气会聚，是元气接续的地方。人体头、胸、腹、胫四个气街，是元气运行的路径。气周流一身，昼夜环转不休，所以气没有一息的停止，经脉的循行也没有片刻的停息。但只有肺、胃、肾的脉跳动不止，比各个脏腑的脉象要明显，并不是只有这三条经脉中的元气独自运动不停息。当气在脉中运行，有时会遭受清气的侵袭，有时会遭受邪气的侵害。清邪侵袭人体之上，浊邪侵袭人体之下，这都是外来的客邪之气。伤害的情况呈现在经脉中，决断于寸口。如果寸口脉虚弱，可以通过补法来充实；如果寸口脉旺盛，可以通过泻法来削弱。"

雷公说："可以列举出十二经动脉的穴位吗？"

岐伯说："手厥阴心包经，其动脉位于手心的劳宫穴；手太阴肺经，其动脉位于手腕的太渊穴；手少阴心经，其动脉位于手腕内侧的阴郄穴；足太阴脾经，其动脉位于小腹部的冲门穴；足厥阴肝经，其动脉位于足背部的太冲穴；足少阴肾经，其动脉位于足内踝上的太溪穴；手少阳三焦经，其动脉位于面部的和髎穴；手太阳小肠经，其动脉位于项部的天窗穴；手阳明大肠经，其动脉位于手腕背面的阳溪穴；足太阳膀胱经，其动脉位于足腘部的委中穴；足少阳胆经，其动脉位于小腿外侧的悬钟穴；足阳明胃经，其动脉位于足背的冲阳穴。各条经脉有时跳动有时停息，不像阳明胃经作为六腑的源泉、太阴肺经作为五脏的主宰、少阴肾经作为十二经的海洋那样，经常跳动而不停息。"

陈士铎评论说：本篇讲有关脉跳动之处，都很有条理，不是没有因由的论述。

# 瞳子散大篇第四十五

【原文】

云师①问于岐伯曰：目病瞳子②散大者何也？

岐伯曰：必得之内热多饮也。

云师曰：世人好饮亦常耳，未见瞳子皆散大也。

岐伯曰：内热者，气血之虚也，气血虚则精耗矣。五脏六腑之精皆上注于目，瞳子尤精之所注也。精注瞳子而目明，精不注瞳子而目暗。今瞳子散大，则视物必无准矣。

云师曰：然往往视小为大也。

岐伯曰：瞳子之系通于脑，脑热则瞳子亦热，热极而瞳子散大矣。夫瞳子之精，神水也。得脑气之热，则水中无非火气，火欲爆而光不收，安得不散大乎？

云师曰：何火之虐乎？

岐伯曰：必饮火酒兼食辛热之味也。火酒大热，得辛热之味以助之，则益热矣。且辛之气散，而火酒者，气酒也，亦主散。况火酒至阳之味，阳之味必升于头面，火热之毒直归于脑中矣。脑中之精最恶散而最易散也，得火酒辛热之气，有随入随散者，脑气既散于中，而瞳子散大应于外矣。彼气血未虚者，脑气尚不至尽散也，故瞳子亦无散大之象，然目则未有不昏者也。

云师曰：善。

> **陈士铎曰**：瞳子散大，不止于酒。大约肾水不足，亦能散大。然水之不足，乃火之有余也。益其阴而火降，火降而散大者不散大也。不可悟火之虐乎？必认作火酒之一者，尚非至理。

【注释】

①云师：黄帝时的官名。

②瞳子：指瞳孔，肾之主。

【译文】

云师请问岐伯："眼睛发病后，瞳孔就会散大，这是什么原因？"

岐伯说："这当然是因为体内有热又饮水过多的原因。"

云师说："世人喜爱饮水也是平常的事，没有见到瞳孔都会因此而散大啊！"

岐伯说："体内发热，气血就会虚弱。气血一旦虚弱，精气就会被消耗掉。五脏六腑的精气都上行贯注于眼睛，瞳孔尤其是精气贯注的地方。精气上注于瞳孔，双目就明亮；如果精气不能上注于瞳孔，眼睛的视力就会变得模糊。一旦瞳孔散大，眼睛观察物体的时候必然就会不清晰了。"

云师说："然而眼睛往往会将小的物体看成大的。"

岐伯说："瞳孔与大脑相连通。如果大脑发热了，瞳孔也会发热，一旦热到了极点，瞳孔就会散大。瞳子里面的精华是神水。如果感受到脑中的热气，水中无非都是火气，火势爆发目光就不能收敛，怎么能不散大呢？"

云师说："为什么火会如此肆虐呢？"

岐伯说："必然是饮了火性酒又吃了辛热的食物。火酒热性很大，又得到辛热食物的助长，热度就会更高了。并且，辛味食物会使气发散，火性酒是气酒，也是主发散的。况且火性酒属于阳气很大的食物，阳性的食物必然会上升到头部和面部，火热的毒气就会因此直接进入脑中。而脑中的精气最怕发散，但也最容易被发散，感受到火性酒辛热之气，就会一边进入一边发散。在这种情况下，精气既然发散到脑中，那么在外的瞳孔就会与之相应而散大。而气血没有虚弱的人，脑中的精气还不至于全部发散，因此瞳孔也没有散大之象。但是眼睛则没有不昏暗的。"

云师说："好。"

陈士铎评论说：导致瞳孔散大，不仅仅是火性酒造成的。一般来说，肾水的不足，也能导致瞳孔散大。然而，肾水的不足，则说明火的有余。补益肾阴的水使火气下降，火气下降后，瞳孔也就不散大了。由此不是可以领悟到火的肆虐吗？如果认为这完全是火性酒引起的，显然是不懂道理。

第六卷

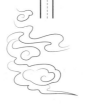

# 诊原篇第四十六

【原文】

**雷公又问于岐伯曰**：五脏六腑各有原穴<sup>①</sup>，诊之可以知病，何也？

**岐伯曰**：诊脉<sup>②</sup>不若诊原也。

**雷公曰**：何谓也？

**岐伯曰**：原者，脉气之所注也。切脉之法繁而难知，切腧<sup>③</sup>之法约而易识。

**雷公曰**：请言切腧之法。

**岐伯曰**：切腧之法，不外阴阳。气来清者阳也，气来浊者阴也。气来浮<sup>④</sup>者阳也，气来沉<sup>⑤</sup>者，阴也。浮而无者，阳将绝也；沉而无者，阴将绝也。浮而清者，阳气之生也；沉而清者，阴气之生也。浮而浊者，阴血之长也；浮而清者，阳血之长也。以此诊腧，则生死浅深如见矣。

> **陈士铎曰**：诊原法，不传久矣！天师之论，真得其要也。

【注释】

①**原穴**：脏腑的原气经过和留止的部位。十二经脉在腕、踝关节附近各有一个原穴，合为十二原穴。原穴在临床上，可以治疗各自所属脏、腑病变，也可以根据原穴的反应变化，推测脏腑

功能的盛衰。

②**诊脉**：诊脉的方法，此处虽未提及部位，但从诊原的论述，当理解为诊寸口脉法。

③**腧**：这里指原穴，因为原穴是腧穴之一。

④**浮**：指诊脉时的浮取。

⑤**沉**：指诊脉时的沉取。

【译文】

雷公请问岐伯："五脏六腑分别有各自的原穴，为什么诊断原穴就可以懂得病情呢？"

岐伯说："切脉不如诊原穴。"

雷公问："怎么理解呢？"

岐伯说："原穴是脉气贯注的地方。切脉的方法烦琐复杂，是很难掌握的，切诊原穴的方法简单易学。"

雷公问："请说明切诊原穴的方法。"

岐伯说："切诊原穴的方法，离不开阴阳。气来而清的属于阳，气来而浊的属于阴。气来而浮的属于阳，气来而沉的属于阴。浮取无脉的，说明阳气将要离绝了；沉取无脉的，说明阴气将要离绝了。气浮而清的，说明阳气发生了；气沉而清的，说明阴气发生了。气浮而浊的，说明阴血生长了；气浮而清的，说明阳血生长了。用这种方法来切诊原穴，人的生死和疾病的深浅，都会一目了然。"

陈士铎评论说：切诊原穴的方法不传于世很久了。天师的论述，确实揭示了其要义。

# 精气引血篇第四十七

【原文】

力牧<sup>①</sup>问于岐伯曰：九窍出血何也？

岐伯曰：血不归经耳。

力牧曰：病可疗乎？

岐伯曰：疗非难也，引其血之归经则瘥<sup>②</sup>矣。

力牧曰：九窍出血，脏腑之血皆出矣，难疗而曰易疗者，何也？

岐伯曰：血失一经者重，血失众经者轻。失一经者伤脏腑也，失众经者伤经络也。

力牧曰：血已出矣，何引而归之？

岐伯曰：补气以引之，补精以引之也。

力牧曰：气虚则血难摄。补气摄血，则余已知之矣；补精引血，余实未知也。

岐伯曰：血之妄行<sup>③</sup>，由肾火之乱动也。肾火乱动，由肾水之大衰也。血得肾火而有所归，亦必得肾水以济之也。夫肾水肾火如夫妇之不可离也，肾水旺而肾火自归，肾火安而各经之血自息。犹妇在家而招其夫，夫既归宅，外侮辄散，此补精之能引血也。

力牧曰：兼治之乎，抑单治之乎？

岐伯曰：先补气后补精，气虚不能摄血，血摄而精可生也。精虚不能藏血，血藏而气益旺也，故补气必须补精耳。

力牧曰：善！虽然血之妄出，疑火之祟<sup>④</sup>耳，不清火而补气，毋乃助火乎？

岐伯曰：血至九窍之出，是火尽外泄矣。热变为寒，乌<sup>⑤</sup>可再泄火乎？清火则血愈多矣。

力牧曰：善。

陈士铎曰：失血补气，本是妙理。谁知补精即补气乎？补气寓于补精之中，补精寓于补血之内，岂是泛然作论者？寒变热，热变寒，参得个中趣，才是大罗仙。

【注释】

①**力牧**：黄帝的大臣。

②瘥（chāi）：疾病痊愈。

③**血之妄行**：中医将血不循脉道运行而出血，称之为血之妄行。

④祟（suì）：作怪、为害。

⑤乌（wu）：疑问词，怎么之义。

【译文】

力牧请问岐伯："九窍出血，是什么原因呢？"

岐伯说："血不归经的缘故。"

力牧问："这种病可以治疗吗？"

岐伯说："治疗并不困难，只要引导血液回归经脉，疾病就会瘥愈。"

力牧问："如果九窍出了血，脏腑也都会出血，本来难以治疗，现在反而说容易治疗，为什么呢？"

岐伯说："如果一条经脉失血，病情就严重；如果多条经脉失血，病情就较轻。如果一条经脉失血，就会伤及脏腑；多条经脉失血，只会伤及经络。"

力牧问："血液已经流出来了，怎么才能引导其归经呢？"

岐伯说："通过补气来引导，通过补精来引导。"

力牧问："气虚使得血液难以收摄，补气摄血我已经懂得了。但补益阴精以便引导血液归经，我还不懂得。"

岐伯说："血的妄行，是因为肾火扰动所致。肾火的乱动，是因为肾水大衰引起的。血得到了肾火，就会归经，然而也必须得到肾水的相济。肾水与肾火，就像夫妇一样不可分离。如果肾水旺盛，肾火就能自然回归；如果肾火安息，各条经脉的血就能自然安息。正像妻子在家召唤丈夫一样，丈夫既然已经回家了，外来的欺侮就一下消失了，这就是补益阴精能够引血归经的缘故。"

力牧问："采用兼治的方法还是单治的方法？"

岐伯说："先补气后补精，就会导致气虚不能摄血，只有收摄了血，阴精才能产生。阴精虚弱不能藏血，只有血藏了，元气才会日益旺盛。因此补气就必须先补精。"

力牧问："好！虽然血从经脉中妄行而出，可能是火气作祟所致，如果不清火而只补气，这怎么能助长火呢？"

岐伯说："血之所以从九窍流出，是火完全外泄而导致的后果。如果热变为寒，怎么可以再泄火气呢？只有清火，因血流失或妄行所导致的各种疾病就会痊愈。"

力牧说："好。"

---

陈士铎评论说：大出血之后补气，本来是奥妙的道理。但谁又懂得补精就是补气呢？补气蕴含于补精之中，补精蕴含于补血之内，这怎么会是泛泛之论呢？寒变为热，热变为寒，参透其中的旨趣，才是真正的大罗金仙。

# 天人一气篇第四十八

【原文】

大挠①问于岐伯曰：天有转移，人气随天而转移，其故何也？

岐伯曰：天之转移，阴阳之气也；人之气亦阴阳之气也，安得不随天气为转移乎？

大挠曰：天之气分春夏秋冬，人之气恶能分四序②哉？天之气配日月支干，人之气恶能配两曜③、一旬④、十二时⑤哉？

岐伯曰：公泥于甲子以论天也。天不可测而可测，人亦不可测而可测也。天之气有春夏秋冬，人之气有喜怒哀乐，未尝无四序也；天之气有日月，人之气有水火，未尝无两曜也；天之气有甲、乙、丙、丁、戊、己、庚、辛、壬、癸，人之气有阳跷、阴跷、带、冲、任、督、阳维、阴维、命门、包络，未尝无一旬也；天之气有子、丑、寅、卯、辰、巳、午、未、申、酉、戌、亥，人之气有心、肝、脾、肺、肾、心包、胆、胃、膀胱、三焦、大小肠，未尝无十二时也；天有气，人即有气以应之，天人何殊乎？

大挠曰：天之气万古如斯，人之气何故多变动乎？

岐伯曰：人气之变动因乎人，亦因乎天也。春宜温而寒，则春行冬令矣；春宜温而热，则春行夏令矣；春宜温而凉，则春行秋令矣。夏宜热而温，则夏行春令也；夏宜热而凉，则夏行秋令也；夏宜热而寒，则夏行冬令也。秋宜凉而热，非秋行夏令乎？秋宜凉而温，非秋行春令乎？秋宜凉而寒，非秋行冬令乎？冬宜寒而温，是冬行春令矣；冬宜寒而热，是冬行夏令矣；冬宜寒而凉，是冬行秋令矣。倒行逆施在天，既变动若此，欲人脏腑中不随天变动，必不得之数⑥矣。

大挠曰：天气变动，人气随天而转移，宜尽人皆如是矣，何以有变有不变也？

岐伯曰：人气随天而变者，常⑦也。人气不随天而变者，非常⑧也。

大挠曰：人气不随天气而变，此正人守其常也，天师谓非常者，予不得其旨，请言其变。

岐伯曰：宜变而不变，常也。而余谓非常者，以其异于常人也。斯人也必平日固守元阳，未丧其真阴者也。阴阳不凋，随天气之变动，彼自行其阴阳之正令，故能不变耳。

大挠曰：彼变动者，何以治之？

岐伯曰：有余者泻之，不足者补之，郁则达之，热则寒之，寒则温之，如此而已。

陈士铎曰：天人合一，安能变乎，说得合一之旨。

【注释】

①**大挠**：黄帝的大臣。

②**四序**：以春、夏、秋、冬四季相递的次序。

③**两曜（yào）**：日和月。

④**一旬**：十天为一旬。

⑤**十二时**：即十二个时辰。一天可等分为十二个时辰，一时辰相当于现在两小时。

⑥**数**：本有责备之义，这里引申为影响、左右之义。

⑦**常**：一般的情况。

⑧**非常**：不是一般的。

大挠请问岐伯："天时有转移，人之气也随着天时而转移，这是什么原因呢？"

岐伯说："天时的转移，实际上是阴阳之气的转移。人之气也是阴阳之气，怎么能不随着天之气而转移呢？"

大挠问："天时之气可分为春、夏、秋、冬，人之气怎么能也按此顺序分为四种呢？天时之气与日月和支干相配，人之气又怎么能与日月、十天和十二个时辰相配呢？"

岐伯说："你这是拘泥于六十甲子来论述天时。天时不能测量，但也可以测量；人也不可测量，但也有可以测量。天时之气分为春、夏、秋、冬，人之气有喜、怒、哀、乐，并不是没有四时的次序；天之气有日月，人之气有水火，并不是没有日月两曜之分；天之气有甲、乙、丙、丁、戊、己、庚、辛、壬、癸之分，人之气有阳跷、阴跷、带脉、冲脉、任脉、督脉、阳维、阴维、命门、包络之分，并不是没有十个种类的划分；天之气有子、丑、寅、卯、辰、巳、午、未、申、酉、戌、亥之分，人之气有心、肝、脾、肺、肾、心包、胆、胃、膀胱、三焦、大肠、小肠之分，并不是没有十二时辰之分。天有气，人即有气与他相应，天与人又有什么差别呢？"

大挠问："天之气万古如此而不变，人之气是因为什么原因才产生那么多的变动呢？"

岐伯说："人之气的变动既是因为人自身的原因，也与天有一定的关系。春天应当温暖，但有时反而寒冷，这是因为春天行使冬令；春天应当温暖，但有时反而炎热，这是因为春天行使夏令；春天应当温暖，但有时反而凉爽，这是因为春天行使秋令。夏天应当炎热，但有时反而温暖，这是因为夏天行使春令；夏天应当炎热，但有时反而凉爽，这是因为夏天行使秋令；夏天应当炎热，但有时反而寒冷，这是因为夏天行使冬令。秋天应当凉爽，但有时反而炎热，这不是秋天行使夏令吗？秋天应当凉爽，但有时反而温暖，这不是秋天行使春令吗？秋天应当凉爽，但有时反而寒冷，这不是秋天行使冬令吗？冬天应当寒冷，但有时反而温暖，这是因为冬天行使春令；冬天应当寒冷，但有时反而炎热，这是因为冬天行使夏令；冬天应当寒冷，但有时反而凉爽，这是因为冬天行使秋令。倒行逆施在于天，天既然如此变动，想要人的脏腑不随着天时变动，必然不可能了。"

大挠问："天之气变化了，人之气也应当随着天之气而变化，应当每个人都如此啊，为什么有的人变动，有的人不变呢？"

岐伯说："人之气随着天时之气变化，一般的情况；人之气不随天时之气变化，不是一般的。"

大挠问："人之气不随天时之气变化，这正是人遵循着正常的规律，天师说不是一般的，我不明白其中的道理，请说明其中的变化。"

岐伯说："应当变化却没有变化，这是正常的。而我所说的不正常，是因为与正常人存在着差异。这类人平时必然固守元阳，这样就没有丧失真阴，阴阳之气也不会凋谢，他们会随着天气的变化，而自行遵循阴阳的正令，因此可以不变。"

大挠问："变动了的人该怎么治疗呢？"

岐伯说："对实证采取去除病邪的方法，对虚证采取补益的方法，对郁结的病症采取疏通的方法，对热证用寒凉的药物治疗，对寒证用温热的药物治疗，不过如此而已。"

陈士铎评论说：天人合一，怎么能变化呢？本篇说尽了天人合一的道理。

# 地气合人篇第四十九

【原文】

大挠问曰：天人同气，不识地气亦同于人乎？

岐伯曰：地气之合于人气，《素问》《灵枢》已详哉言之。何公又问也？

大挠曰：《内经》言地气，统天气而并论也，未尝分言地气。

岐伯曰：三才①并立，天气即合于地气，地气即合于人气，原不必分言之也。

大挠曰：地气有独合于人气之时，请言其所以合也？

岐伯曰：言其合则合，言其分则分。

大挠曰：请言人之独合于地气。

岐伯曰：地有九州②，人有九窍，此人之独合于地也。

大挠曰：《内经》言之矣。

岐伯曰：虽言之，未尝分析之也。

大挠曰：请言其分。

岐伯曰：左目合冀，右目合雍，鼻合豫，左耳合扬，右耳合兖，口合徐，脐合荆，前阴合营，后阴合幽也。

大挠曰：其病何以应之？

岐伯曰：冀之地气逆，而人之左目病焉。雍之地气逆，而人之右目病焉。豫之地气逆，而人之鼻病焉。扬之地气逆，而人之左耳病焉。兖之地气逆，而人之右耳病焉。徐之地气逆，而人之口病焉。荆之地气逆，而人之脐病焉。营之地气逆，而人之前阴病焉。幽之地气逆，而人之后阴病焉。此地气之合病气也。

大挠曰：有验有不验，何也？

岐伯曰：验者人气之漓③也，不验者人气之固④也。固者多漓者少，故验者亦少，似地气之不尽合人气也，然而合者，理也。

大挠曰：既有不验，恐非定理？

岐伯曰：医统天地人以言道，乌可缺而不全乎？宁⑤言地气，听⑥其验不验也。

大挠曰：善。

陈士铎曰：地气实合于天，何分于人乎？地气有验不验者，非分于地气，已说其合，胡必求其合哉。

【注释】

①三才：指天、地、人。《易·说卦》："是以立天之道曰阴与阳，立地之道曰柔与刚，立人之道曰仁与义。兼三才而两之，故《易》六画而成卦。"中医认为天、地、人合一，故曰三才并立。

②九州：古代中国设置的九个州，不同的典籍稍有不同，《尚书·禹贡》为：冀、豫、雍、扬、兖、徐、梁、青、荆；《尔雅·释地》中九州无青、梁，有幽、营；《周礼·夏官·职方氏》中九州无徐、梁，有幽、并，后来九州泛指中国。本篇所指九州是以《尔雅·释地》所述而言。

③漓：本义为薄，不厚、不淳、不浓。这里意为虚弱之义。

④固：强盛、坚固之义。

⑤宁：宁可、宁愿之义。

⑥听：听任、接受、承认之义。

大挠请问岐伯："天之气与人之气相同，不懂得地之气也与人之气相同吗？"

岐伯说："地之气与人之气相和，《素问》《灵枢》已经详细说明了，为什么你又会问呢？"

大挠说："《内经》说地之气，是与天之气一同来论述的，并没有分开来说明地之气。"

岐伯说："天、地、人合一，天之气即与地之气相和，地之气即与人之气相和，原本不必要分开来讨论。"

大挠说："地之气存在着单独与人之气相和的时候，请说明其相合的原因。"

岐伯说："说其相合就会相合，说其分离就会分离。"

大挠说："请说明人单独与地之气相和。"

岐伯说："地有九州，人有九窍，因此人之气单独与地之气相和。"

大挠说："《内经》已经讲了。"

岐伯说："虽然讲过了，但并没有详细分析。"

大挠问："请说明。"

岐伯说："人的左眼与冀州相合，右眼与雍州相合，鼻子与豫州相合，左耳与扬州相合，右耳与兖州相合，口与徐州相合，肚脐与荆州相合，前阴与营州相合，后阴与幽州相合。"

大挠问："发病怎么相应呢？"

岐伯说："如果冀州的地气逆行，则人的左眼发病；如果雍州的地气逆行，则人的右眼发病；如果豫州的地气逆行，则人的鼻子发病；如果扬州的地气逆行，则人的左耳发病；如果兖州的地气逆行，则人的右耳发病；如果徐州的地气逆行，则人的口唇发病；如果荆州的地气逆行，则人的肚脐发病；如果营州的地气逆行，则人的前阴发病；如果幽州的地气逆行，则人的后阴发病，这就是地气与病气的相应。"

大挠问："为什么有的应验有的不应验呢？"

岐伯说："应验的是人的体质虚弱，不应验的是人的体质强盛。如果人的体质强盛的多虚弱的少，那么应验也少。似乎地之气不能全部与人之气相应，然而两者相应，才符合道理。"

大挠问："既然有不应验的，这恐怕不是常理吧？"

岐伯说："医学要讲天、地、人合一的道理，怎么能缺少地理与人相应的理论呢？我们宁愿承认有地之气不与人之气相应的情况。"

大挠说："好。"

陈士铎评论说：地之气实际上与天之气相互配合，为什么要将其与人之气分开呢？地之气有应验的也有不应验的，并非完全是地之气所致。虽说人之气与地之气的相合，为什么一定要求他们相合呢？

# 三才并论篇第五十

【原文】

**鬼臾区问曰**：五运①之会②，以司六气③，六气之变以害五脏，是五运之阴阳，即万物之纲纪，变化之父母，生杀之本始也。夫子何以教区乎？

**岐伯曰**：子言是也。

鬼臾区退而作《天元纪》各论④，以广五运六气之义。

**岐伯曰**：鬼臾区之言大而肆乎！虽然，执鬼臾区之论概治五脏之病，是得一而失一也。

**鬼臾区曰**：何谓乎？

**岐伯曰**：五运者，五行也，谈五运即阐五行也。然五行止有五，五运变成六，明者视六犹五也，昧者⑤眩六为千矣。

**鬼臾区曰**：弟子之言非欤？

**岐伯曰**：子言是也。

**鬼臾区曰**：弟子言是，夫子有后言，请亟焚之。

**岐伯曰**：医道之大也，得子言大乃显。然而医道又微也，执子言微乃隐，余所以有后言也。虽然，余之后言，正显子言之大也。

**鬼臾区曰**：请悉言之。

**岐伯曰**：五运乘阴阳而变迁，五脏因阴阳而变动。执五运以治病，未必有合也；舍五运以治病，未必相离也。遗五运以立言，则医理缺其半；统五运以立言，则医道概其全。予故称子言之大而肆也。

**鬼臾区曰**：请言缺半之理。

岐伯曰：阴阳之气，有盈有虚；男女之形，有强有弱。盈者虚之兆，虚者盈之机，盖两相伏也；强者弱之媒，弱者强之福，盖两相倚也。合天地人以治邪，不可止执五运以治邪也；合天地人以扶正，不可止执五运以扶正也。

**鬼臾区曰**：医道合天地人者，始无弊乎？

**岐伯曰**：人之阴阳与天地相合也。阳极生阴，阴极生阳，未尝异也。世疑阴多于阳，阴有群阴，阳无二阳也，谁知阳有二阳乎？有阳之阳，有阴之阳。君火为阳之阳，相火为阴之阳。人有君火⑥相火⑦，而天地亦有之，始成其为天，成其为地也。使天地无君火，万物何以昭苏⑧？天地无相火，万物何以震动？天地之君火，日之气也；天地之相火，雷之气也。雷出于地而轰于天，日临于天而照于地。盖上下相合，人亦何独不然？合天地人以治病则得其全，执五运以治病则缺其半矣！

**鬼臾区稽首而叹曰**：大哉！圣人之言乎！区无以测师矣。

**陈士铎曰**：六气即五行之论，知五行即知六气矣。世不知五运即不知五行也；不知五行，即不知六气矣。

【注释】

①**五运**：木运、火运、土运、金运、水运的合称，即木火土金水五行五方之气的运动，它用以说明形成气候变化的地面因素，以十天干来推演其变化。

②**会**：会合，这里指五运运转一周。

③**六气**：即存在于空间的风、寒、暑、湿、燥、火六种气候变化要素，以十二地支来推演其变化。

④**《天元纪》各论**：指《内经》中专门论述五运六气的《天元纪大论》《五运行大论》《六微旨大论》《气交变大论》《五常政

大论》《六元正纪大论》《至真要大论》诸篇。

⑤昧者：愚昧、不善领悟的人。

⑥君火：本为六气之一，在六气的主气中位于二之气，在六气的客气中是子午化少阴君火。在人体指心中阳气，因心为君主之官，故名君火。

⑦相火：本为六气之一，在六气的主气中位于三之气，在六气的客气中是寅申化少阳相火。在人体一般认为相火根源发自命门，而内寄于肝、胆、三焦之内，辅助君火完成对人体的温煦、推动脏腑等各组织的活动，相火不得妄动。

⑧昭苏：使万物得到光明、苏醒。

【译文】

鬼臾区请问岐伯："五运通过交会管辖六气，而六气的变化会损害五脏。因此五运的运转和阴阳的对立统一是一切事物的根本法则，是事物变化的根源，是事物生杀的根本。天师如何就此予以指教呢？"

岐伯说："你先论述这个问题吧。"

于是，鬼臾区退下，写出了《天元纪大论》《五运行大论》《六微旨大论》《气交变大论》《五常政大论》《六元正纪大论》《至真要大论》诸篇，以推广五运六气学说。

岐伯说："鬼臾区的言论广大而偏颇！虽然如此，按照鬼臾区的论述来指导五脏之病的治疗，可能会得一而失一。"

鬼臾区问："为什么这样说呢？"

岐伯说："五运就是五行，谈论五运就是阐明五行。然而，五行只有五，而五运变成六气，聪明的人看到六气就像看到五行一样，而愚昧的人就会迷惑，看到六便以为看到了千千万万。"

鬼臾区问："弟子所说的难道错了吗？"

岐伯说："你说得也对。"

鬼臾区问："虽然弟子讲得正确，但有了老师后面的教导，请赶快把我所讲的烧掉吧！"

岐伯说："医道博大精深，你的论述使得医道大为彰显。然而医道又是精微的，执着于你的言论，精深微妙地就被埋没。这就是我讲后面的话的道理所在。尽管如此，我要说的话，正是为了彰显你所讲述的大道理。"

鬼臾区问："请详细说明。"

岐伯说："五运随阴阳而变迁，五脏因阴阳而变动。依照五运而治病，并不会必然相合；舍弃五运治病，也未必会相离。遗弃五运来说明医道，医理就缺少了一半；用五运概括地论述医道，医道的阐释才会完善。这就是为什么我说你的论述宏观而偏颇。"

鬼臾区问："请说明医理为什么会缺失一半。"

岐伯说："阴阳二气有盈余的时候，也有虚亏的时候，这就是为什么男女的形体有强盛的时候，也有衰弱的时候。盈余是虚亏的前兆，虚亏是盈余的先机，这两者是相互依存的；强盛是衰弱的表现，衰弱是强盛的体现，这两者也是相互倚靠的。天、地、人要相合才能治疗病邪，不能只执着于五运来治疗病邪；天、地、人要相合才能扶正，不能只执着五运来扶正。"

鬼臾区问："医道配合天、地、人三者，才能够没有弊端吗？"

岐伯说："人身之阴阳与天地之阴阳相合。阳发展到了极致就会生阴，阴发展到了极致就会生阳，并没有什么差异。世人总是怀疑阴多于阳，而且以为阴中阴有群阴，而阳中无二阳，又有谁懂得阳中也有二阳呢？有阳中之阳，有阴中之阳。君火为阳中之阳，相火为阴中之阳。人体中有君火和相火，而天地也有君火和相火，这样上者才能成为天，下者才能成为地。假如天地没有君火，万物又怎么会复苏呢？如果天地中没有相火，万物怎么会振兴呢？所以天地中的君火，是太阳之气；天地中的相火，是龙雷之气。雷从地中发出，而在天上轰鸣，太阳高悬在天上，而阳光普照大地，这是上下相合的体现。人自身又何尝不是如此呢？只有天、地、人相合而治病，才能是全面的理论；如果固守五运来治病，就缺少一半的道理了。"

鬼臾区说："伟大啊，圣人的言论！我根本无法测度老师的思想啊！"

> 陈士铎评论说：六气即是五行的论述，只有懂得了五行，才能懂得六气。世人不懂得五运，就是不懂得五行；不懂得五行，也就自然不懂得六气了。

## 六气循环主时

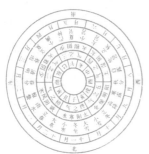

风、寒、暑、湿、燥、热六气都有一定的主司位置，它们的循环运行导致了一年节气的变化。每一气的制约之气的存在避免了任何一气的亢盛导致的灾害，保证了主岁之气盛衰有时和时序的变迁。

## 五运与三阴三阳

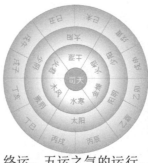

运气学说是《内经》中的重要学说。五运即五行木、火、土、金、水，分别对应初运、二运、三运、四运、终运。五运之气的运行，导致了一年四季的形成。也可以大运来代表全年的总体态势（即用一行代表一年），推测该年的气候、物候等的变化趋势。

## 五运主管四时

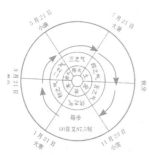

五运指的是木、火、土、金、水。五运与三阴三阳的关系如图所示。五运的运转和阴阳的对立统一是天地万物的普遍规律和根本法则。

# 五运六气离合篇第五十一

**【原文】**

鬼臾区问曰：五运与六气并讲，人以为异，奈何？

岐伯曰：五运非六气则阴阳难化，六气非五运则疾病不成，二者合而不离也。夫寒暑湿燥风火，此六气也。金木水火土，此五运也。六气分为六、五运分为五，何不可者？讵知六气可分，而五运不可分也。盖病成于六气，可指为寒、暑、湿、燥、风、火；病成于五运，不可指为金、木、水、火、土，以金病必兼水，水病必兼木，木病必兼火，火病必兼土，土病必兼金也；且有金病而木亦病，木病而土亦病，土病而水亦病，水病而火亦病，火病而金亦病也。故六气可分门以论证，五运终难拘岁①以分门，诚以六气随五运以为转移，五脏因六气为变乱，此分之不可分也。

鬼臾区曰：然则何以治六气乎？

岐伯曰：五运之盛衰随五脏之盛衰为强弱，五脏盛而六气不能衰，五脏强而六气不能弱。逢司天②、在泉③之年，寒暑湿燥风火有病有不病者，正五脏强而不弱也，所以五脏盛者，何畏运气之侵哉？

鬼臾区曰：善。

> **陈士铎曰：**六气之病，因五脏之不调也。五脏之不调即五行之不正也。调五行即调六气矣。

【注释】

①拘岁：拘，拘泥；岁，岁月。

②司天：六气的客气中位于主气三之气的部位，它是由该岁的地支所化而来，不仅主司三之气所主的时令，而且主司该岁上半年一、二、三之气气候变化。

③在泉：六气的客气中位于主气终之气的部位，它与司天相对，不仅主司终之气所主的时令，而且主司该岁下半年四、五、六（终）之气气候变化。

【译文】

鬼臾区问："五运与六气一起讲解，人们以为有差异，这该怎么办呢？"

岐伯说："五运如果偏离了六气，阴阳就难以自行流转和变化；六气如果偏离了五运，则病不能形成。所以五运和六气二者总是合为一体的，不能分离。寒、暑、湿、燥、风、火这是六气；金、木、水、火、土，这是五运。六气分为六，五运分为五，为什么不可以呢？谁又懂得六气可以分开，而五运不能分开呢？因为疾病是由于六气所引起，所以可以指明为寒、暑、湿、燥、风、火。而由五运所引起的疾病，则不能指明为金、木、水、火、土。因为金病不能生水，故连及水病；水病不能生木，故连及木病；木病不能生火，故连及火病；火病不能生土，故连及土病；土病不能生金，故连及金病。而且金病木也病，木病土也病，土病水也病，水病火也病，火病金也病。因此六气可以分门别类来论断疾病，五运终究难以拘泥岁月来分门，这是由于六气随着五运而转移，人体五脏因为六气的转换跟不上节奏致使疾病的产生，这是既可分，又不可分的缘由。"

鬼臾区问："那么该如何治疗六气所引起的疾病呢？"

岐伯说："五运的盛衰伴随着五脏的盛衰而出现强弱不同的情况。如果五脏元气旺盛，风寒暑湿燥火六气就不能使五脏产生疾病；如果五脏强盛，风寒暑湿燥火六气不能使五脏衰弱而发病。遇到司天、在泉的年份，寒、暑、湿、燥、风、火有的会引发疾病，有的不会引发疾病，这正是五脏元气旺盛而不衰弱的缘故。所以五脏元气强盛的人，又怎么会畏惧运气的入侵呢？"

鬼臾区说："好。"

陈士铎评论说：六气之所以引发疾病，是因为五脏不协调的缘故。五脏之所以不协调，则是五行之气不正所致。调理五行，就相当于调理六气了。

# 六气分门篇第五十二

【原文】

雷公问于岐伯曰：五运六气合而不离，统言之可也。何鬼臾区分言之多乎？

岐伯曰：五运不可分，六气不可合。

雷公曰：其不可合者，何也？

岐伯曰：六气之中，有暑、火之异也。

雷公曰：暑、火皆火也，何分乎？

岐伯曰：火不一也，暑外火，火内火也。

雷公曰：等火耳，火与火相合而相应也，奈何异视之？

岐伯曰：内火之动必得外火之引，外火之侵必得内火之召①也。似可合以立论，而终不可合以分门者，内火与外火异也。盖外火，君火也；内火，相火也。君火即暑，相火即火。暑乃阳火②，火乃阴火③。火性不同，乌可不区而别乎？六气分阴阳，分三阴④、三阳⑤也，三阴三阳中分阳火、阴火者，分君、相之二火也。五行概言火而不分君相，六气分言火而各配支干，二火分配而暑与火各司其权，各成其病矣。故必宜分言之也。鬼臾区之说非私言⑥也。实闻予论，而推广之。

雷公曰：予昧矣！请示世之不知二火者。

> **陈士铎曰**：五行止有一火，六气乃有二火，有二火乃分配支干矣。支干虽分，而君相二火实因六气而异。言之于不可异而异者，异之于阴阳之二火也。

**【注释】**

①召：感召。

②阳火：因暑是从外而侵入人体故谓其为阳火。

③阴火：因相火是从内而生故谓其为阴火。

④三阴：指太阴、少阴、厥阴。

⑤三阳：指太阳、阳明、少阳。

⑥私言：（鬼臾区）个人的观点。

**【译文】**

雷公请问岐伯："五运与六气相合而不分离，总体来讲是可以的。为什么鬼臾区分开来讲，这不是多余吗？"

岐伯说："五运不可分开，六气不可相合。"

雷公说："五运与六气为什么不能相合呢？"

岐伯说："六气之中，存在着暑与火的差异。"

雷公问："暑与火都是火，怎么区分呢？"

岐伯说："火不一样，暑是外火，火是内火。"

雷公问："暑与火同样都是火啊，火与火相合而相应，为什么要分别来看待呢？"

岐伯说："只有得到外火的引导，内火才能发动；只有得到内火的召唤，外火才能侵入。这似乎可以合而论之，但终究不能便于分门别类而使之相合，因为内火与外火存在着差异。外火是君火，内火是相火。君火是暑，相火是火。暑是从外而侵入人体为阳火，相火是从内而生为阴火。既然火的性质不同，怎么能不加以区别呢？六气分为阴阳，即太阴、少阴、厥阴和太阳、阳明、少阳。太阴、少阴、厥阴和太阳、阳明、少阳中分别有阳火和阴火，分别称为君火和相火。五行是概括论述火，而不分君火和相火；六气则分别论述火，并分别配合支干。在分配二火时，暑与火则各有权限，且分别引发不同的疾病。所以必须分开来论述。因此鬼臾区的说法不是个人的观点，其实是听了我的论述后再进行推广。”

雷公说：“我真的是无知呀！请以此来指示世上不懂得君火和相火的人。”

陈士铎评论说：五行中只有一种火，六气中却有两种火，有两种火才能分配支干。支干虽然分配了，君、相二火其实随着六气的不同仍然存在着差异。论述其中几乎没有差异的差异，就在于阴、阳二火之间存在差异的缘故。

# 六气独胜篇第五十三

【原文】

雍父①问曰：天地之气，阴阳尽之乎？

岐伯曰：阴阳足以包天地之气也，虽然阴阳之中变化错杂，未可以一言尽也。

雍父曰：请言其变。

岐伯曰：六气尽之矣。

雍父曰：六气是公之已言也，请言所未言。

岐伯曰：六气之中有余不足，胜复去留②，奥区言之矣。尚有一端未言也，遇司天在泉之年不随天地之气转移，实有其故，不可不论也。

雍父曰：请悉论之。

岐伯曰：辰戌之岁太阳③司天，而天柱④不能窒抑之，此肝气之胜也；己亥之岁厥阴⑤司天，而天蓬⑥不能窒抑之，此心气之胜也；丑未之岁太阴⑦司天，而天蓬不能窒抑之，此包络之气胜也；子午之岁少阴⑧司天，而天冲⑨不能窒抑之，此脾气之胜也；寅申之岁少阳⑩司天，而天英⑪不能窒抑之，此肺气之胜也；卯酉之岁阳明⑫司天，而天芮⑬不能窒抑之，此肾气之胜也。

雍父曰：司天之胜，予知之矣，请言在泉之胜。

岐伯曰：丑未之岁太阳在泉，而地晶⑭不能窒抑之，此肝胆之气胜也；寅申之岁厥阴在泉，而地玄⑮不能窒抑之，此心与小肠之气胜也；辰戌之岁太阴在泉，而地玄不能窒抑之，此包络三焦之气胜也；卯酉之岁少阴在泉，而地苍<sup>⑯</sup>不能窒抑之，此脾胃之气胜也；己亥之岁少阳在泉，而地彤<sup>⑰</sup>不能窒抑之，此肺与大肠之气胜也；子午之岁阳明在泉，而地阜<sup>⑱</sup>不能窒抑之，此肾与膀胱之气胜也。

雍父曰：予闻顺天地之气者昌，逆天地之气者亡。今不为天地所窒抑，是逆天地矣，不夭而独存何也？

岐伯曰：顺之昌者，顺天地之正气也；逆之亡者，逆天地之邪气也，顺可逆而逆可顺乎？

雍父曰：同是人也，何以能独胜乎？

岐伯曰：人之强弱不同，纵欲与节欲异也。

雍父曰：善。

陈士铎曰：天蓬、地玄独有二者，正分其阴阳也。阴阳同而神亦同者，正显其顺逆也。可见宜顺不宜逆矣。

【注释】

①雍父：黄帝的大臣名。

②有余不足，胜复去留：有余、不足、胜、复、去、留均为运气学说中的术语。某一时令当有之气过强为有余；某一时令当有之气过弱为不足；某一时令出现克己之气为胜气；某一时令被克之后，该时令之所生之气强盛，去克制曾克过自己之气，犹如子为母复仇，故为复气，如当木气值令，而有金气克制，以后木气所生之火气就会克制金气；随某一时令的过去，与该时令相应之气也退去为去；随某一时令的过去，与该时令相应之气不退去为留。

③太阳：指六气中的太阳寒水之气。

④天柱：星名，为金正之宫，于此代表在天之金气。

⑤厥阴：指六气中的己亥风木之气。

⑥天蓬：星名，为水正之宫，于此代表在天之水气。

⑦太阴：指六气中的太阴湿土之气。

⑧少阴：指六气中的少阴君火之气。

⑨天冲：星名，为木正之宫，于此代表在天之木气。

⑩少阳：指六气中的少阳相火之气。

⑪天英：星名，为火正之宫，于此代表在天之火气。

⑫阳明：指六气中的阳明燥金之气。

⑬天芮：星名，为土正之宫，于此代表在天之土气。

⑭地晶：西方金司，于此代表在地之金气。

⑮地玄：北方水司，于此代表在地之水气。

⑯地苍：东方木司，于此代表在地之木气。

⑰地彤：南方火司，于此代表在地之火气。

⑱地阜：中央土司，于此代表在地之土气。

【译文】

雍父问道："天地之气，用阴阳可以阐释清楚吗？"

岐伯说："阴阳足以包括天地之气。然而阴阳之中的变化错综复杂，一两句话很难说清楚。"

雍父问："请说明其中的变化。"

岐伯说："六气此前已经讲清楚了。"

雍父问："六气您确实已经讲过了，请说一说没有讲过的。"

岐伯说："六气之中存在着有余和不足以及胜复与去留。对此，鬼臾区已经讲过了。但还有一处没有讲到，遇到司天、在泉的年份，之所以不随天地之气转移，其中是有原因的，这不能不加以论述。"

雍父问："请予以详细论述。"

岐伯说："甲辰、丙辰、戊辰、庚辰、壬辰、甲戌、丙戌、戊戌、庚戌、壬戌十个年份太阳寒水司天，金气不能抑制他，肝气就会胜复；乙巳、丁巳、己巳、辛巳、癸巳、乙亥、丁亥、己亥、辛亥、癸亥十个年份厥阴风木司天，水气不能抑制他，心气就会胜复；乙丑、丁丑、己丑、辛丑、癸丑、乙未、丁未、己未、辛未、癸未十个年份太阴湿土司天，水气不能抑制他，包络之气就会胜复；甲子、丙子、戊子、庚子、壬子、甲午、丙午、戊午、庚午、壬午十个年份少阴君火司天，木气不能抑制他，脾气就会胜复；甲寅、丙寅、戊寅、庚寅、壬寅、甲申、丙申、戊申、庚申、壬申十个年份少阳相火司天，火气不能抑制他，肺气就会胜复；乙卯、丁卯、己卯、辛卯、癸卯、乙酉、丁酉、己酉、辛酉、癸酉十个年份阳明燥金司天，土气不能抑制他，肾气就会胜复。"

雍父问："司天的胜复，我已经懂得了，请说明在泉的胜复。"

岐伯说："乙丑、丁丑、己丑、辛丑、癸丑、乙未、丁未、己未、辛未、癸未十个年份太阳寒水在泉，金气不能抑制他，肝胆之气就会胜复；甲寅、丙寅、戊寅、庚寅、壬寅、甲申、丙申、戊申、庚申、壬申十个年份厥阴风木在泉，水气不能抑制他，心与小肠之气就会胜复；甲辰、丙辰、戊辰、庚辰、壬辰、甲戌、丙戌、戊戌、庚戌、壬戌十个年份太阴湿土在泉，水气不能抑制他，包络三焦之气就会胜复；乙卯、丁卯、己卯、辛卯、癸卯、乙酉、丁酉、己酉、辛酉、癸酉十个年份之年少阴君火在泉，木气不能抑制他，脾胃之气就会胜复；乙巳、丁巳、己巳、辛巳、癸巳、乙亥、丁亥、己亥、辛亥、癸亥十个年份少阳相火在泉，火气不能抑制他，肺与大肠之气就会胜复；甲子、丙子、戊子、庚子、壬子、甲午、丙午、戊午、庚午、壬午十个年份阳明燥金在泉，土气不能抑制他，肾与膀胱之气就会胜复。"

雍父问："我听说天地之气正常，人身之气又完全顺应就长寿；天地之气异常，人身之气不能随之有相应的反映，而有与之相逆，遭受其害就夭折。如今不能被天地所节制，这是逆天地而行了，反而不夭亡而独存，为什么？"

岐伯说："顺从其就可以存在和发展，是顺天地的正气；违抗其就叫你夭亡，是逆天地的邪气。这不是顺可以变为逆、逆也可以变为顺吗？"

雍父问："同样是人，为什么有的人却独能够胜任呢？"

岐伯说："人的体质强弱不同，放纵性欲与节制性欲存在着差异。"

雍父说："好。"

陈士铎评论说：天蓬与地玄之所以分为两个，就是为了区分其中的阴阳。阴阳相同而神也相同，正显示出他们顺逆不同的特性。可见应当顺应而不应当悖逆。

# 三合篇第五十四

【原文】

雷公问曰：寒暑燥湿风火，此六气也。天地之运化何合于人而生病？

岐伯曰：五行之生化也。

雷公曰：人之五脏分金木水火土，彼此有胜负。而人病，此脏腑之自病也，何关于六气乎？

岐伯曰：脏腑之五行即天之五行、地之五行也，天地人三合而生化出矣。

雷公曰：请问三合之生化。

岐伯曰：东方生风，风生木，木生酸，酸生肝，肝生筋，筋生心；在天为风，在地为木，在体为筋，在气为柔①，在脏为肝；其②性为暄③，其德④为和⑤，其用为动⑥，其色为苍，其化为荣，其虫毛⑦，其政⑧为散，其令宣发，其变摧拉，其眚⑨陨落，其味为酸，其志为怒；怒伤肝，悲胜怒，风伤肝，燥胜风，酸伤筋，辛胜酸，此天地之合人肝也。

南方生热，热生火，火生苦，苦生心，心生血，血生脾；在天为热，在地为火，在体为脉，在气为炎，在脏为心；其性为暑，其德为显，其用为燥，其色为赤，其化为茂，其虫羽，其政为明，其令郁蒸，其变炎烁，其眚燔焫⑩，其味为苦，其志为喜；喜伤心，恐胜喜，热伤气，寒胜热，苦伤气，咸胜苦，此天地之合人心也。

中央生湿，湿生土，土生甘，甘生脾，脾生肉，肉生肺；在天为湿，在地为土，在体为肉，在气为充，在脏为脾；其性静坚，其德为濡，其用为化，其色为黄，其化为盈，其虫倮，其政为谧⑪，其令云雨，其变动注，其眚淫溃，其味为甘，其志为思；思伤脾，怒胜思，湿伤肉，风胜湿，甘伤脾，酸胜甘，此天地之合人脾也。

西方生燥，燥生金，金生辛，辛生肺，肺生皮毛；在天为燥，在地为金，在体为皮毛，在气为成，在脏为肺；其性为凉，其德为清⑫，其用为固，其色为白，其化为敛，其虫介，其政为劲，其令雾露，其变肃杀，其眚苍落，其味为辛，其志为忧；忧伤肺，喜胜忧，热伤皮毛，寒胜热，辛伤皮毛，苦胜辛，此天地之合人肺也。

北方生寒，寒生水，水生咸，咸生肾，肾生骨髓，髓生肝；在天为寒，在地为水，在体为骨，在气为坚，在脏为肾；其性为凛，其德为寒，其用为藏，其色为黑，其化为肃，其虫鳞，其政为静，其令为寒，其变凝冽，其眚冰雹，其味为咸，其志为恐；恐伤肾，思胜恐，寒伤血，燥胜寒，咸伤血，甘胜咸，此天地之合人肾也。五脏合金木水火土，斯化生之所以出也。天地不外五行，安得不合哉？

雷公曰：五行止五，不应与六气合也。

岐伯曰：六气即五行也。

雷公曰：五行五而六气六，何以相合乎？

岐伯曰：使五行止五，则五行不奇⑬矣。五行得六气，则五行之变化无穷。余所以授六气之论，而鬼臾区乃肆言⑭之也。

雷公曰：六气之中，各配五行，独火有二，此又何故？

岐伯曰：火有君相之分耳，人身火多于水，五脏之中无脏非火也，是以天地之火亦多于金木水土也，正显天地之合于人耳。

雷公曰：大哉言乎！释蒙解惑，非天师之谓欤？请载登《六气》之篇。

> **陈士铎曰**：五行不外五脏，五脏即六气之论也。因五行止有五，惟火为二，故六气合二火而论之，其实合五脏而言之也。

【注释】

①**在气为柔**：物体有刚有柔，金玉土石是刚的物体，草木倮虫是柔的形体。

②**性**：指气候性质的寒热温凉。

③**暄**：温暖之义。

④**德**：为各种具体事物的特殊性质或特殊规律。

⑤**和**：指平和、温和，此处可理解为气候上不冷不热。

⑥**其用为动**：指风、木、筋、肝等其作用均与运动密切相关。

⑦**其虫毛**：身上多毛动物，其胎孕生长与温和气候和多风季节以及地区有一定关系。

⑧**政**：职能。

⑨**眚**：过失，此指灾害。

⑩**燔焫**：焚烧之义。

⑪**谧**：安宁、平静之义。

⑫**清**：清，清肃、清爽。

⑬**奇**：奇妙。

⑭**肆言**：其言语轻慢，没有认真深入。

【译文】

雷公问："寒、暑、燥、湿、风、火，这是六气，天地的运气为什么会与人身相合而导致人生病呢？"

岐伯说："这是五行的生克变化的缘故。"

雷公问："人的五脏分为金、木、水、火、土，彼此存在着生克关系。然而，人之所以得病，是因为脏腑自行发病所致，为什么会与六气有关呢？"

岐伯说："脏腑的五行就是天的五行和地的五行，天、地、人三者相合，然后变化就出现了。"

雷公问："请问天、地、人三合的变化。"

岐伯说："东方应春而生风，春风能使木类生长，木类生酸味，酸味养肝气，筋为肝所主，酸味物质养筋，肝藏血又能滋养心脏；在天成为风，在地成为木，在人体为筋，风木之气可使万物柔和，其在内脏为五脏中的肝，风木之气性质温暖，德性属于平和，功能特点为主动，颜色为苍青，变化结果是使万物繁荣，和风木之气相对应的动物为毛虫，作用是升散，所主的时令气候特点是宣发，异常变动会摧折自然界万物，所产生的灾害可以使草木折损败坏，春天以酸味为养，人的情志易怒；愤怒过度，肝就会受到伤害，但悲伤可以克制，风气太过会伤肝脏，燥金能克制风气，酸味太过会伤筋，辛味可克制酸味，这是天地与人的肝脏相合。

南方阳气旺盛而产生热气，热盛则生火，火气能生苦味，苦味可滋养心脏，心脏能生血脉，血脉可滋养脾脏；在天为六气中的热气，在地为五行中的火气，在人体为脉，火热之气可使万物生长繁茂，在脏腑为心；火热之气性质为暑热，德性属于光华显明，功能特点为躁动，颜色为红色，变化结果是使自然界万物繁茂，和火热之气对应的动物为羽虫，作用是光明普照，所主的时令气候特点为蒸腾，变动属炎热，所产生的灾害是大火焚烧，夏天以苦味为养，人的情志易喜；欢喜过度，心就会受到伤害，惊恐可以克制，大热会耗损正气，寒水能克制大热，苦味太过会伤气，咸味可中和苦味，这是天地与人的心脏相合。

中央气候多雨而产生湿气，湿气能助长滋养万物的土气，土气能生甜味，甜味可滋养脾脏，脾脏能使肌肉生长旺盛，肌肉可滋养肺脏；在天为六气中的湿气，在地为五行中的土气，在人体为肌肉，湿气可使自然界万物充实，在内脏为五脏中的脾脏；属性为沉静、兼容，品德为濡润，功能特点为化生万物，颜色为黄色，变化结果是使万物盈满，和湿土之气相对应的动物为裸虫，作用是安静，所主的时令气候特点是布云施雨，异常变动为久雨不停，所产生的灾害为暴雨土崩而洪水泛滥，长夏以甜为养，人的情志易思；思虑过度，脾就会受到伤害，大怒可以克制，湿气太过会伤肌肉，风木能克制，甜味太过会伤脾脏，酸味能中和甜味，这是天地与人的脾脏相合。

西方产生燥气，燥气能助长清凉的金气，金气能生辛味，辛味能滋养肺脏，肺气能滋养皮肤和须发；在天为六气中的燥气，在地为五行中的金气，在人体为皮毛，燥金之气可使自然界万物收成，其在内脏为五脏中的肺脏；属性为凉爽，品德为清静，功能特点为坚固，颜色为白色，生化为收敛，相对应的虫为介虫，作用为刚强迅疾，所主的时令多雾露，变化结果是使自然界万物收敛，所产生的灾害为草木苍老凋零，秋天以辛为养，人的情志易忧；忧伤过度，肺就会受到伤害，喜能可以克制，燥气太过会伤皮肤和须发，湿土能可以克制，辛味太过会伤皮肤和须发，苦味能中和辛味，这是天地与人的肺脏相合。

北方阴气旺盛而产生寒气，寒气能助长水，水能生咸味，咸味能滋养肾脏，肾脏生骨髓，骨髓滋养肝脏；在天为六气中的寒气，在地为五行中的水气，在人体为骨骼，寒水之气可使自然界万物坚凝，其在内脏是五脏中的肾脏；属性为凛寒，品德为寒凉，功能特点为闭藏，颜色为黑色，变化结果是使自然界万物肃静，和寒水之气相对应的动物为鳞虫，作用是清冷，所主的时令气候特点为寒凝，寒水之气的异常变动是寒甚冰冻，所产生的灾害为冰雹逆时而降，冬天以咸为养，人情志易恐惧；恐惧过度，肾就会受到伤害，思可以克制，寒气太过会伤血脉，燥火能克制，咸味太过会伤血脉，甜味能中和咸味，这是天地与人的肾脏相合。五脏分别与金木水火土相合，这是变化产生的原因，天地无非就是五行，怎么会不相合呢？"

雷公问："五行只有五气，不应当与六气相合啊！"

岐伯说："六气就是五行。"

雷公问："五行只有五而六气有六，怎么相合呢？"

岐伯说："假如五行只有五，那么五行也就不神奇了。五行得到六气的配合，五行才能变化无穷。这就是我之所以传授六气的原因，而鬼臾区言语轻慢，没有认真深入。"

雷公问："六气分别配合一种五行，惟独火有两个，这又是什么原因呢？"

岐伯说："火有君火和相火的分别，人身中火多于水，五脏之中没有哪一个脏中没有火，因此天地之火比金、木、水、土多，这正显示了天地与人相合的道理。"

雷公说："这些话的道理真大啊！解释蒙昧与疑惑，除了天师还有谁呢？请登载在《六气篇》。"

> 陈士铎评论说：五行不外乎五脏而已，五脏也就是六气的论述。因为五行只有五种，惟独火有两类，因此六气配合两类火来论述，其实就是与五脏结合起来论述。

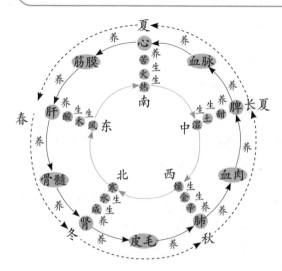

## 五气对人的影响

自然界中的风、热、湿、燥、寒五气依次交替主时。气的来临，如果与时令之气相一致，则为正气，与时令之气不一致，则为邪气。五气对人的影响如图所示。五气对疾病变化的影响是，如果来气与时令之气相一致，则病轻微；如果来气与时令之气不相合，则病严重。

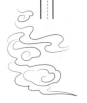

第七卷

# 四时六气异同篇第五十五

【原文】

天老问曰：五脏合五时①，六经②应六气③，然《诊要经终篇》以六气应五脏④而终于六经，《四时刺逆从论》以六经应四时⑤而终于五脏，《诊要篇》以经脉之生于五脏而外合于六经，《四时刺逆从论》以经脉本于六气而外连于五脏，何也？

岐伯曰：人身之脉气，上通天，下合地，未可一言尽也，故彼此错言⑥之耳。

天老曰：章句同而意旨异，不善读之，吾恐执而不通也。

岐伯曰：医统天地人以立论。不知天，何知地？不知地，何知人？脉气循于皮肉筋骨之间，内合五行，外合六气，安得一言而尽乎？不得不分之，以归于一也。

天老曰：请问归一⑦之旨。

岐伯曰：五时之合五脏也，即六气之合五脏也；六气之应六经也，即五时之应六经也。知其同，何难知异哉！

天老曰：善。

> 陈士铎曰：何尝异，何必求同；何尝同，不妨言异。人惟善求之可耳。

①**五时**：即春、夏、长夏、秋、冬。

②**六经**：即太阳、少阳、阳明、太阴、少阴、厥阴六经。

③**六气**：即风、寒、暑、湿、燥、火六气。

④**六气应五脏**：《诊要经终篇》说："正月二月，天气始方，地气始发，人气在肝；三月四月，天气正方，地气定发，人气在脾；五月六月，天气盛，地气高，人气在头；七月八月，阴气始杀，人气在肺；九月十月，阴气始冰，地气始闭，人气在心；十一月十二月，冰复地气合，人气在肾。"即一年每两个月之气对应五脏之气为六气应五脏。

⑤**六经应四时**：据《四时刺逆论篇》为六经的经气有余不足的病变，配合逆四时而刺的诸种病变。

⑥**错言**：即彼此交错不同的说法，并非是错误之说法。

⑦**归一**：返回到一处。

【译文】

**天老问道**："五脏配合五时，六经对应六气，然而《素问·诊要经终篇》以六气对应五脏而终结于六经，《素问·四时刺逆从论》以六经对应四时而终结于五脏，《素问·诊要经终篇》以经脉生于五脏而在外与六经相合，《素问·四时刺逆从论》认为脉的根本在六气而在外连接到五脏，这是为什么呢？"

**岐伯说**："人身的脉气，在上与天相通，在下与地相合，不能用一句话说清楚。因此相互综合进行论述。"

**天老说**："《黄帝内经》虽然章句相同，但是意思有差别，不善于阅读的人，恐怕很难融会贯通。"

**岐伯说**："医道以天、地、人为基础统一立论。不懂得天的人怎么懂得地？不懂得地的人怎么懂得人？经脉之气循行在皮肉筋骨之间，在内与五行相合，在外与六气相合，怎么能一句话讲得完呢？因此，不得不将他们分别加以论述，最后再将其合而为一。"

天老说："请问合而为一的道理。"

岐伯说："五时与五脏相合，也就是六气与五脏相合；六气对应于六经，也就是五时对应于六经。如果懂得他们的相同之处，也就不难懂得他们的差异了。"

天老说："好。"

> 陈士铎评论说：何尝会有差异，何必要求他们相同；何尝会有相同，不妨说明他们的差异。人只要善于求索，没有实现不了的目标的！

# 司天在泉分合篇第五十六

【原文】

雷公问曰：问曰：司天在泉①，二气相合，主岁②何分？

岐伯曰：岁半以上，天气主之；岁半以下，地气主之。

天老曰：司天之气主上半岁乎？在泉之气主下半岁乎？

岐伯曰：然。

天老曰：司天之气何以主上半岁也？

岐伯曰：春夏者，天之阴阳也，阳生阴长③，天之气也，故上半岁主之。

天老曰：在泉之气何以主下岁也？

岐伯曰：秋冬者，地之阴阳也，阴杀阳藏④，地之气也，故下半岁主之。

天老曰：一岁之中，天地之气截然分乎？

岐伯曰：天地之气，无日不交。司天之气始于地之左，在泉之气本乎天之右，一岁之中，互相感召⑤，虽分而实不分也。

天老曰：然则，司天在泉何必分之乎？

岐伯曰：不分言之，则阴阳不明，奚以得阴中有阳、阳中有阴之义乎。司天之气始于地而终于天，在泉之气始于天而终于地，天地升降环转不息，实有如此，所以可合而亦可分之也。

天老曰：司天之气何以始于地？在泉之气何以始于天乎？

岐伯曰：司天之气始于地之左⑥，地中有天也；在泉之气始于天之右⑦，天中有地也。

天老曰：善。

【注释】

①**司天在泉**：为五运六气的一部分。司天，象征在上，表示上半年之气候情况；在泉，象征在下，表示下半年之气候情况。如子、午年，是少阴君火司天，阳明燥金在泉；卯、酉年，为阳明燥金司天，少阴君火在泉。

②**岁**：年，周代以前称年为岁，取岁星运行一次之意。

③**阳生阴长**：阳气日渐旺盛，阴气日渐成长，即春至夏虽天气日渐转暖，但至夏阳热最旺，然阴气亦始成长，以夏至之日为分界节气。

④**阴杀阳藏**：秋冬肃杀之气为阴杀，真阳之气藏匿不泄为阳藏。

⑤**感召**：相互感应招召，即既有无形之气的感应，又有有形之物之招召。

⑥**左**：左为阳，司天为在上，故为阳。

⑦**右**：右为阴，在泉为在下，故为阴。

【译文】

天老问："司天与在泉二气相互配合，所主管的一年该怎么区别呢？"

岐伯说："上半年由司天的天气主管，下半年由在泉的地气主管。"

天老问："意思是说司天之气主管上半年吗？在泉之气主管下半年吗？"

岐伯说："对的。"

天老问："为什么司天之气主管上半年呢？"

岐伯说："春天和夏天代表天气的阴阳。阳气日渐旺盛，阴气日渐成长，就是天之气，因此司天之气主管上半年。"

天老问："为什么在泉之气主管下半年呢？"

岐伯说："秋天和冬天代表地气的阴阳。阴气肃杀，阳气藏匿不泄，就是地之气，因此在泉之气主管下半年。"

天老问："一年之中，天气与地气会截然分开吗？"

岐伯说："天气与地气，没有一天不相交。司天之气起始于地气的左边，在泉之气起始于天气的右边，一年之中互相感应和召唤，虽然形式上分开，但实际上却并未分开。"

天老说："那么司天和在泉又何必分开呢？"

岐伯说："如果不分开来论述，阴阳就会不明，怎么使人能够明白阴中有阳、阳中有阴的含义呢？司天之气起始于地而终止于天，在泉之气起始于天而终止于地，天气与地气始终不息地上下升降，环转不停，其实正是如此。正因为如此，司天和在泉既可以相合，也可以分开。"

天老问："为什么司天之气会起始于地？为什么在泉之气会起始于天？"

岐伯说："司天之气起始于地气的左侧，这是地中有天的体现；在泉之气起始于天气的右侧，这是天中有地的体现。"

天老说："好。"

陈士铎评论说：只有将司天和在泉与天地结合起来论述，才是完善的论述天地啊！

# 从化篇第五十七

【原文】

天老问曰：燥从热发，风从燥起，埃从风生，雨从湿注，热从寒来，其故何欤？

岐伯曰：五行各有胜①，亦各有制②也。制之太过，则受制者应之，反从其化也。所以热之极者，燥必随之，此金之从火也③；燥之极者，风必随之，此木之从金也；风之极者，尘霾随之，此土之从木也；湿蒸之极者，霖雨随之，此水之从土也；阴寒之极者，雷电随之，此火之从水也。乃承制相从之理，何足异乎？

天老曰：何道而使之不从④乎？

岐伯曰：从火者润其金乎，从金者抒其木乎，从木者培其土乎，从土者导其水乎，从水者助其火乎，毋不足，毋有余，得其平而不从矣。

天老曰：润其金而金仍从火，抒其木而木仍从金，培其土而土仍从木，导其水而水仍从土，助其火而火仍从水，奈何？

岐伯曰：此阴阳之已变，水火之已漓，非药石针灸之可疗也。

陈士铎曰：言浅而论深。

【注释】

①胜：相生，如木生火，火生土，土生金，金生水，水生木

252

为相生即相生关系。即《内经》所谓："所不胜""所胜"，即"克我"者为"所不胜"，"我克"者为"所胜。"

②**制**：相克如木克土、土克水、水克火、火克金、金克木为相制即相克关系。

③**热之极者，燥必随之，此金之从火也**：热属火，火之极，燥属金，燥金随之而发生，这就是金侮火。以下几句"燥之极者……"亦类此释之。

④**不从**：不出现这种异常的相克现象。

【译文】

**天老问**："燥是从热生发的，风是从燥源起的，尘埃是从风生发的，雨是从湿气下注的，热是从寒来，是什么原因呢？"

**岐伯说**："五行各有其优胜之处，也各有其制约的因素。制约太过，那么被制约的一方就会适应，反而随着制约的一方产生变化。因此，热属火，火之极，燥属金，燥金随之而发生，这就是金侮火；燥属金，金之极，风属木，风木随之而发生，这就是木侮金；风属木，木之极，尘霾属土，湿土随之而发生，这就是土侮木；湿蒸属湿土，湿热熏蒸之极，霖雨属水，大雨随之而发生，这就是水侮土；阴寒属水，水之极，雷电属火，雷火随之而发生，这就是火侮水。这是承接与制约相互跟随的道理，有什么值得怪异的呢？"

**天老问**："有什么方法可以使他不出现这种异常的相克现象呢？"

**岐伯说**："肺金侮心火的养阴生津以润肺燥，肝木侮肺金的疏解气机以解肝郁，脾土侮肝木的培养脾土以养后天，肾水侮脾土的导水下引以利水湿，心火侮肾水的助阳益火以化气利水，不要不足，也不要有余，得到平气就不会反克了。"

**天老问**："滋润肺气而肺仍然侮心，疏解肝气而肝仍然侮肺，培植脾气而脾仍然侮肝，疏导肾气而肾仍然侮脾，助长心气而心仍然侮肾，怎么办呢？"

岐伯说："这是阴阳已经产生了变化，水火已经分离，这种情况，并非可以用药物、砭石、针灸治疗了。"

陈士铎评论说：语言虽然浅近，但道理却非常深奥。

# 冬夏火热篇第五十八

【原文】

胡孔甲问于岐伯曰：冬令严冷凛冽之气逼人肌肤，人宜畏寒①，反生热证，何也？

岐伯曰：外寒则内益②热也。

胡孔甲曰：外寒内热，人宜同病，何故独热？

岐伯曰：肾中水虚，不能制火，因外寒相激③而火发也。人身无脏非火，无腑非火也，无不藉肾水相养。肾水盛④则火藏，肾水涸则火动。内无水养则内热已极，又得外寒束之，则火之郁气一发，多不可救。

胡孔甲曰：火必有所助而后盛，火发于外，外无火助，宜火之少衰⑤，乃热病发于夏转轻，发于冬反重，何也？

岐伯曰：此正显火郁之气也。暑日气散而火难居，冬日气藏而火难泄⑥。难泄而泄之，则郁怒之气所以难犯而转重也。

胡孔甲曰：可以治夏者治冬乎？

岐伯曰：辨其火热之真假⑦耳，毋论冬夏也。

胡孔甲曰：善。

陈士铎曰：治郁无他治之法，人亦治郁而已矣。

①**人宜畏寒**：即人应当出现畏寒之象。

②**益**：更加，如精益求精。

③**激**：激发使之奋起，如激励。

④**盛**：充盛。

⑤**衰**：衰减、衰退。

⑥**泄**：散发；发泄。

⑦**火热之真假**：热之真假。热有内热、外热。真热即外热与内热，又称实热与虚热；假热即真寒假热，阴寒内盛，格阳于外，反见热象。

【译文】

**胡孔甲请问岐伯**："冬天刺骨的寒气侵逼人体的肌肤，人体应当出现畏寒的症状，如今反而出现发热的症状，这是为什么呢？"

**岐伯说**："外面天气寒冷，人体内部热气就会更加严重。"

**胡孔甲问**："体外寒冷，体内发热。在这种情况下，人们应当同时发病，但为什么只有一些人会发热，而不是全体都发热呢？"

**岐伯说**："这是因为肾水虚弱，不能制伏火热之气，又因为外来寒气的刺激，从而使内热发生。人身的五脏无非是火，六腑无非也是火，没有哪个脏腑不是凭借肾水来滋养的。如果肾水旺盛，火气就会隐藏在身体中；如果肾水干涸，火气就会妄动。体内没有水的滋养，且内热已达到极点，又遇到外寒来束缚，那么火的郁气一旦发动，大多情况下就不能挽救了。"

**胡孔甲问**："火必然因有所助长才会充盛。火发生在外，如果外没有火的帮助，火就应当衰退。但内热病发生在夏天的时候比较轻，而发生在冬天的时候反而比较严重，这是为什么呢？"

**岐伯说**："这正是显示火的郁气。在暑热的夏季，真气容易发散，火气难以滞留在身内；冬天真气内藏，火气难以散发。如果难以散发而勉强散发了，那么郁怒之气因此难以制伏，转而加重。"

胡孔甲问："可以用治疗夏天火热的方法来治疗冬天的火热吗？"

岐伯说："治疗时只需辨别火热的真与假即可，不必论冬天和夏天。"

胡孔甲说："好。"

陈士铎评论说：治疗郁热并没有其他特殊的方法，也只是努力解除郁热而已。

# 暑火二气篇第五十九

【原文】

祝融问于岐伯曰：暑与火皆热证也，何六气分为二乎？

岐伯曰：暑病成于夏，火病四时皆有，故分为二也。

祝融问曰：火病虽四时有之，然多成于夏，热蕴于夏而发于四时，宜暑包<sup>①</sup>之矣。

岐伯曰：火不止<sup>②</sup>成于夏，四时可成也。火宜藏不宜发，火发于夏日者，火以引火也。其在四时虽无火之可发，而火蕴结于脏腑之中，每能自发，其酷烈之势较外火引之者更横<sup>③</sup>，安可谈暑而不谈火乎。

祝融曰：火不可发也，发则多不可救，与暑热之相犯有异乎？

岐伯曰：暑与火热同而实异也。惟其不同，故夏日之火，不可与春秋冬之火共论；惟其各异，即夏日之暑<sup>④</sup>不可与夏日之火<sup>⑤</sup>并举也。盖火病乃脏腑自生之热，非夏令暑热所成之火，故火症生于夏，仍是火症，不可谓火是暑，暑即是火也。

祝融曰：暑、火非一也，分二气宜矣。

陈士铎曰：暑与火不可并论，独吐至理。

【注释】

①包：包容，藏。

②止：只，仅。

③横：粗暴，凶猛。

④夏日之暑：夏季暑邪。

⑤夏日之火：夏季火热之邪。

【译文】

祝融请问岐伯："暑热与火热都是热证，为什么在六气中要分为两种呢？"

岐伯说："暑热的病只发生在夏天，火热的病一年四季都有发生，因此分为两种。"

祝融问："火热的病虽然一年四季都有，但多数是发生在夏天，火热蕴藏在夏天而发生在四季，应当包括暑热了。"

岐伯说："火热病不只发生在夏天，一年四季都可以发生。火气应当蕴藏而不应当发泄。火热发生在夏天，是因为有火来引火的缘故。在四季中虽然没有火来引发，但火热蕴结于脏腑之中，经常能够自动发生，其酷烈之势与外来之火引发的情势相比，情况更为凶猛，怎么可以只谈论暑热而不谈论火热呢？"

祝融问："火热之气不能发作，发作后多数不能救治。这与暑热的侵犯有差异吗？"

岐伯说："暑热与火热似乎相同，其实是有差异的。正因为存在差异，因此夏天的火不能与春、秋、冬的火一起来论述。正因为存在差异，夏季暑邪就不能与夏季火热之邪一起论述。这是因为火热病是脏腑自生的热气，不是夏季暑邪所形成的火气，因此火证发生在夏天仍然是火证，不能认为火就是暑，也不能认为暑就是火。"

祝融说："暑与火确实不是一种，应当分为两种。"

**陈士铎评论说**：暑热与火热不能相提并论，但关键的道理则在这里得到独特的论述。

# 阴阳上下篇第六十

【原文】

常伯<sup>①</sup>问于岐伯曰：阳在上、阴在下，阳气亦下行乎？

岐伯曰：阴阳之气上下相同，阳之气未尝不行于下也。

常伯曰：寒厥<sup>②</sup>到膝不到巅<sup>③</sup>，头痛到巅不到膝，非阴气在下，阳气在上之明验乎？

岐伯曰：阴气生于阳，阳气生于阴，盖上下相通无彼此之离也，阳气从阴出于经脉之外，阴气从阳，入于经脉之中，始得气血贯通，而五脏七腑无不周遍也。寒厥到膝，阳不能达也，非阳气专在上而不在下也；头痛到巅，阴不能降也，非阴气专在下而不在上也。天地不外阴阳，天地之阴阳不交，则寒暑往来，收藏生长咸<sup>④</sup>无准实，人何独异哉？

> 陈士铎曰：阳宜达，阴宜降也。二者相反，则达者不达，降者不降矣。论理阳之达有降之势，阴之降有达之机，总贵阴阳之不可反也。

【注释】

①**常伯**：指帝王左右的近臣。

②**寒厥**：厥证之一，指阳虚阴盛而引起的厥证。

③**巅**：为头顶部。

④咸：都，皆。

【译文】

常伯请问岐伯："阳气在上，阴气在下，阳气也能够下行吗？"

岐伯说："阴阳之气上下相同，阳气并不是不能下行。"

常伯问："阳虚阴盛而引起的厥证到膝盖而不上行到头顶，头痛到头顶不下到膝盖，这难道不是阴气在下，阳气在上的明证吗？"

岐伯说："阴气以阳气的存在为自己存在的前提，阳气以阴气的存在为自己存在的前提，因为上下相通，彼此不相分离。阳气从阴出于经脉之外为卫气，阴气从阳入于经脉之中为营气，才能气血贯通，从而使五脏七腑没有不通畅的。寒厥之症之所以只发展到膝盖，是阳气不能到达的缘故，并不是阳气专在上而不在下的原因；头痛发生在头顶，这是阴气不能下降的缘故，并不是阴气专在下而不在上的原因。天地之中存在的不外乎阴阳二气，如果天地之中的阴阳之气不交，那么寒暑往来、收藏生长都没有准则了，人又怎么会惟独有差异呢？"

　　陈士铎评论说：阳气应当上升，阴气应当下降。如果二者相反，那么应当上升的不上升，应当下降的就不下降了。从道理上来讲，阳气的上升也有着下降的趋势，阴气的下降也有着上升的动机。总之，重要的是阴阳的运行不能完全相反。

# 营卫交重篇第六十一

【原文】

雷公曰：阳气出于卫气<sup>①</sup>，阴气出于营气<sup>②</sup>。阴主死，阳主生。阳气重于阴气，宜卫气重于营气矣。

岐伯曰：营卫交重也。

雷公曰：请问交重之旨。

岐伯曰：宗气<sup>③</sup>积于上焦<sup>④</sup>，营气出于中焦<sup>⑤</sup>，卫气出于下焦<sup>⑥</sup>。盖有天地，有阳气，有阴气。人禀天地之二气，亦有阴阳。卫气即阳也，由下焦至中焦，以升于上焦，从阴出阳也；营气即阴也，由中焦至上焦，以降于下焦，从阳入阴也。二气并重，交相上下，交相出入，交相升降，而后能生气于无穷也。

雷公曰：阴阳不可离，予既已知之矣，但阴气难升者谓何？

岐伯曰：阴气精专<sup>⑦</sup>，必随宗气以同行于经隧之中，始于手太阴肺经太渊穴，而行于手阳明大肠经、足阳明胃经、足太阴脾经、手少阴心经、手太阳小肠经、足太阳膀胱经、足少阴肾经、手厥阴心包经、手少阳三焦经、足少阳胆经、足厥阴肝经，而又始于手太阴肺经。盖阴在内不在外，阴主守内，不主卫外，纡折<sup>⑧</sup>而若虽升实无晷之不升也。故营卫二气，人身并重，未可重卫轻营也。

雷公曰：善。

> 陈士铎曰：营、卫原并重也。世重卫而轻营者，不知营卫也。

【注释】

①卫气：运行于脉外之气，起着护卫肌表，温养脏腑，调控腠理之作用。

②营气：与血共行于脉中之气，与血关系甚密，不可分离，故常称营血；营气又起着营养的作用，故又称荣气。

③宗气：宗气为积于胸中之气，宗气积聚之处为"气海"，又称"膻中。"宗气有走息道以行呼吸，贯心脉以行气血之作用。

④上焦：横膈以上胸部，包括心、肺及头面部，称为上焦。上焦主气的升发和宣散，有升有降，升已而降，若雾露之溉，故有"上焦如雾"之称。

⑤中焦：指膈以下，脐以上的上腹部。中焦包括脾胃的运化功能，为升降之枢，气血升化之源，中焦如沤，以腐熟水谷。

⑥下焦：胃以下的部位和脏器，包括大肠、小肠、胃、膀胱等。《内经》中主要作用是排泄糟粕和尿，故下焦如渎。后世医家将肝肾精血，命门元气亦归属下焦。上焦、中焦、下焦即又称三焦，为六腑之一。

⑦精专：纯一而不纷杂。

⑧纡折：为屈曲、曲折之意。

【译文】

雷公问："阳气表现为卫气，阴气表现为营气。阴气主管死亡，阳气主管生发。阳气的重要性大于阴气，应当卫气的重要性大于营气了。"

岐伯说："营气与卫气交相并重。"

雷公问："请问交相并重的含义是什么。"

岐伯说："宗气积聚在上焦，营气从中焦发出，卫气从下焦发起。因为有天地，有阳气，有阴气，而人禀受天地的二气，所以也有阴阳二气。卫气就是阳气，由下焦到达中焦，又上升到上焦，这是从阴出阳；营气就是阴气，由中焦到达上焦，再从上焦下降到下焦，这是从阳入阴。二气同样重要，相互上下，相互出入，相互升降，然后才能产生无穷的生气。"

雷公问："阴阳不能分离，我已经懂得了，但是阴气难以上升，为什么？"

岐伯说："阴气纯一而不纷杂，必须随着宗气一同运行在经络之中，从手太阴肺经的太渊穴开始，循行于手阳明大肠经、足阳明胃经、足太阴脾经、手少阴心经、手太阳小肠经、足太阳膀胱经、足少阴肾经、手厥阴心包经、手少阳三焦经、足少阳胆经、足厥阴肝经，然后再从手太阴肺经开始。因为阴气在内不在外，所以阴气主守里面，不负责防卫外面，其运行曲折，似乎难以上升，但实际上却无时无刻不在上升。因此营气和卫气，对于人身都是很重要的，不能只重视卫气而轻视营气啊！"

雷公说："好。"

陈士铎评论说：营气和卫气原本是同等重要的。但有的人重视卫气而轻视营气，这是没有认识到营气和卫气的重要性啊。

# 五脏互根篇第六十二

【原文】

雷公问于岐伯曰：阳中有阴，阴中有阳，余既知之矣。然论阴阳之变迁也，未知阴中有阳，阳中有阴，亦有定位①乎？

岐伯曰：阴阳互相根也，原无定位。然求其位，亦有定也。肺开窍于鼻，心开窍于舌，脾开窍于口，肝开窍于目，肾开窍于耳，厥阴与督脉会于巅，此阳中有阴，阴居阳位②也；肝与胆为表里，心与小肠为表里，肾与膀胱为表里，脾与胃为表里，肺与大肠为表里，包络与三焦为表里，此阴中有阳，阳居阴位③也。

雷公曰：请言互根之位。

岐伯曰：耳属肾而听声，声属金④，是耳中有肺之阴也。鼻属肺而闻臭，臭属火⑤，是鼻中有心之阴也。舌属心而知味，味属土⑥，是舌中有脾之阴也。目有五轮，通贯五脏，脑属肾⑦，各会诸体，是耳与脑有五脏之阴也。大肠俞在脊十六椎旁，胃俞在脊十二椎旁，小肠俞在脊第十八椎，胆俞在脊十椎旁，膀胱俞在中膂第二十椎，三焦俞在肾俞之上、脊第十三椎之旁，包络无俞，寄于膈俞，在上七椎之旁，是七腑阳中有阴之位也。惟各有位，故其根生生不息也，否则虚器⑧耳，何根之有哉。

雷公曰：善。

陈士铎曰：阴中有阳，阳中有阴，无位而有位者，以阴阳之有根也。

265

①**定位**：定为留止，位为居处，定位即留止在规定的居处。如肺定位在鼻，即肺的在外表现，留止在鼻的规定居处。

②**厥阴与督脉会于巅，此阳中有阴，阴居阳位**：根据《灵枢·经脉》中记载：肝足厥阴之脉，起于足大指丛毛之际……与督脉会于巅。肝属脏为阴经；督脉，总督诸阳。二脉交汇，为阳中有阴，阴居阳位，阴阳交互。

③**肝与胆为表里……此阴中有阳，阳居阴位**：脏为阴，为里；腑为阳，为表；肝、胆，心、小肠，肾、膀胱，脾、胃，肺、大肠，心包、三焦，此六者互为表里脏腑，阴阳互根，为阴中有阳，阳居阴位的配属关系。

④**声属金**：肺开窍于鼻，鼻与喉相通而联于肺，鼻与喉为呼吸、发声之门户，故有"鼻为肺之窍""喉为肺之门户"之说，鼻的嗅觉与喉的发声，皆是肺气之作用；故肺气和、呼吸利，则嗅觉灵敏，声音能彰，故声属金，金即肺，五行所属。

⑤**臭属火**：《素问·经脉别论》："肺朝百脉。"血和脉皆属于心，故有"诸血者，皆属于心""诸气者，皆属于肺"之说；心主血，肺主气的关系，实际上是气和血的相互依存、相互为用的关系。鼻闻臭是肺气的功能，其所以闻臭主要肺气通过血行，以心主神明与心主血脉之功能，以知气味，别气味，故臭属火，火即属心也。

⑥**味属土**：舌为心之苗，其功能主司味觉与语言，此二者功能赖于心主血脉与心主神明的生理功能，若心的生理功能异常，即可导致味觉改变。心主血，脾统血，脾又为气血生化之源，故心脾关系甚密。脾在志为思与心主神明有关，故有"思出于心，而脾应之"之说，若思虑过度，即不思饮食，口舌无味。故味虽出于舌，而实缘于脾，脾属土，故味属土也。

⑦**脑属肾**：《素问·五脏生成》篇："诸髓者，皆属于脑。"《素问·阴阳应象大论》："肾生骨髓"，髓有骨髓、脊髓和脑髓之分，三者皆为肾精所化，肾中精气充盈，髓海得养，则脑发育健全，故脑属肾。

⑧**虚器**：虚其功能，即脏腑功能的衰退，说明其根基之有无也。

【译文】

**雷公请问岐伯**："阳中有阴，阴中有阳，这我已经懂得了。但论述阴阳的变迁，却不知阴中有阳，阳中有阴，也有留止在规定的位置吗？"

**岐伯说**："阴阳互相以对方为根本，本来没有固定的位置。然而，寻求他们的位置，也可以定位的。肺开窍于鼻，心开窍于舌，脾开窍于口，肝开窍于目，肾开窍于耳，五脏在外表现各有定位，足厥阴肝经与督脉交汇于头顶，这是阳中有阴，阴气居于阳位，阴阳交互；肝与胆为表里，心与小肠为表里，肾与膀胱为表里，脾与胃为表里，肺与大肠为表里，包络与三焦为表里，这是阴中有阳，阳居阴位的配属关系。"

**雷公问**："请说明五脏互相作为根源的位置。"

**岐伯说**："耳属于肾，主听声音，声则属于金，金即肺，这是耳中有肺之阴气的体现。鼻属于肺，主闻香嗅之气，嗅则属于火，火即心，这是鼻中有心之阴气的体现。舌属于心，主管味道，味道则属于土，土即脾，是舌中有脾之阴气的体现。眼睛内有五轮，贯通五脏，脑则属于肾，会合身体的各个部分，这是目与脑中有五脏之阴气的体现。大肠俞在脊柱的第十六椎旁边，胃俞在脊柱的第十二椎旁边，小肠俞在脊柱的第十八椎旁边，胆俞在脊柱的第十椎旁边，膀胱俞在脊柱中部的第二十椎，三焦俞在肾俞之上、脊柱的第十三椎旁边，包络没有俞，寄居在膈俞，在脊柱的第七椎旁边，这是七腑阳中有阴的位置。正是由于他们各有其位，因此其根源才能生生不息，否则脏腑功能衰退了，还有什么根呢？"

雷公说："好。"

陈士铎评论说：阴中有阳，阳中有阴，彼此之间形式上没有位置，其实是有位置的，因为阴阳相互为根本。

# 八风固本篇第六十三

【原文】

雷公问于岐伯曰：八风出于天乎，出于地乎，抑出于人乎？

岐伯曰：八风出于天地，人身之五风合而成病，人无五风，天地之风不能犯也。

雷公曰：请问八风之分天地也。

岐伯曰：八风者，春夏秋冬，东西南北之风也。春夏秋冬之风，时令之风也，属于天①。东西南北之风，方隅②之风也，属于地③。然而地得天之气，风乃长④；天得地之气，风乃大⑤。是八风属于天地，可分而不可分也。

雷公曰：人之五风⑥，何以合天地乎？

岐伯曰：五风者，心肝脾肺肾之风也，五脏虚而风生矣。以内风召外风，天地之风始翕然相合。五脏不虚，内既无风，外风何能入乎。

雷公曰：风既入矣，祛外风乎？抑消内风乎？

岐伯曰：风由内召，不治内将何治乎？

雷公曰：治内风，而外风不散⑦奈何？

岐伯曰：内风不治，外风益入，安得散乎？治脏固其本⑧，治风卫其标⑨，善治八风者也。

雷公曰：何言之善乎！请志之，传示来者。

> **陈士铎曰**：小风之来，皆外感也，外感因于内招。故单治内不可也，单治外亦不可也。要在分之中宜合，合之中宜分也。

【注释】

①天：春夏秋冬四季之风，由地球绕太阳公转，与地球自转而产生气流变化所致的自然现象，是宇宙界的变化，故曰天。

②方隅：即东、南、西、北四方，及东南、西南、西北、东北四隅。

③地：东南西北四方之风，由地球本身因地土方宜之异而致气流变化所致的自然现象，是地球本身的变化，故曰地。

④长：长为生长、发生。谓四方之风，由天时变化而发生。

⑤大：大为壮大、发展。谓四季之风，因地土不同而发展。

⑥五风：五风即心、肝、脾、肺、肾五脏，因虚而生风，此风即内风。

⑦散：疏散外邪。

⑧固其本：固为巩固、扶正、补养之意。"治脏固其本"即治疗五脏之五风应当扶其根本。即补养五脏之意。

⑨卫其标：卫即保卫、卫护之意。"治风卫其标"即治疗外风当顾护卫气。卫既表示保卫、卫护之意，又提示是人体之卫气即抗御外邪之肺卫之气。"标"与"本"是相对的，在治风当中，固本是根本，祛风实卫是标，非根本。

【译文】

雷公请问岐伯："八风来源于天呢？来源于地呢？还是来源于人呢？"

岐伯说："八风来源于天地，与人身的五风相合就会发病。如果人体中没有五风，则源自天地的邪风就不能侵犯。"

雷公问："请问如何将八风分配给天地？"

岐伯说："八风指的是春、夏、秋、冬、东、西、南、北之风。春、夏、秋、冬四季之风，是时令之风，属于天；东、西、南、北四方之风，是方位之风，属于地。然而，四方之风，由天时变化而发生；四季之风，因土地不同而壮大。所以，八风虽然分别属于天地，其形式上可分，但实际上是不可分的。"

雷公问："人体的五风，如何与天地的八风相合呢？"

岐伯说："五风指的是心、肝、脾、肺、肾之风，只有五脏虚弱的时候内风才会产生。因为内风召感外风，天地之风才会开始与之相合。如果五脏不虚弱，身内就不会有风，外风又怎么能够进入呢？"

雷公问："外风既然进入人体了，到底是祛除外风呢？还是抑制和消除内风呢？"

岐伯说："外风是由人身内风召感而来的，如果不治内风，又将怎么治外风呢？"

雷公问："治疗内风，但是外风不消散，又该怎么办呢？"

岐伯说："如果内风得不到治疗，外风的入侵就会更加厉害，怎么能将其消散呢？治疗五脏之五风应当扶其根本，治疗外风当顾护卫气治其标，这才是善于治疗八风的表现！"

雷公说："剖析得真好啊！请记载下来，传给后人。"

陈士铎评论说：外来的小风都是外感的体现。外感的原因在于内召所致。因此单纯治疗内风是不行的，单纯治外风也是不行的。要点在于分别之中有相合，相合之中有分别。

第八卷

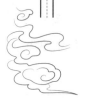

# 八风命名篇第六十四

【原文】

少俞问岐伯曰：八风分春夏秋冬、东西南北乎？

岐伯曰：然。

少俞曰：东西南北不止四风，合之四时，则八风不足以概之也。

岐伯曰：风不止八，而八风实足概之。

少俞曰：何谓也？

岐伯曰：风从东方来，得春气也；风从东南来，得春气而兼夏气矣；风从南方来，得夏气也；风从西南来，得夏气而兼秋气矣；风从西方来，得秋气也；风从西北来，得秋气而兼冬气矣；风从北方来，得冬气也；风从东北来，得冬气而兼春气矣。此方隅时令①合而成八也。

少俞曰：八风有名乎？

岐伯曰：东风名和风也，东南风名熏风②也，南风名热风也，西南风名温风也，西风名商风③也，西北风名凉风也，北风名寒风也，东北风名阴风④也，又方隅、时令合而名之也。

少俞曰：其应病何如乎？

岐伯曰：和风伤在肝也，外病在筋；熏风伤在胃也，外病在肌；热风伤在心也，外病在脉；温风伤在脾也，外病在腹；商风伤在肺也，外病在皮；凉风伤在膀胱也，外病在营卫；寒风伤在肾也，外病在骨；阴风伤在大肠也，外病在胸胁。此方隅时令与脏腑相合而相感也。然而脏腑内虚，八风因得而中之。邪之所凑，其气必虚，非空言也。

少俞曰：人有脏腑不虚而八风中之者，又是何谓？

岐伯曰：此暴风猝中，不治而自愈也。

> 陈士铎曰：八风之来皆外感也，外感因于内召。故治内而外邪自散；若自外病者，不必治之。

第八卷

八风命名篇第六十四

【注释】

①时令：犹言月令。岁时节令为时令。

②熏风：熏即香草的芳香，熏风即带有植物芳香的风，因春夏植物繁茂。

③商风：商为五音之一。《礼记·月令》：孟秋之月其言商。商风为西方秋季之风故名商风。

④阴风：阴冷、阴暗的天气所生之风。从气象而言，阳光少见或天色阴暗者为阴。

【译文】

少俞请问岐伯："八风分为春、夏、秋、冬、东、西、南、北吗？"

岐伯说："是的。"

少俞问："东、西、南、北不止四风，与四时配合后，八风不足以概括啊。"

岐伯说："风虽然不止八种，但是八风实际上足以概括了。"

少俞问："怎么说呢？"

岐伯说："从东方来的风，得到的是春天之气；从东南来的风，得到的是春天之气并兼有夏天之气；从南方来的风，得到的是夏天之气；从西南来的风，得到的是夏天之气并兼有秋天之气；从西方来的风，得到的是秋天之气；从西北来的风，得到的是秋天之气并兼有冬天之气；从北方来的风，得到的是冬天之气；从东北来的风，得到的是冬天之气并兼有春天之气。这是方位与时令相配合而形成的八风。"

少俞问："这八种风有名称吗？"

岐伯说："东风称为和风，东南风称为熏风，南风称为热风，西南风称为温风，西风称为商风，西北风称为凉风，北风称为寒风，东北风称为阴风。这也是用方位与时令配合来命名的名称。"

少俞问："其对应的病又是怎么样呢？"

岐伯说："和风在体内伤害肝，在外病在筋；熏风在体内伤害胃，在外病在肌肉；热风在体内伤害心，在外病在脉；温风在体内伤害脾，在外病在腹；商风在体内伤害肺，在外病在皮肤；凉风在体内伤害膀胱，在外病在营卫；寒风在体内伤害肾，在外病在骨；阴风在体内伤害大肠，在外病在胸胁。这是方位、时令与脏腑配合而彼此感应。然而，脏腑内在的虚弱，八风因此才得以侵入。风邪入侵，必因正气虚衰所致，这不是空泛的言论。"

少俞问："有的人脏腑并不虚弱，但是还是受到了八风的伤害，这又是为什么呢？"

岐伯说："这是猛烈的暴风突然伤害的缘故，即便不治疗也会自然痊愈。"

陈士铎评论说：八风的入侵都是外感所致，外感的原因在于内召。因此，治疗体内症候外邪就会自然消散；如果是因外来的病所致，则不必治疗。

# 八风伤人

所说的八种风，都是从当令节气相对的方向吹来的，所以都属虚风，因为是违背时令的不正之气，所以它是能够伤害人体的。

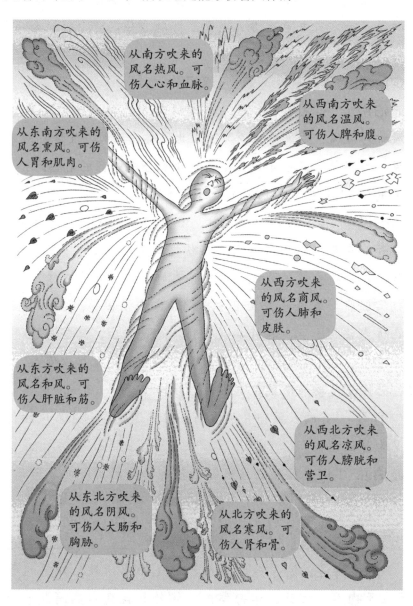

# 太乙篇第六十五

【原文】

风后①问于岐伯曰：八风可以占疾病之吉凶乎？

岐伯曰：天人一理②也，可预占以断之。

风后曰：占之不验何也？

岐伯曰：有验有不验者，人事③之不同耳，天未尝不可占也。

风后曰：请悉言之。

岐伯曰：八风休咎④，无日无时不可占也。如风从东方来，寅卯辰时则顺，否则逆矣，逆则病；风从西方来，申酉戌时则顺，否则逆矣，逆则病；风从南方来，巳午未时则顺，否则逆矣，逆则病；风从北方来，亥子丑时则顺，否则逆矣，逆则病。

风后曰：予闻古之占风也，多以太乙之日为主。

岐伯曰：无日无时不可占也，恐不可为训乎？占风以太乙日⑤决病，所以验不验也。

风后曰：舍太乙以占吉凶，恐不验更多耳。

岐伯曰：公何以信太乙之深也？

风后曰：太乙移日⑥，天必应之风雨，风雨和则民安而病少，风雨暴则民劳而病多。太乙在冬至日有变，占在君；太乙在春分日有变，占在相；太乙在中宫日有变，占在相吏；太乙在秋分日有变，占在将；太乙在夏至日有变，占在民。所谓有变者，太乙居五宫之日，得非常之风也。各以其所主占之，生吉克凶，多不爽也。

岐伯曰：请言风雨之暴。

风后曰：暴风南方来，其伤人也，内舍于心，外在脉，其气主热。暴风西南方来，其伤人也，内舍于脾，外在肌，其气主弱。暴风西方来，其伤人也，内舍于肺，外在皮肤，其气主燥。暴风西北方来，其伤人也，内舍于小肠，外在手太阳脉，脉绝则溢，脉闭则结不通，善暴死，其气主清。暴风从北方来，其伤人也，内舍于肾，外在骨与肩背之膂筋，其气主寒。暴风东北方来，其伤人也，内舍于大肠，外在两胁腋骨下及肢节，其气主温。暴风东方来，其伤人也，内舍于肝，外在筋经，其气主湿。暴风东南方来，其伤人也，内舍于胃，外在肌肉，其气主重着。言风，而雨概之矣。

岐伯曰：人见风辄病者，岂皆太乙之移日乎？执太乙以占风，执八风以治病，是泥于论风也。夫百病皆始于风，人之气血虚馁，风乘虚辄入矣，何待太乙居宫哉？

> 陈士铎曰：人病全不在太乙，说得澹而有味。

【注释】

①**风后**：黄帝时代预测风的官职人员，犹如当今之气象局官员。

②**天人一理**：天与人是一个整体，人是一个小天地。

③**人事**：人情事理，人世间的事情。

④**休咎**：不要加罪之意。

⑤**太乙日**：太为至高至极；"乙"通"一"，为绝对惟一；太乙为道，不可为形，不可为名，强为之，谓之太乙。故太乙日为最佳之王道吉日。

⑥**太乙移日**：最佳之日的改变。

风后请问岐伯："可以用八风占卜疾病的吉凶吗？"

岐伯说："天与人是一个整体，人是一个小天地，可以通过预测来诊断。"

风后问："占卜却不应验，这是为什么呢？"

岐伯说："有的应验，也有的不验，这是因为人理的不同所致，并不是天时不可占卜。"

风后说："请详细说明。"

岐伯说："八风引起的疾病问题，并没有哪一天哪一个时辰不能占卜的。例如，风从东方来，寅时、卯时、辰时为顺，否则就是逆了，逆就会得病。风从西方来，申时、酉时、戌时为顺，否则就是逆了，逆就会得病。风从南方来，巳时、午时、未时为顺，否则就是逆了，逆就会得病。风从北方来，亥时、子时、丑时为顺，否则就是逆了，逆就会得病。"

风后说："我听说古代对于风的占卜，多数情况下都是用太乙日为最佳之王道吉日。"

岐伯说："其实没有哪一天哪一个时辰不能占卜，这种说法恐怕不能作为法则。通过太乙日的风向占卜疾病，有应验的，也有不应验的。"

风后说："舍弃太乙日而占卜吉凶，不应验的情况恐怕会更多吧？"

岐伯说："你为什么会如此深信太乙之日的占卜之术呢？"

风后说："太乙最佳王道吉日的改变，天必然出现相应的风雨，如果风雨和顺，民众就平安而少病，如果风雨狂暴，民众则劳苦而多病。太乙在冬至之日有变化，占卜会应验在君主；太乙在春分之日有变化，占卜会应验在臣相；太乙在中宫之日有变，占卜会应验在官吏；太乙在秋分之日有变化，占卜会应验在大将；太乙在夏至之日有变化，占卜会应验在民众。所谓有变化，指的是太乙位于五宫的日子，将会遇到不正常的风。分别以其所主宰的日子进行占卜，相生则为吉，相克则为凶，大多数情况下都会应验的。"

岐伯说："请详细说明风雨的狂暴。"

风后问："暴风从南方来，其对人的伤害，在内位于心，在外位于脉，其气是热气。暴风从西南方来，其对人的伤害，在内伤害脾脏，在外伤害肌肉，其气是弱气。暴风从西方来，其对人的伤害，在内伤害肺脏，在外伤害皮肤，其气是燥气。暴风从西北方来，其对人的伤害，在内伤害小肠，在外伤害手太阳经，脉象断绝则溢满，脉象闭结则不通，往往会暴死，其气是清气。暴风从北方来，其对人的伤害，在内伤害肾脏，在外伤害骨与肩背的大筋，其气是寒气。暴风从东北方来，其对人的伤害，在内伤害大肠，在外伤害两胁腋骨下和四肢关节，其气是温气。暴风从东方来，其对人的伤害，在内伤害肝脏，在外伤害筋节，其气是湿气。暴风从东南方来，其对人的伤害，在内伤害胃，在外伤害肌肉，其气是重着之气。谈论风的时候，雨其实也包括其中。"

岐伯说："人受风常常就会生病，这岂能皆是太乙之日的改变呢？执着地用占卜阴阳之术数来预测八风之吉凶，按八风侵犯人体之部位来治病，是拘泥于八风之论病；这是不可信的。而风为百病之长，六淫之一，百病多由风邪入侵所致，而人之气血虚衰又是得病之根本，本虚根弱之旨，风邪乘虚入侵，故为得病之理，并非与太乙占卜有关，为什么要等待太乙位于某宫之后才开始占卜诊断呢？"

陈士铎评论说：人体发病与太乙的迁移毫无关系，说得浅淡而有意味。

# 风是百病之始

风、寒、暑、湿、燥、火是自然界中六种致病因素，被称为"六淫"。而六淫中，风是百病之始。寒、暑、湿、燥、火诸邪常常依附于风邪侵犯人体，所以说"风是百病之始"。

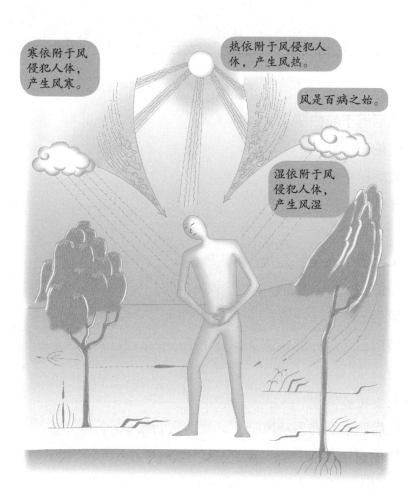

寒依附于风侵犯人体，产生风寒。

热依附于风侵犯人体，产生风热。

风是百病之始。

湿依附于风侵犯人体，产生风湿

# 亲阳亲阴篇第六十六

【原文】

风后问于岐伯曰：风与寒异乎？

岐伯曰：异也。

风后曰：何异乎？

岐伯曰：风者，八风也；寒者，寒气也。虽风未有不寒者，要之风、寒各异也。

风后曰：风与寒有异，入人脏腑，亦有异乎？

岐伯曰：风入风府①，寒不入风府也。

风后曰：其义何居？

岐伯曰：风阳邪，寒阴邪。阳邪主降，阴邪主升。主降者，由风府之穴而入，自上而下也；主升者，不由风府，由脐之穴而入，自下而上也。

风后曰：阴邪不从风府入，从何穴而入乎？

岐伯曰：风府之穴，阳经之穴也；脐之穴②，阴经之穴也。阳邪从阳而入，故风入风门也；阴邪从阴而入，故寒入脐也。阳亲阳，阴亲阴，此天地自然之道也。

风后曰：风穴招风，寒穴招寒。风门③，风穴也，宜风之入矣。脐非寒穴也，何寒从脐入乎？

岐伯曰：脐非寒穴，通于命门④，命门火旺则寒不能入，命门火衰则腹内阴寒，脐有不寒者乎？阴寒之邪遂乘虚寒之隙，夺脐而入矣，奚论寒穴哉？

风后曰：善。

陈士铎曰：阳邪入风府，阴邪入脐，各有道路也。

【注释】

①风府：位于颈后区，枕外隆凸直下，两侧斜方肌之间凹陷中，属督脉。

②脐之穴：脐之穴为神阙，即脐窝正中，属任脉。

③风门：位于背部，第2胸椎棘突下，后正中线旁开1.5寸，属足太阳膀胱经。

④命门：位于脊柱区，第2腰椎棘突下凹陷中，后正中线上，属督脉。

【译文】

风后请问岐伯："风与寒有何差异吗？"

岐伯说："有差异。"

风后问："有什么差异呢？"

岐伯说："风，指的是八风；寒，指的是寒气。虽然风没有不寒冷的，然而关键是风与寒有差异。"

风后问："风邪与寒邪有差异，侵入人的脏腑，也有差异吗？"

岐伯说："风邪侵入风府，寒邪则不能侵入风府。"

风后问："这是什么意思？"

岐伯说："风邪善动而不居，具有升发、向上、向外的特性故属阳邪；寒为阴气盛，阴盛则寒，寒性凝滞，故为阴邪。阳邪入侵之后的运行方向，因从上而入，故由上而下故主降；阴邪入侵之后的运行方向，因从下而入，故由下而上故主升。主管下降的由风府穴侵入，从上面往下面循行；主管上升的不从风府穴侵入，由肚脐的神阙穴侵入，从下面向上面循行。"

风后问："阴邪不从风府穴侵入，从什么穴位侵入呢？"

岐伯说："风府穴，是阳经的穴位；肚脐的神阙穴，是阴经的穴位。阳邪从阳位侵入，因此风邪从风门侵入；阴邪从阴位侵入，因此寒气从肚脐侵入。阳气与阳气相亲，阴气与阴气相亲，这是天地自然运行的道理。"

风后问："风穴招来风邪，寒穴招来寒邪。风门是风穴，风邪应当从中侵入；肚脐并不是寒穴，为什么寒邪会从肚脐侵入人体呢？"

岐伯说："肚脐虽然不是寒穴，但可连通命门，命门火旺时寒邪就不能侵入，命门火衰时腹内就会阴寒，肚脐哪会不寒呢？于是阴寒的邪气便乘着肚脐虚寒的空隙而从肚脐侵入，又怎么需要论述寒穴呢？"

风后说："好。"

陈士铎评论说：阳邪侵入风府穴，阴邪侵入神阙穴，各有侵入的道路。

# 异传篇第六十七

【原文】

雷公问曰：各脏腑之病皆有死期，有一日即死者，有二三日死者，有四五日死者，有五六日至十余日死者，可晰言之乎？

岐伯曰：病有传经不传经之异，故死有先后也。

雷公曰：请问传经。

岐伯曰：邪自外来，内入脏腑，必传经也。

雷公曰：请问不传经。

岐伯曰：正气虚自病，则不传经也。

雷公曰：移寒移热，即传经之谓乎？

岐伯曰：移即传之义，然移缓传急。

雷公曰：何谓乎？

岐伯曰：移者，脏腑自移；传者，邪不欲在此腑，而传之彼脏也。故移之势缓而凶，传之势急而暴，其能杀人则一也。

雷公曰：其传经杀人若何？

岐伯曰：邪入于心，一日死。邪入于肺，三日传于肝，四日传于脾，五日传于胃，十日死。邪入于肝，三日传于脾，五日传于胃，十日传于肾，又三日邪散而愈，否则死。邪入于脾，一日传于胃，二日传于肾，三日传于膀胱，十四日邪散而愈，否则死。邪入于胃，五日传于肾，八日传于膀胱，又五日传于小肠，又二日传于心则死。邪入于肾，三日传于膀胱，又三日传于小肠，又三日传于心则死。邪入于膀胱，五日传于肾，又一日传于小肠，又一日传于心则死。

邪入于胆，五日传于肺，又五日传于肾，又五日传于心则死。邪入于三焦，一日传于肝，三日传于心则死。邪入于包络，一日传于胃，二日传于胆，三日传于脾，四日传于肾，五日传于肝，不愈则再传，再传不愈则死。邪入于小肠，一日传于膀胱，二日传于肾，三日传于包络，四日传于胃，五日传于脾，六日传于肺，七日传于肝，八日传于胆，九日传于三焦，十日传于大肠，十一日复传于肾，如此再传，不已则死。邪入于大肠，一日传于小肠，二日传于三焦，三日传于肺，四日传于脾，五日传于肝，六日传于肾，七日传于心则死[1]。不传心仍传小肠，则生[2]也。邪入于胆，往往不传，故无死期可定。然邪入于胆，往往如见鬼神[3]，有三四日即死者，此热极自焚也。

雷公曰：善。

陈士铎曰：移缓传急，确有死期可定，最说得妙。

【注释】

①死：为病重不治或难治之意，并非皆死。全篇之论凡传"心"则"死"说明心在五脏之中的重要性。

②生：为病能转好或易治之意。

③鬼神：即一般指精神症状，如见神灵状。

【译文】

雷公问："各脏腑的病都有死期，有一天病重不治的，有二三天病重不治的，有四五天病重不治的，有五六天至十多天病重不治的，可否予以详细解析呢？"

岐伯说："疾病有传经和不传经的差异，因此导致的死亡日期有先后的差异。"

雷公说："请问如何传经？"

岐伯说："邪气从外面侵入脏腑，必然会传经的。"

雷公问："请问如何不传经。"

岐伯说："如果人的正气虚损，就自然会发病，这种情况下就不会传经了。"

雷公问："寒气的转移和热气的转移，就是所谓的'传经'吗？"

岐伯曰："转移也有传变的意思，但是转移缓慢，而传变迅速。"

雷公问："什么道理呢？"

岐伯说："转移指的是病气在同一个脏腑中的自行迁移；传变指的是邪气从某个脏腑传到别的脏腑。因此转移之势缓慢而凶险，传变之势迅速而凶暴，而能够导致人死亡的后果却是一样的。"

雷公问："传经是如何导致人死亡的呢？"

岐伯说："邪气侵入心，一天病重不治。邪气侵入肺，三天传到肝，四天传到脾，五天传到胃，十天就会病重不治。邪气侵入肝，三天传到脾，五天传到胃，十天传到肾，又经过三天，邪气解散病就会痊愈，否则就会病重不治。邪气侵入脾，一天传到胃，两天传到肾，三天传到膀胱，十四天邪气解散就会痊愈，否则就会病重不治。邪气侵入胃，五天传到肾，八天传到膀胱，又经过五天传到小肠，又经过两天传到心就会病重不治。邪气侵入肾，三天传到膀胱，又经过三天传到小肠，又经过三天传到心就会病重不治。邪气侵入膀胱，五天传到肾，又经过一天传到小肠，又经过一天传到心就会病重不治。邪气侵入胆，五天传到肺，又经过五天传到肾，又经过五天传到心就会病重不治。邪气侵入三焦，一天传到肝，三天传到心就会病重不治。邪气侵入心包络，一天传到胃，两天传到胆，三天传到脾，四天传到肾，五天传到肝，不痊愈就会再次传变，再次传变不痊愈就会病重不治。邪气侵入小肠，一天传到膀胱，两天传到肾，三天传到包络，四天传到胃，五天传到脾，六天传到肺，七天传到肝，八天传到胆，九天传到三焦，十天传到大肠，十一天又传到肾，如此再次传变，不痊愈就会病重不治。邪气侵入大肠，一天传到小肠，两天传到三焦，三天传到肺，四天传到脾，五天传到肝，六天传到肾，七天传到心就会病重不治。如果不传给心，仍然传到小肠，就可以存活。邪气侵入胆，往往不传，因此没有死期可预定。然而邪气侵入胆，往往如见神灵状，也有人三四天就病重不治了，这是热到极点而导致自焚的原因。"

雷公说："好。"

陈士铎评论说：转移缓慢而传变急速，的确有死期可以预测，说得妙极了！

# 伤寒知变篇第六十八

【原文】

雷公问曰：伤寒①一日，巨阳受之，何以头项痛、腰脊强也？

岐伯曰：巨阳者，足太阳也。其脉起于目内眦，上额交巅，入络脑，还出别下项，循肩膊内，挟脊抵腰中。寒邪必先入于足太阳之经，邪入足太阳，则太阳之经脉不通，为寒邪所据②，故头项痛、腰脊强也。

雷公曰：二日阳明受之，宜身热、目疼、鼻干、不得卧③矣；而头项痛、腰脊强，又何故欤？

岐伯曰：此巨阳之余邪未散也。

雷公曰：太阳之邪未散，宜不入阳明矣。

岐伯曰：二日则阳明受之矣。因邪留恋太阳，未全入阳明，故头项尚痛，腰脊尚强，非二日阳明之邪全不受也。

雷公曰：三日少阳受之，宜胸胁痛、耳聋矣，邪宜出阳明矣。既不入少阳，而头项腰脊之痛与强，仍未除者，又何故欤？

岐伯曰：此邪不欲传少阳，转回于太阳也。

雷公曰：邪传少阳矣，宜传入于三阴之经，何以三日之后太阳之症仍未除也？

岐伯曰：阳经善变，且太阳之邪与各经之邪不同，各经之邪循经而入，太阳之邪出入自如，有入、有不尽入也。惟不尽入，故虽六七日，而其症未除耳。甚至七日之后，犹然头项痛、腰脊强，此太阳之邪乃原留之邪，非从厥阴复出而传之足太阳也。

雷公曰：四日太阴受之，腹满嗌干；五日少阴受之，口干舌燥；六日厥阴受之，烦满囊缩④。亦有不尽验者，何也?

岐伯曰：阴经不变。不变而变者，邪过盛也。

雷公曰：然则三阳三阴之经皆善变也，变则不可以日数拘⑤矣。

岐伯曰：日数者，言其常也；公问者，言其变也。变而不失其常，变则可生，否则死矣。

雷公曰：两感⑥于寒者，变乎?

岐伯曰：两感者，越经之传也，非变也。

> 陈士铎曰：伤寒之文，世人不知。读此论，人能悟否? 无奈治伤寒者不能悟也。

【注释】

①伤寒：为外感寒邪而发为热病的一种病症。《素问·热论》："今夫热病者，皆伤寒之类也。""人之伤于寒也，则为热病。"故自《内经》之后，有集大成者，即汉代张仲景著《伤寒论》，详论六经辨证的药法，为后世热病治疗之圭臬。《伤寒论》创六经辨证的规范。有常有变，有六经顺传、逆传；有兼病、合病、并病等。

②据：占有。

③不得卧：不得安睡，即夜卧不宁，烦躁失眠之意。

④囊缩：指男子阴囊收缩，为阴盛阳衰之象。

⑤拘：拘泥，固守。

⑥两感：为脏腑表里俱受寒邪。

【译文】

雷公问："伤寒第一天，太阳受病，为什么会出现头颈痛、腰脊部肌肉拘紧、腰脊强直的症状呢？"

岐伯说："太阳指的是足太阳膀胱经。其经脉起始于内眼角的晴明穴，上行到额头，与督脉交会于头顶，络脉进入脑中，与脑相连回转出来下行到颈项部，循行到肩胛骨内，从两旁挟着脊柱抵达后腰中。寒邪必然先侵入足太阳的经脉，当邪气侵入足太阳膀胱经，那么足太阳膀胱经的经脉就会不通，这是被寒邪所占有的缘故，因此出现头颈痛、腰脊部肌肉拘紧、腰脊强直的症状。"

雷公问："第两天阳明经受病，应当出现身热、目疼、鼻干、不得安睡等症状，反而出现头颈痛、腰脊部肌肉拘紧、腰脊强直，这又是为什么呢？"

岐伯说："这是足太阳膀胱经的余邪没有散去的缘故。"

雷公问："足太阳膀胱经的余邪没有散去，应当不传入阳明吧？"

岐伯说："第两天就是阳明经受邪了。因为邪气留滞于足太阳膀胱经，所以没有全部侵入阳明经，因此头项仍然疼痛，腰脊仍然强硬，并不是第两天阳明经全部不受邪气的原因。"

雷公问："第三天少阳经受邪，应当引起胸胁痛和耳聋的症状，邪气应当从阳明经出来。既然邪气没有传入少阳经，但是头颈痛、腰脊强的症状仍然没有解除，这又是什么原因呢？"

岐伯说："这是邪气没有传入少阳经，又转回到足太阳膀胱经了。"

雷公问："邪气传入少阳经，理应继续传入太阴、少阴、厥阴三经，但为什么三天之后足太阳膀胱经的症状仍然没有消失呢？"

岐伯说："阳经善于变化，并且太阳经的邪气与其他各经的邪气不同。其他各经的邪气沿着经脉进入，太阳经的邪气则出入自如，有的完全进入有的并不完全进入。惟有不完全进入，因此虽然过了六七天，足太阳膀胱经病的症状仍然没有消除。甚至过了七天以后，仍然会有头颈痛、腰脊强的症状，这是因为足太阳膀胱经的邪气仍然是原来滞留的邪气，而不是从厥阴经出来再传到太阳经中的。"

雷公问："第四天太阴经受病，出现腹部胀满和咽喉干燥的症状；第五天少阴经受病，出现口干舌燥的症状；第六天厥阴经受病，出现少腹硬满和阴囊收缩的症状。也有不全部应验的，这是为什么呢？"

岐伯说："正常情况下阴经不传变。但不应传变而又传变的现象，是邪气过于旺盛的原。"

雷公说："然而，太阳、阳明、少阳三阳经和太阴、少阴、厥阴三阴经都善于传变，传变后就不能拘泥于天数了吧？"

岐伯说："天数，是说明传变的规律；你所问的，是有关传变的情况。传变而又不违背其中的规律，这种传变就有益于生存，否则就会导致病重难治。"

雷公问："如果脏腑表里两条经脉同时感受了寒气，会发生传变吗？"

岐伯说："脏腑表里两条经脉同时感受了寒气，这是越过两经的传变，并不是变化。"

陈士铎评论说：有关伤寒的文章，世人是不明白的。读过本篇论著，能领悟到其真谛吗？无奈治疗伤寒的人不能领悟啊！

# 伤寒同异篇第六十九

【原文】

雷公问于岐伯曰：伤寒之病多矣，可悉言之乎？

岐伯曰：伤寒有六，非冬伤于寒者，举①不得谓伤寒也。

雷公曰：请言其异。

岐伯曰：有中风②，有中暑③，有中热④，有中寒⑤，有中湿⑥，有中疫⑦，其病皆与伤寒异。伤寒者，冬月感寒邪，入营卫，由腑而传于藏也。

雷公曰：暑热之证感于夏，不感于三时，似非伤寒矣，风寒湿疫多感于冬日也，何以非伤寒乎？

岐伯曰：百病皆起于风。四时之风，每直中于脏腑，非若传经之寒，由浅而深入也。寒之中人，自在严寒，不由营卫直入脏腑。是不从皮肤渐进，非传经之伤寒也。水旺于冬，而冬日之湿反不深入，以冬令收藏也，他时则易感矣。疫来无方，四时均能中疫，而冬疫常少。二证俱不传经，皆非伤寒也。

雷公曰：寒热之不同也，何热病亦谓之伤寒乎？

岐伯曰：寒感于冬，则寒必变热；热变于冬，则热即为寒。故三时之热病不可谓寒，冬日之热病不可谓热，是以三时之热病不传经，冬日之热病必传经也。

雷公曰：热病传经，乃伤寒之类⑧也，非正⑨伤寒也。何天师著《素问》有热病传经之文，而伤寒反无之，何也？

岐伯曰：类宜辨而正不必辨也，知类即知正矣。

雷公曰：善。

陈士铎曰：伤寒必传经，断在严寒之时，非冬日伤寒举不可谓伤寒也。辨得明说得出。

【注释】

①举：全，皆。

②中风：感受风邪，又称伤风；或从《伤寒论》为太阳中风证，亦称太阳表虚证，或又称桂枝汤证。

③中暑：夏日受风而发病，犹如夏日感冒。非中暑热之邪而发病之中暑，但似夏日之发瘄。

④中热：春、夏、秋三时之热病，或三时之感证，以发热为主症之疾病。

⑤中寒：严寒时风寒之邪直入脏腑之感寒证。

⑥中湿：春夏秋三时感受湿邪而致病者为中湿。

⑦中疫：疫为疫病、瘟疫之传染病。

⑧类：类似，相似。即类似伤寒为类伤寒。

⑨正：纯一不杂即正宗、真正。真正的伤寒为正伤寒，或真伤寒。

【译文】

雷公请问岐伯："伤寒病症很多，可以详细予以论述吗？"

岐伯说："伤寒有六种，不是冬天受到寒气的伤害，都不能称为伤寒。"

雷公问："请解释其中的差异。"

岐伯说："这些差异有中风，有中暑，有中热，有中寒，有中湿，有中疫，这些病都与伤寒有差异。伤寒，是指在冬天感受了寒邪，该寒邪侵入营卫，由腑传到脏。"

雷公问："暑热的病症发生在夏天，其他三个季节不会发生，似乎不是伤寒了。风、寒、湿、疫大多数发生在冬天，但为什么不是伤寒呢？"

岐伯说："百病都起因于风。四时之风，经常直接侵入脏腑，不像传经的寒气，由浅入深。寒气伤害人体，自然发生在严寒的季节，不是由营气和卫气直接侵入脏腑的。也不是从皮肤逐渐进入人体，所以就不是传经的伤寒。水旺于冬天，然而冬天的湿气反而不会深入人体，因为冬天是收藏的季节，但其他季节就容易感染了。疫病的传播不受地方、方位的限制，一年四季都可能被感染，而冬天疫病的感染却常常较少。这两种病症都不会传经，所以都不是伤寒。"

雷公问："寒热的性质不同，为什么热病也称为伤寒呢？"

岐伯说："冬天受风寒之邪，那么寒气必然会变成热证；热证发生在冬天，热病也是寒气引发的。因此，春、夏、秋三时的热病不能称为寒，冬天的热病不能称为热，所以春、夏、秋三时的热病不传经，而冬天的热病则必然会传经。"

雷公问："热病传经属于类伤寒，但却不是正伤寒。然而，天师在写作《素问》时，有热病传经的篇章，反而没有伤寒之文，为什么呢？"

岐伯说："类伤寒应当分辨清楚，而正伤寒则不必分辨，懂得了类伤寒，正伤寒也就清楚了。"

雷公说："好。"

陈士铎评论说：伤寒必然会传经，而且必定发生在严寒的时节。不是发生在冬天的伤寒，都不能称为伤寒。辨得很明确，说得很清楚。

# 风寒殊异篇第七十

【原文】

风后问于岐伯曰：冬伤于寒与春伤于寒，有异乎？

岐伯曰：春伤于寒者，风也，非寒也。

风后曰：风即寒也，何异乎？

岐伯曰：冬日之风则寒，春日之风则温。寒伤深①，温伤浅②。伤深者入少阳而传里，伤浅者入少阳而出表，故异也。

风后曰：传经乎？

岐伯曰：伤冬日之风则传，伤春日之风则不传也。

风后曰：其不传何也？

岐伯曰：伤浅者，伤在皮毛也。皮毛属肺，故肺受之。不若伤深者，入于营卫也。

风后曰：春伤于风，头痛鼻塞，身亦发热，与冬伤于寒者，何无异也？

岐伯曰：风入于肺，鼻为之不利，以鼻主肺也。肺既受邪，肺气不宣，失清肃之令，必移邪而入于太阳矣。膀胱畏邪③，坚闭其经，水道④失行，水不下泄，火乃炎上，头即痛矣。夫头乃阳之首也，既为邪火所据，则一身之真气皆与邪争，而身乃热矣。

风后曰：肺为胃之子，肺受邪，宜胃来援，何以邪入肺而恶热，口渴之症生，岂生肺者转来刑肺乎？

岐伯曰：胃为肺之母，见肺子之寒，必以热救之。夫胃之热，心火生之也。胃得心火之生，则胃土过旺。然助胃必克肺矣，火能刑金，故因益而反损也。

**风后曰**：呕吐者何也？

**岐伯曰**：此风伤于太阴也。风在地中，土必震动，水泉上溢，则呕吐矣。散风，而土自安也。

**风后曰**：风邪入太阳头痛，何以有痛、不痛之殊也？

**岐伯曰**：肺不移风于太阳，则不痛耳。

**风后曰**：风不入于太阳，头即不痛乎？

**岐伯曰**：肺通于鼻，鼻通于脑。风入于肺，自能引风入脑而作头痛。肺气旺，则风入于肺，而不上走于脑，故不痛也。

**风后曰**：春伤于风，往来寒热，热结于里，何也？

**岐伯曰**：冬寒入于太阳，久则变寒[5]；春风入于太阳，久则变热[6]。寒则动传于脏，热则静结于腑。寒在脏，则阴与阳战而发热；热在腑，则阳与阴战而发寒。随脏腑之衰旺，分寒热之往来也。

**风后曰**：伤风自汗何也？

**岐伯曰**：伤寒之邪，寒邪也；伤风之邪，风邪也。寒邪入胃，胃恶寒而变热；风邪入胃，胃喜风而变温，温则不大热也。得风以扬之，火必外泄，故汗出矣。

**风后曰**：春伤于风，下血谵语[7]，一似冬伤于寒之病，何也？

**岐伯曰**：此热入血室[8]，非狂也。伤于寒者，热自入于血室之中，其热重；伤于风者，风祛热入于血室之内，其热轻也。

**风后曰**：谵语而潮热[9]者，何也？

**岐伯曰**：其脉必滑[10]者也。

**风后曰**：何也？

**岐伯曰**：风邪入胃，胃中无痰则发大热，而谵语之声高；胃中有痰，则发潮热，而谵语之声低。潮热发谵语，此痰也。滑者，痰之应也。

**风后曰**：春伤于风，发厥[11]、心下悸[12]，何也？

岐伯曰：伤于寒者邪下行，伤于风者邪上冲也。寒乃阴邪，阴则走下；风乃阳邪，阳则升上。治寒邪，先定厥，后定悸；治风邪，先定悸，后定厥，不可误也。

风后曰：伤于风而发热，如见鬼者，非狂乎？

岐伯曰：狂乃实邪，此乃虚邪也。实邪从太阳来也，邪炽而难遏；虚邪从少阴来也，邪旺而将衰。实邪，火逼心君而外出，神不守于心也；虚邪，火引肝魂而外游，魄不守于肺也。

风后曰：何论之神[13]乎？吾无测师矣！

**陈士铎曰**：风与寒殊，故论亦殊，人当细观之。

【注释】

①寒伤深：寒为阴邪，入里伤人阳气，故深而重。

②温伤浅：风为阳邪，易袭阳位，在表在外，故浅而轻。

③畏邪：畏为畏怯，畏惧。畏邪即畏惧邪气的侵入。

④水道：水液的通道。如当今泌尿系统之肾、膀胱、输尿管等的水液输布的通道。水道失行即水液输布通道失去了水液运行的功能。

⑤变寒：传变为风寒之证。

⑥变热：风寒化热为风热之证。

⑦谵语：热邪扰乱神明，神志不清，胡言乱语之重症，多见于阳明腑实证、蓄血证。

⑧热入血室：妇人在经期或产后，感受外邪，邪热乘虚而入血室。

⑨潮热：发热如潮汛有时。证分虚实，阳明里实之潮热为实证，阴虚血燥之潮热为虚证，当分别辨证。

⑩滑：脉滑为脉往来流利，应指圆滑，如珠走盘。主痰饮、

食积、实热证。又主妊娠之脉。

⑪发厥：厥有多种含义，该处为四肢寒厥之发厥。

⑫心下悸：此指胃脘部的悸动。是指不因惊吓，自觉心跳、心慌，悸动不安。

⑬神：神为神明。神明为心所主，为精神与情志活动在外的表现。

【译文】

风后请问岐伯："冬天遭受寒气的伤害与春天遭受寒气的伤害，有差异吗？"

岐伯回答说："春天遭受寒气伤害的，是风气而不是寒气。"

风后问："风气就是寒气，这到底有什么差异呢？"

岐伯说："冬季寒邪伤人即发为伤寒，春天风邪伤人即发为温病。寒邪入里伤害深，风气袭表伤害浅。伤害深的进入少阳后会传入里面，伤害浅的进入少阳后却出到表面，因此是有差异的。"

风后问："会传经吗？"

岐伯说："遭受冬天风寒伤害，就会传经；遭受春天风气伤害，就不会传经。"

风后问："为什么不传经呢？"

岐伯说："伤害浅的，伤在皮毛。皮毛与肺相表里，因此由肺脏承受。这不像伤害深的，则会进入营卫。"

风后问："春天遭受风气的伤害，会引起头痛鼻塞，身体发热。这与冬天受到寒气的伤害相比，有什么差异？"

岐伯说："寒风侵入肺中，鼻子就会不通畅，因为肺开窍于鼻。肺既然遭受了邪气的侵袭，肺气不能宣布，失去了清肃的政令，必然会将邪气转移进入足太阳膀胱经。膀胱经畏惧邪气的入侵，所以就会紧闭经络，水液输布通道失去了水液运行的功能，水液不能向下排泄，火于是上炎，头就会疼痛。头是阳气的首领，既然被火邪所盘踞，那么全身的真气都会与邪气抗争，于是身体就会发热。"

风后问："肺金是胃土之子，肺遭受了邪气的侵袭，胃理应来救援，为什么邪气侵入肺脏后会出现恶热、口渴的症状呢？这岂不是生出肺金的，转过来刑克肺金吗？"

岐伯说："胃土是肺金之母，见到肺子遭受寒气的侵袭，胃必然会用热来救援。胃中的热气，是由心火生出来的，胃得到心火的生发，胃土就会过旺，虽然能够扶助胃土但也必然会克伤肺金。火可以克金，所以就会由助益而造成损害了。"

风后问："为什么会呕吐呢？"

岐伯说："因为风气损伤了足太阴脾土。风在地中，土必然震动，水泉向上溢出，于是就呕吐了。驱散了风邪，土气自然就会安宁。"

风后问："风邪侵入足太阳膀胱经就会头痛，为什么会出现痛与不痛的差别呢？"

岐伯说："如果肺不将风邪转移到足太阳膀胱经，就不会导致头痛。"

风后问："如果风邪不进入足太阳膀胱经，头难道就不会痛吗？"

岐伯说："肺气上通于鼻，鼻上通于脑，风邪进入肺中，自然能够将风邪引入脑中，从而导致头痛。如果肺气旺盛，风邪进入肺中，但是不会上行到脑中，因此头就不会痛。"

风后问："春天受到风邪的伤害，会寒热往来，热气结在里面，为什么？"

岐伯说："冬天寒气侵入太阳，时间长了传变为风寒之证；春天风邪侵入太阳，时间长了风寒化热为风热之证。寒邪传变则入里传于脏，热邪内蕴则热结于腑。寒气在脏，阴阳交争，邪正交战而发热；热结在腑，卫气与邪气交争则畏寒。根据脏腑的衰弱和旺盛，分别表现出寒和热的往来。"

风后问："伤风后身体会出汗，这是为什么呢？"

岐伯说："伤寒的邪气，是寒邪；伤风的邪气，是风邪。寒邪侵入胃，胃厌恶寒气而出现发热；风邪侵入胃，胃喜爱风气而变成温暖，温暖表现为不太热。胃得到风气的传扬起，火气必然外泄，因此就会出汗。"

风后问："春天遭受风气的伤害，就会出现下血和谵语的症状，很像冬天遭受寒气伤害而引起的病症，这是为什么呢？"

岐伯说："这是邪热进入血室，不是狂证。因遭受寒气的伤害，热邪就会进入血室之中，热势就比较重；因遭受风气的伤害，风邪已经散去，但是热气进入血室之内，热势则比较轻。"

风后问："谵语并且身体潮热的，又是什么原因呢？"

岐伯说："病人的脉象必然是滑脉。"

风后问："为什么呢？"

岐伯说："风邪侵入胃，胃中没有痰就会产生大热，那么谵语的声音高；胃中如果有痰而发潮热的，谵语的声音低。有潮热、发谵语，是因为有痰。滑脉，是胃中有痰对应的脉象。"

风后问："春天遭受风气的伤害，就会手足逆冷，心下悸动。这是为什么呢？"

岐伯说："遭受寒气伤害，邪气就会向下循行；遭受风气伤害，邪气就会向上逆冲。寒是阴邪，阴就会向下循行；风是阳邪，阳就会向上升起。治疗寒邪时，先要祛除逆冷，然后平息悸动；治疗风邪时，先要平息悸动，然后祛除逆冷，不能有失误。"

风后问："遭受风邪的伤害，身体就会发热，像见到鬼一样，这难道不是狂证吗？"

岐伯说："狂证是实邪，而这则是虚邪。实邪从太阳经而来，邪气炽盛而难以遏止；虚邪从少阴经而来，邪气由旺转衰。实邪是火气逼迫心君而外出，精神不能持守在心中；虚邪是火气引动肝魂而外游，魄不能持守于肺中。"

风后说："天师为什么会论述得如此神妙呢？我没有办法测度天师了。"

陈士铎评论说：风与寒不同，因此论述也有差异，读者应当仔细观察。

# 阴寒格阳篇第七十一

【原文】

**盘盂**①问于岐伯曰：大小便闭结不通，饮食辄吐，面赭②唇焦，饮水亦呕，脉又沉伏，此何症也？

**岐伯曰**：肾虚③寒盛，阴格阳也。

**盘盂曰**：阴何以格阳乎？

**岐伯曰**：肾少阴经也，恶寒喜温。肾寒则阳无所附④，升而不降矣！

**盘盂曰**：其故何也？

**岐伯曰**：肾中有水火存焉，火藏水中，水生火内，两相根而两相制也。邪入则水火相离，而病生矣！

**盘盂曰**：何邪而使之离乎？

**岐伯曰**：寒热之邪皆能离之，而寒邪为甚。寒感之轻，则肾中之虚阳上浮，不至格拒之至也。寒邪太盛，拒绝过坚⑤，阳格阴而力衰，阴格阳而气旺，阳不敢居于下焦，冲逆于上焦矣。上焦冲逆，水谷入喉，安能下入于胃乎？

**盘盂曰**：何以治之？

**岐伯曰**：以热治之。

**盘盂曰**：阳宜阴折，热宜寒折。今阳在上而作热，不用寒反用热，不治阴反治阳，岂别有义乎？

**岐伯曰**：上热者，下逼⑥之使热也；阳升者，阴祛⑦之使升也。故上热者，下正寒也，以阴寒折之转害之矣。故不若以阳热之品，

303

顺其性而从治之，则阳回而阴且交散⑧也。

盘盂曰：善。

陈士铎曰：阴胜必须阳折，阳胜必须阴折，皆从治之法也。

【注释】

①**盘盂**：黄帝的大臣。

②**面赭**：面为颜面即脸部；赭为红土，故引申为赤褐色。面赭即面色呈赤褐色。

③**肾虚**：肾阳衰微，阴寒内盛之肾阳衰竭之象。

④**附**：依附、依存。

⑤**坚**：牢固，引申为病邪顽固。

⑥**逼**：强迫，逼迫。即阴寒下盛，逼迫虚阳上浮。

⑦**祛**：祛除。除祛阴寒之邪则阳气自然升达。

⑧**交散**：交为互相交接；散为阴霾自散。即阴阳交互而阴寒自除。

【译文】

盘盂请问岐伯："大小便闭结不通，吃了食物之后就吐出来，面色呈赤褐色，唇口干焦，饮水后也呕吐，脉象又沉伏，这是什么病症呢？"

岐伯说："这是肾火虚衰，阴寒过盛，阳气格拒于外的真寒假热证。"

盘盂问："阴为什么会格拒阳呢？"

岐伯说："肾是少阴经，厌恶寒冷，喜爱温暖的表现。如果肾中寒冷，阳气没有依附之处，就只能上升而不能下降了。"

盘盂问："其中的原因是什么呢？"

岐伯说："肾中有水火存在，火藏在水中，水生于火内，两者互为其根，又互相制约。邪气侵入，导致水火二气分离，于是就导致了疾病的产生。"

盘盂问："是什么邪气使他们分离呢？"

岐伯说："寒热的邪气都能造成水火二气分离，寒邪更为严重。感染寒邪较轻的，肾中的虚阳就会上浮，不至于造成格拒之极；寒邪如果过于旺盛，就会造成极度的格拒，阳气因为极度的格拒导致其力量的衰弱，而阴气因为格拒阳气而旺盛，阳气因不敢处于下焦的位置，因而向上逆冲到上焦。上焦受到冲逆，水分和食物进入咽喉，怎么能够下行到胃呢？"

盘盂问："怎么治疗呢？"

岐伯说："用温热药来治疗。"

盘盂问："阳病应当用阴性的药物来消解，热性病应当用寒凉药来消解，现在阳气在上焦形成热证，不用寒凉药反而用温热药，不治阴反而治阳，难道有特别的意义吗？"

岐伯说："上焦之所以有热证，是因为阴寒下盛，逼迫虚阳上浮发热；阳气之所以上升，是因为除祛阴寒之邪则阳气自然升达。因此，上焦之所以发热，正是由于下焦的虚寒，用寒凉的药物消解反而会产生伤害，所以不如用温热的药物，顺从阳气上升的趋势给予治疗，不仅可以恢复阳气，而且阴阳交互而阴寒自除。"

盘盂说："不错。"

陈士铎评论说：阴胜必须用阳来消解，阳胜必须用阴来消解，这都是从治的方法。

# 春温似疫篇第七十二

【原文】

风后问于岐伯曰：春日之疫①，非感风邪成之乎？

岐伯曰：疫非独风也。春日之疫，非风而何？

风后曰：然则春温②即春疫③乎？

岐伯曰：春疫非春温也。春温有方，而春疫无方也。

风后曰：春疫无方，何其疾之一似春温也？

岐伯曰：春温有方，而时气乱之，则有方者变而无方，故与疫气正相同也。

风后曰：同中有异乎？

岐伯曰：疫气热中藏杀，时气热中藏生。

风后曰：热中藏生，何多死亡乎？

岐伯曰：时气者，不正之气也。脏腑闻④正气而阴阳和，闻邪气而阴阳乱。不正之气即邪气也，故闻之而辄病，转相传染也。

风后曰：闻邪气而不病者，又何故欤？

岐伯曰：脏腑自和，邪不得而乱之也。春温传染，亦脏腑之虚也。

风后曰：脏腑实而邪远，脏腑空而邪中，不洵然⑤乎。

陈士铎曰：温似疫症，不可谓温即是疫，辨得明爽。

①**疫**：疫病，即春疫、瘟疫。有较强传染性，为大面积流行的一种急性热病。

②**春温**：感受温邪病毒而发生于春季的急性热病。按卫、气、营、血传变。

③**春疫**：春季感受疫戾之气而发病的传染病，流行性大，病情严重的春季疫病。

④**闻**：达，传报。引申为接受、受到。闻正气即为接收到正气。

⑤**洵然**：信然，诚然。引申为实在。

【译文】

**风后**请问岐伯："春天的疫气难道不是感染了风邪吗？"

**岐伯**说："疫气只是单一的风邪所致。但春天的疫气不是风邪所致又是什么？"

**风后**问："然而，春温就是春疫吗？"

**岐伯**说："春疫不是春温。春温发病有一定规律，春疫发病没有规律。"

**风后**问："春疫发病没有规律，为什么发病急剧这一特点像春温一样呢？"

**岐伯**说："春温发病有一定规律，但由于受时气的干扰，有规律也会变得没有规律了，因此与疫气正好相同。"

**风后**问："相同之中存在着差异吗？"

**岐伯**说："疫气在温热中隐藏着杀机，时气在温热中隐藏有生机。"

**风后**问："既然温热中隐藏有生机，为什么多数患者会死亡呢？"

**岐伯**说："时气指四时中的不正之气。当脏腑感受到了正气，阴阳就会调和；当脏腑感染了邪气，阴阳就会紊乱。不正之气就是邪气，因此感染了邪气很快就会得病，并且转而互相感染。"

风后问："虽然感染了邪气但是不发病的，又是什么原因呢？"

岐伯说："脏腑如果能够自然调和，就不会受到邪气的扰乱。春天的瘟疫传染，也是由于脏腑空虚的所致。"

风后说："如果脏腑充实，邪气就会远离；如果脏腑空虚，邪气就会感染。这不是自然而然吗？"

陈士铎评论说：春温类似疫症，但不能说春温就是疫病，这里分辨得很清楚。

第九卷

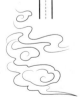

# 补泻阴阳篇第七十三

【原文】

雷公问于岐伯曰：人身阴阳分于气血，《内经》详之矣。请问其余。

岐伯曰：气血之要，在气血有余不足而已。气有余则阳旺阴消<sup>①</sup>，血不足则阴旺阳消<sup>②</sup>。

雷公曰：治之奈何？

岐伯曰：阳旺阴消者，当补其血；阴旺阳消者，当补其气。阳旺阴消者，宜泻其气；阴旺阳消者，宜泻其血。无不足，无有余，则阴阳平<sup>③</sup>矣。

雷公曰：补血则阴旺阳消，不必再泻其气；补气则阳旺阴消，不必重泻其血也。

岐伯曰：补血以生阴者，言其常补阴也；泄气以益阴者，言其暂泻阳也。补气以助阳者，言其常补阳也；泻血以救阳者，言其暂泻阴也。故新病可泻，久病不可轻泻也；久病宜补，新病不可纯补也。

雷公曰：治血必当理气乎？

岐伯曰：治气亦宜理血也。气无形，血有形，无形生有形者，变也；有形生无形者，常也。

雷公曰：何谓也？

岐伯曰：变治急<sup>④</sup>，常治缓<sup>⑤</sup>。势急不可缓，亟<sup>⑥</sup>补气以生血；势缓不可急，徐补血以生气。

雷公曰：其故何也。

岐伯曰：气血两相生长，非气能生血，血不能生气也。第气生血者其效速，血生气者其功迟。宜急而亟者，治失血之骤也；宜缓而徐者，治失血之后也。气生血，则血得气而安，无忧其沸腾也；血生气，则气得血而润，无虞其干燥也。苟⑦血失补血，则气且脱矣；血安补气，则血反动⑧矣。

雷公曰：善。

陈士铎曰：气血俱可补也，当于补中寻其原，不可一味呆补为妙。

【注释】

①阳旺阴消：阳旺即阳亢，阴消为阴虚，即阴虚则阳亢。

②阴旺阳消：阴旺即阴盛，阳消为阳虚，即阴盛则阳虚。

③阴阳平：即阴阳宜平衡，所谓"平人者不病也。"

④急：急剧、紧急。此指急病、重病。

⑤缓：缓慢、迟缓。此指缓病、慢性病。

⑥亟：急切，如亟待解决。

⑦苟：如果、假如。

⑧动：扰动。

【译文】

雷公请问岐伯："人身的阴阳分为气和血，《内经》已经详细说明了，请谈谈其他相关的知识。"

岐伯说："气血的关键在于气血的有余与不足。气有余时则阳亢阴虚，血不足时则阴盛阳虚。"

雷公问："该如何治疗呢？"

岐伯说："阳亢阴虚的，应当补血；阴胜阳虚的，就要补气。阳亢阴虚的，应当泻其气；阴胜阳虚的，应当泻其血。只有泻有余补不足，这样才能不出现不足、有余，则阴阳平衡，阴平阳秘。"

雷公问："若补血之后出现阴盛阳虚，不必再泻其气了；若补气之后出现阴虚阳亢，不必再泻其血了。"

岐伯说："通过补血能滋阴，指的是平常的补阴之法；通过泄气以补阴的，指的是暂时性的泻阳之法。通过补气来助阳的，指的是平常的补阳之法；通过泻血来救阳的，指的是暂时性泻阴之法。所以，新病可用泻法治疗，慢性病不可轻易地用泻法治疗。久病致虚，宜补养为主；新病多邪，虽虚不可一味地用补法。"

雷公问："治血一定要理气吗？"

岐伯说："气能行血，气行则血行，气滞则血瘀，故治气需理血。气为无形之气，血为有形之血，无形之气能生有形之血，就是质的变化；有形之血生无形之气，就是永久不变的。"

雷公问："怎么理解呢？"

岐伯说："这就是用灵活变化的方法以治急暴之病；用一般常规的方法以治缓慢之病。故病势危急的不可用缓慢之法，要立即补气以生血；病势缓慢的不能用急剧之法，要通过慢慢补血以生气。"

雷公问："其原因是什么呢？"

岐伯说："这是因为气与血相互助长，而不是气能生血、血不能生气。但气生血其效快而明显，血生气其功迟而缓慢。应急治的就要采用急救的方法，这是治疗大量失血者的关键措施；失血之后病情虚衰，宜慢慢地用缓补的方法。气生血时，血得到气的相助而安静，不必担忧其妄行；血生气时，则气得血的濡养而滋润，不必忧虑其气枯燥的现象。假如因失血而单纯补充血液，就会造成气的虚脱；如果血液安和但要补气，就会导致血的扰动妄行。"

雷公说："讲的好。"

陈士铎评论说：气和血都是可以补益的，但补益的时候应该寻求补的依据，而不能将简单呆板地进补视为奇效！

# 善养篇第七十四

【原文】

雷公问于岐伯曰：春三月谓之发陈①，夏三月谓之蕃秀②，秋三月谓之容平③，冬三月谓之闭藏④，天师详载《四气调神大论》中。然调四时则病不生，不调四时则病必作。所谓调四时者，调阴阳之时令乎？抑⑤调人身阴阳之气乎？愿晰言之。

岐伯曰：明乎哉问也！调阴阳之气，在人不在时也。春三月，调木气也，调木气者，顺肝气也。夏三月，调火气也，调火气者，顺心气也。秋三月，调金气也，调金气者，顺肺气也。冬三月，调水气也，调水气者，顺肾气也。肝气不顺，逆春气矣，少阳之病应之。心气不顺，逆夏气矣，太阳之病应之。肺气不顺，逆秋气矣，太阴之病应之。肾气不顺，逆冬气矣，少阴之病应之。四时之气可不调乎？宁调之实难，以阴阳之气不易调也，故人多病耳。

雷公曰：人既病矣，何法疗之？

岐伯曰：人以胃气为本，四时失调，致生疾病，仍调其胃气而已。胃调脾自调矣，脾调而肝心肺肾无不顺矣。

雷公曰：先时以养阴阳，又何可不讲乎？

岐伯曰：阳根于阴，阴根于阳。养阳则取之阴也，养阴则取之阳也。以阳养阴，以阴养阳，贵养之于豫⑥也，何邪能干乎？闭目塞兑⑦，内观⑧心肾。养阳则漱津送入心也，养阴则漱津送入肾也，无他异法也。

雷公曰：善。

天老问曰：阴阳不违背而人无病，养阳养阴之法，止调心肾乎？

岐伯曰：《内经》一书，皆养阳养阴之法也。

天老曰：阴阳之变迁不常，养阴养阳之法，又乌可执哉？！

岐伯曰：公言何善乎！奇恒⑨之病，必用奇恒之法疗之。豫调心肾，养阴阳于无病时也。然而病急不可缓，病缓不可急，亦视病如何耳。故不宜汗而不汗，所以养阳也；宜汗而急汗之，亦所以养阳也。不宜下而不下，所以养阴也；宜下而大下之，亦所以养阴也。岂养阳养阴，专尚⑩补而不尚攻乎？用攻于补之中，正善于攻也；用补于攻之内，正善于补也。攻补兼施，养阳而不损于阴，养阴而不损于阳，庶几善于养阴阳者乎！

天老曰：善。

**陈士铎曰**：善养一篇，俱非泛然之论，不可轻用攻补也。

【注释】

①**发陈**：指二十四节气自立春开始的三个月，为一年之始。就是利用春阳发泄之机，退除冬蓄之故旧。

②**蕃秀**：蕃，繁茂。万物繁衍秀美，茂盛华秀的景象。

③**容平**：容为盛也；平者成也。犹是秋天万物丰盛收获的季节。

④**闭藏**：就是要关闭所有的开泄之气机，要收藏住。

⑤**抑**：还是。

⑥**豫**：通"预"，事先有所准备。

⑦**兑**：洞穴。《老子》："塞其兑，闭其门。"此处引申为人的九窍孔腔。

⑧**内观**：内视。为气功养生的一种方法。

⑨**奇恒**：异常。

⑩**专尚**：即惟一之意。

【译文】

雷公问岐伯："春天的三个月称为发陈，夏天的三个月称为蕃秀，秋天的三个月称为容平，冬天的三个月称为闭藏，天师已经详细地记载于《四气调神大论》中了。调和四时，疾病就不会发生；不调四时，疾病必然会发生。所谓调四时，是调节四时的阴阳之气，还是调节人体的阴阳之气？请予以详细论述。"

岐伯说："这真是明哲的提问啊！调节阴阳之气，在于人体而不在于四时。在春天的三个月里，需要调节的是木气；要调节木气，在于顺应肝气。在夏天的三个月里，需要调节的是火气；要调节火气，在于顺应心气。在秋天的三个月里，需要调节的是金气；要调节金气，在于顺应肺气。在冬天的三个月里，需要调节的是水气；要调节水气，在于顺应肾气。如果肝气不顺，就悖逆了春天的木气，少阳病就会因此而发生；如果心气不顺，就悖逆了夏天的火气，太阳病就会因此而发生；如果肺气不顺，就悖逆了秋天的金气，太阴病就会因此而发生；如果肾气不顺，就悖逆了冬天的水气，少阴病就会因此而发生。四时阴阳之气岂能不调节呢？但调节其实很难，因为四时阴阳之气不容易调节，因此人们才容易得病。"

雷公问："人们既然病了，用什么方法来治疗呢？"

岐伯说："人以胃气为根本，因为悖逆了四时阴阳之气而产生的疾病，仍然需要调理胃气而已。胃气调理好了，脾气也就自然好了。如果脾气得到了调节，那么肝气、心气、肺气和肾气就不会不顺畅了。"

雷公问："在每个时令转变之前调养阴阳，又怎么可以不谈呢？"

岐伯说："阳以阴为根，阴以阳为根。养阳需要从阴中求阳，养阴需要从阳中取阴。以阳养阴，以阴养阳，贵在预先调养。如果这样做到了，还会有什么邪气能够入侵呢？闭上双目，合上嘴唇，堵塞九窍孔腔，内视心肾，养阳就含漱津液送入胃脘中，养阴就含漱津液送入肾中，除此之外没有其他特别的方法了。"

雷公说："好。"

天老问："阴阳相互不背离，人就没有疾病，养阳养阴的方法，只是调养心肾吗？"

岐伯说："《内经》一书，讲的都是养阳和养阴的方法。"

天老问："阴阳的变化复杂无常，养阴养阳的方法，又怎么可以一成不变呢？"

岐伯说："你说得真好啊！异常的疾病，必须采用适应异常的方法来治疗。预先调养心肾，是在没有发病之前对阴阳的调养。当然，病情急重的不能缓慢地进行调养，病情缓慢的不需要急治之法治疗，也需要根据疾病的实际情况来决定。因此，不适宜发汗就不能使用汗法治疗，因为大汗易亡阳，这就是为了养阳；适宜发汗就赶快使用汗法治疗，因为有邪宜发汗散寒，所以祛寒就是养阳。不适宜攻下法就不能使用攻下法治疗，因为攻下伤阴，所以这就是养阴；适宜攻下就赶快使用攻下之法，因为急下存阴，所以这也是养阴之法。养阴养阳，怎么能够一味地强调补而不强调攻呢？把攻法融入补法之中，正是善于运用攻法；把补法融入攻法之中，正是善于运用补法。攻法和补法兼顾使用，养阳而不损伤阴，养阴而不损伤阳，这才是善于调养阴阳的方略啊！"

天老说："好。"

陈士铎评论说：《善养》这一篇，完全不是泛泛而谈，在实际应用中不能轻率地使用攻法和补法。

# 亡阳亡阴篇第七十五

【原文】

鸟师问岐伯曰：人汗出不已，皆亡阳也。

岐伯曰：汗出不已，非尽亡阳也。

鸟师曰：汗证未有非热也，热病即阳病矣，天师谓非阳，何也？

岐伯曰：热极则阳气难固，故汗泄亡阳。溺①属阴，汗②属阳。阳之外泄，非亡阳而何？谓非尽亡阳者，以阳根于阴也；阳之外泄，由于阴之不守也。阴守其职，则阳根于阴，阳不能外泄也；阴失其职，则阴欲自顾不能，又何能摄阳气之散亡乎？故阳亡本于阴之先亡也。

鸟师曰：阴亡则阴且先脱，何待阳亡而死乎？

岐伯曰：阴阳相根，无寸晷之离也。阴亡而阳随之即亡，故阳亡即阴亡也，何分先后乎？

鸟师曰：阴阳同亡，宜阴阳之共救矣。乃救阳则汗收而可生，救阴则汗止而难活，又何故乎？

岐伯曰：阴生阳则缓，阳生阴则速。救阴而阳之绝不能遽回③，救阳而阴之绝可以骤复④，故救阴不若救阳也。虽然，阴阳何可离也？救阳之中附以救阴之法，则阳回而阴亦自复也。

鸟师曰：阴阳之亡，非旦夕之故也，曷不于未亡之前先治之？

岐伯天师曰：大哉言乎！亡阴亡阳之症，皆肾中水火之虚也。阳虚，补火以生水，阴虚，补水以制火，可免两亡矣！

鸟师曰：善。

**陈士铎曰**：阴阳之亡，由于阴阳之两不可守也，阳摄于阴，阴摄于阳。本于水火之虚，虚则亡，又何疑哉。

【注释】

①溺：尿液。

②汗：汗为心之液。

③遽回：很快恢复。

④骤复：迅速复原。

【译文】

鸟师问："人不停地出汗，这都是亡阳的表现吗？"

岐伯说："汗出不停，不一定都是亡阳所致。"

鸟师问："汗证没有不发热的，这说明热病就是阳病，天师说不全是阳病，为什么？"

岐伯说："热到极点则阳气难以稳固，因此出汗过多就会亡阳。尿液属阴，汗属阳。阳气外泄，不是亡阳又是什么？之所以说不全是亡阳，是因为阳以阴为根。阳气外泄，是因为阴气不能固守的缘故。如果阴气恪守其职能，阳气得到阴气的根本，阳气就不能外泄；阴气失职，阴气难以自保，又怎么能够固摄阳气使之不亡呢？因此，亡阳证的根源是阴气先亡。"

鸟师问："阴亡应该是阴液先脱，为什么要等到阳亡了才会导致死亡呢？"

岐伯说："阴阳相互是对方的根本，彼此之间没有片刻的分离。阴液亡了，阳气就会随之而亡，因此阳亡就是阴亡，还分什么先后呢？"

鸟师问："既然阴阳同时消亡，那么就应该同时救护阳气和阴气啊！救阳则出汗停止而人能转生，救阴出汗也停止但人却难以存活，这又是什么原因呢？"

　　岐伯说："阴生阳则比较缓慢，阳生阴就很迅速。救阴不能使阳气很快恢复，救阳则可以使阴液迅速复原，因此救阴不如救阳。即使这样，阴阳又怎么可以分离呢？救阳之中应当附加采用救阴的方法，那么在阳气恢复的同时，阴气也就自行恢复了。"

　　鸟师问："亡阴和亡阳不是一朝一夕的原因引起的，为什么不在没有出现症状之前就先进行治疗呢？"

　　岐伯说："明智之言啊！亡阴亡阳的病症，都是因为肾中水火虚衰所致。如果阳虚，通过补火来生水；如果阴虚，通过补水来生火。这样就可以避免亡阴和亡阳了！"

　　鸟师说："好。"

　　　　陈士铎评论说：亡阴亡阳，是由于阴和阳两者互相不能持守的缘故。阳气受阴气的摄受，阴气受阳气的持守。发病的原因是肾中水火的亏虚，其亏虚则导致阴阳的亡失。这还有什么疑问呢？

第九卷

亡阳亡阴篇第七十五

# 昼夜轻重篇第七十六

【原文】

雷公问于岐伯曰：昼夜可辨病之轻重乎？

岐伯曰：病有重轻，宜从昼夜辨之。

雷公曰：辨之维何？

岐伯曰：阳病昼重①，阴病昼轻②；阳病夜轻，阴病夜重。

雷公曰：何谓也？

岐伯曰：昼重夜轻，阳气旺于昼，衰于夜也；昼轻夜重，阴气旺于夜，衰于昼也。

雷公曰：阳病昼轻，阴病夜轻，何故乎？

岐伯曰：此阴阳之气虚也。

雷公曰：请显言之。

岐伯曰：阳病昼重夜轻，此阳气与病气交旺，阳气未衰也，正与邪斗，尚有力也，故昼反重耳；夜则阳衰矣，阳衰不与邪斗，邪亦不与正斗，故夜反轻耳。阴病昼轻夜重，此阴气与病气交旺，阴气未衰也，正与邪争，尚有力也，故夜反重耳；昼则阴衰矣，阴衰不敢与邪争，邪亦不与阴争，故昼反轻耳。

雷公曰：邪既不与正相战，宜邪之退舍③矣，病犹不瘥，何也？

岐伯曰：重乃真重，轻乃假轻。假轻者，视之轻而实重，邪且重入④矣，乌可退哉？且轻重无常，或昼重夜亦重，或昼轻夜亦轻，或时重时轻，此阴阳之无定，昼夜之难拘也。

雷公曰：然则，何以施疗乎？

320

岐伯曰：昼重夜轻者，助阳气以祛邪；昼轻夜重者，助阴气以祛邪，皆不可专祛其邪也。昼夜俱重，昼夜俱轻，与时重时轻，峻于补阴，佐以补阳，又不可泥于补阳而专于祛邪也。

陈士铎曰：昼夜之间，轻重自别。

【注释】

①重：病情变化重，即症状明显。

②轻：病情变化轻。即症状轻浅。

③退舍：退为返，归。舍，房屋，引申为病位。退舍即病邪返回到原处，或病邪消退。

④重入：重为增益，加重。重入即加重侵犯。

【译文】

雷公请问岐伯："可以从白天和夜间辨别疾病的轻重吗？"

岐伯说："病情有重有轻，应当从白天和夜间加以辨别。"

雷公问："辨别的原则是什么呢？"

岐伯说："阳病白天症状明显，阴病白天症状轻浅；阳病夜间症状轻浅，阴病夜间症状明显。"

雷公问："什么道理呢？"

岐伯说："阳病白天症状明显夜间症状轻浅，是因为阳气在白天旺盛而在夜间衰微；阴病白天症状轻浅而夜间症状明显，是因为阴气在夜间旺盛而在白天衰微。"

雷公问："阳病白天症状轻浅，阴病夜间症状轻浅，这是什么原因呢？"

岐伯说："这是阴、阳二气都虚的缘故。"

雷公说："请予详细说明。"

岐伯说："阳病白天重而夜间轻，这是因为白天阳气和病气都旺盛，阳气没有衰微，在与邪气的交锋中正气还有力量，所以白天症状反而较重。夜间阳气衰微，阳气衰微就不会与邪气争斗，而邪气也不与正气争斗，所以夜间病症反而较轻。阴病白天轻而夜间重，这是因为夜间阴气和病气都旺盛，阴气没有衰微，在与邪气的交锋中正气还有力量，所以夜间症状反而较重。白天阴气衰微，阴气衰微就无力与邪气争斗，而邪气也不与阴气争斗，所以白天病症反而较轻。"

雷公问："病邪既然不与正气相争斗，病邪应当消退，可是疾病仍然不愈，这又是为什么？"

岐伯说："病症重是真正的重，病症轻是虚假的轻。假轻的，是看起来轻而实际上重，邪气加重侵犯，怎么会退去呢？至于那些轻重无常的病症，有的白天症状重夜间也重，有的白天症状轻夜间也轻，有的时重时轻，这是因为阴阳不稳定，所以难以受昼夜变化的制约。"

雷公问："既然如此，那该如何治疗呢？"

岐伯说："白天重而夜间轻的，可通过助长阳气以祛除邪气；白天轻夜间重的，可通过助长阴气以祛除邪气，都不能单纯地攻伐邪气。白天夜间都重的，或者白天夜间都轻的，或者症状时重时轻的，其治疗关键都在于补阴，同时辅以补阳，不可拘泥于补阳而专一祛邪。"

陈士铎评论说：昼夜之间，病情的轻重自然是有区别的。

# 解阳解阴篇第七十七

【原文】

**奢龙问于岐伯曰**：阳病解于戌①，阴病解于寅②，何也？

**岐伯曰**：阳病解于戌者，解于阴也；阴病解于寅者，解于阳也。然解于戌者，不始于戌；解于寅者，不始于寅。不始于戌者，由寅始之也；不始于寅者；由亥③始之也。解于戌而始于寅，非解于阴，乃解于阳也；解于寅而始于亥，非解于阳，乃解于阴也。

**奢龙曰**：阳解于阳，阴解于阴，其义何也？

**岐伯曰**：十二经均有气王④之时，气王则解也。

**奢龙曰**：十二经之王气，可得闻乎？

**岐伯曰**：少阳之气，王寅卯辰；太阳之气，王巳午未；阳明之气，王申酉戌；太阴之气，王亥子丑；少阴之气，王子丑寅；厥阴之气，王丑寅卯也。

**奢龙曰**：少阴之王，何与各经殊⑤乎？

**岐伯曰**：少阴者，肾水也。水中藏火，火者阳也。子时一阳生，丑时二阳生，寅时三阳生，阳进则阴退，故阴病遇子丑寅而解者，解于阳也。

**奢龙曰**：少阴解于阳，非解于阴矣。

**岐伯曰**：天一生水，子时水生，即是王地，故少阴遇子而渐解也。

**奢龙曰**：少阳之解，始于寅卯，少阴、厥阴之解终于寅卯，又何也？

**岐伯曰**：寅为生人之首，卯为天地门户，始于寅卯者，阳得初之气也；终于寅卯者，阴得终之气也。

奢龙曰：三阳之时王，各王三时，三阴之时王，连王三时，又何也？

岐伯曰：阳行健，其道长[6]，故各王其时；阴行钝，其道促，故连王其时也。

奢龙曰：阳病解于夜半，阴病解于日中，岂阳解于阳，阴解于阴乎？

岐伯曰：夜半以前者，阴也；夜半以后者，阳也；日中以后者，阴也；日中以前者，阳也。阳病必于阳王之时先现解之机，至夜半而尽解也。阴病必于阴王之时先现解之兆，至日中而尽解也。虽阳解于阳，实阳得阴之气也；虽阴解于阴，实阴得阳之气也。此阳根阴，阴根阳之义耳。

奢龙曰：善。

陈士铎曰：阳解于阴，阴解于阳，自有至义，非泛说也。

【注释】

①戌：为十二地支之一，即第十一地支。

②寅：为十二地支之一，即第三地支。

③亥：为十二地支之一，即第十二地支。

④气王：王通旺，《庄子·养生主》："神虽王，不善也。"气王即经气旺盛。

⑤殊：不同。

⑥长：长与短相对，即漫长。

**奢龙请问岐伯：**"阳病缓解于戌时，阴病缓解于寅时，为什么？"

**岐伯说：**"阳病缓解于戌时，也就是缓解于阴时；阴病缓解于寅时，也就是缓解于阳时。然而，缓解于戌时的，不是从戌时开始的；缓解于寅时的，也不是从寅时开始的。不开始于戌时的，从寅时开始；不开始于寅时的，从亥时开始。缓解于戌时而开始于寅时的，不是缓解于阴时而是缓解于阳时；缓解于寅时而开始于亥时也就，不是缓解于阳时而是缓解于阴时。"

**奢龙问：**"阳病缓解于阳时，阴病缓解于阴时，其中有什么含义？"

**岐伯说：**"十二经都有气旺的时辰，当经气旺盛的时候疾病就会因之而缓解了。"

**奢龙问：**"十二经的旺气，可以讲给我听听吗？"

**岐伯说：**"少阳经之气，旺盛于寅、卯、辰三个时辰；太阳经之气，旺盛于巳、午、未三个时辰；阳明经之气，旺盛于申、酉、戌三个时辰；太阴经之气，旺盛于亥、子、丑三个时辰；少阴经之气，旺盛于子、丑、寅三个时辰；厥阴经之气，旺盛于丑、寅、卯三个时辰。"

**奢龙问：**"少阴经气的旺盛，为什么与其他各条经络不同呢？"

**岐伯说：**"少阴经属肾水，水中藏有火，火就是阳，子时一阳生，丑时二阳生，寅时三阳生，阳进则阴退，因此阴病在子、丑、寅三个时辰得到缓解，而缓解的根本在于阳时。"

**奢龙说：**"少阴病缓解于阳时，不是缓解于阴时。"

**岐伯说：**"天一生水，水生于子时，这就是水旺之地，因此少阴证遇到子时逐渐缓解。"

**奢龙问：**"少阳病的缓解从寅、卯二时开始，少阴、厥阴病的缓解则在寅、卯二时结束，这又是为什么呢？"

**岐伯说：**"寅是生人的开始，卯是天地的门户。开始于寅、卯二时的，阳就得到了初生之气；终止于寅卯二时的，就是阴遇到了终结之气。"

奢龙问："三阳经气的旺盛，分别旺盛于三个不同的时辰。而三阴经气的旺盛，则连续旺盛在三个时辰，这又是为什么呢？"

岐伯说："阳气的运行刚强，其路径比较漫长，因此三阳经气的旺盛分别在三个不同的时辰；阴气的运行迟缓，其路径短促，因此连续旺盛在三个时辰。"

奢龙问："阳病缓解于夜半子时，阴病缓解于日中午时，这难道不是阳病缓解于阳时阴病缓解于阴时吗？"

岐伯说："夜半之前的时辰属阴，夜半之后的时辰属阳；正午之后的时辰属阴，正午之前的时辰属阳。阳病必然会在阳气旺盛的时辰先出现缓解的时机，到夜半时分则全部解除；阴病必然在阴气旺盛的时辰先出现缓解的征兆，到正午时刻就会全部解除。虽然阳病缓解于阳时，实际上是阳得阴气；虽然阴病缓解于阴时，实际上是阴得阳气。这是阳以阴为根、阴以阳为根的根本含义。"

奢龙说："好。"

陈士铎评论说：阳病缓解于阴时，阴病缓解于阳时，含义至为深刻，并不是泛泛而论。

# 真假疑似篇第七十八

【原文】

雷公问曰：病有真假，公言①之矣。真中之假，假中之真，未言也。

岐伯曰：寒热虚实尽之。

雷公曰：寒热若何？

岐伯曰：寒乃假寒，热乃真热②。内热之极，外现假寒之象，此心火之亢也。火极似水，治以寒则解矣③。热乃假热，寒乃真寒④，下寒之至，上发假热之形，此肾火之微也。水极似火，治以热则解矣⑤。

雷公曰：虚实若何？

岐伯曰：虚乃真虚，实乃假实⑥，清肃之令不行，饮食难化，上越中满，此脾胃假实，肺气真虚也，补虚则实消矣。实乃真实，虚乃假虚⑦，疏泄之气不通，风邪相侵，外发寒热，此肺气假虚，肝气真实也，治实则虚失矣。

雷公曰：尽此乎？

岐伯曰：未也。有时实时虚，时寒时热，状真非真，状假非假，此阴阳之变⑧，水火之绝⑨也。

雷公曰：然则，何以治之？

岐伯曰：治之早则生，治之迟则死。

雷公曰：将何法早治之？

岐伯曰：救胃肾之气，则绝者不绝，变者不变也。

雷公曰：水火各有其假，而火尤难辨，奈何？

岐伯曰：真火每现假寒，假火每现真热，然辨之有法也。真热者，阳证也。真热现假寒者，阳证似阴也，此外寒内热耳。真寒者，阴证也。真寒现假热者，阴证似阳也，此外热内寒耳。

雷公曰：外寒内热，外热内寒，水火终何以辨之？

岐伯曰：外寒内热者，真水之亏，邪气之胜也；外热内寒者，真火之亏，正气之虚也。真水真火，肾中水火也。肾火得肾水以相资，则火为真火，热为真热；肾火离肾水以相制，则火为假火，热成假热矣！辨真辨假，以外水试之，真热得水则解⑩，假热得水则逆也。

雷公曰：治法若何？

岐伯曰：补其水，则假火自解矣。

雷公曰：假热之症，用热剂而瘥者，何也？

岐伯曰：肾中之火，喜阴水相济，亦喜阴火相引，滋其水矣。用火引之，则假火易藏，非舍水竟用火也。

雷公曰：请言治火之法。

岐伯曰：补真水则真火亦解也。虽然，治火又不可纯补水也，祛热于补水之中，则假破真现⑪矣。

雷公曰：善。

陈士铎曰：不悟真，何知假？不悟假，何知真？真假之间，亦水火之分也。识破水火之真假，则真假何难辨哉。

【注释】

①公言：公开说。

②寒乃假寒，热乃真热：即真热假寒证，为阳证似阴之证候，多因外邪化热入里，阳盛格阴所致。

③治以寒则解矣：对于心火亢奋形成的假寒真热，应治以寒凉。

④**热乃假热，寒乃真寒**：即真寒假热证，为阴证似阳之证候，多因素体虚寒而感外邪，或劳倦、内伤所致虚阳外浮，里寒格阳所致。

⑤**治以热则解矣**：对于肾水衰微形成的假热真寒，应治以温热。

⑥**虚乃真虚，实乃假实**：正气虚弱之病，反现类似实证的假象。

⑦**实乃真实，虚乃假虚**：实邪结聚，反现类似虚证的假象。

⑧**变**：变异，改变。

⑨**绝**：极，最，独特。

⑩**解**：解除，消退。

⑪**假破真现**：假的被击穿，真的被显露。

【译文】

雷公问："病有真假，您已经公开讲了。但真病中的假象，假病中的真相，您还没有谈到。"

岐伯说："寒热虚实可以说详尽地谈谈。"

雷公问："寒热是怎么样的呢？"

岐伯说："寒可以是假寒，但热却可以是真热。体内热到极点，外表则出现假寒的症状，这是心火上亢的缘故。火旺到极点就像水一样，因此用寒凉的方法来治疗就会痊愈。同时，热也会是假热，寒也会是真寒。如果下面的寒气到了极点，上面就会出现假热的症状，这是因为肾火衰微所致。水旺到极点就会像火一样，用温热的方法来治疗就会痊愈。"

雷公问："虚实又是怎样的呢？"

岐伯说："虚可以是真虚，但实却可能是假实。如果清肃的功能失调，饮食就难以消化，于是就会出现呕吐、中脘胀满的症状，这是脾胃假实、肺气真虚的缘故。如果用补益虚证之法治疗，实证就会消除。实是真实，而虚则是假虚。如果疏泄之气不通，风邪之气侵入，体表出现时寒时热的症状，这是肺气假虚、肝气真实的缘故。通过治疗实证，虚证就会消除。"

雷公问："全部在这里了吗？"

岐伯说："不止这些。有时实，有时虚；有时寒，有时热。症状的表现似乎是真的，但其实并不是真的；症状的表现似乎是假的，但其实不是假的，这是阴阳的变异以及水火二气的将绝的缘故。"

雷公问："那么，该如何治疗呢？"

岐伯说："治疗及时就可以生存，而治疗晚了就会导致死亡。"

雷公问："应当用什么方法及时治疗呢？"

岐伯说："挽救胃气和肾气，那么断绝之气得以恢复，已经改变的就不再改变。"

雷公问："水火有各自的真证和假证，特别是火的假证更难辨别，该怎么应对呢？"

岐伯说："真火经常表现为假寒，假火经常表现为真热，但还是有办法对其予以辨别的。真热是阳证。真热证而表现假寒象的，是阳证似阴，这是外寒内热的原因。真寒是阴证。但真寒证却表现为假热象的，是阴证似阳，这是外热内寒的缘故。"

雷公问："外寒内热，外热内寒，到底怎样通过水火来辨别呢？"

岐伯说："外寒内热，是真水亏虚，邪气旺盛的缘故；外热内寒，是真火亏虚，正气不足的缘故。真水真火，是肾中的水火。肾火得到肾水的资助，这火就是真火，热也是真热；肾火离开了肾水的制约，那火就成了假火，发热的也就变成假热了。辨别真热假热，可以用外水来试验，因为真热遇到冷水就会消退，假热遇到冷水就会加剧。"

雷公问："治疗的方法是什么呢？"

岐伯说："通过补益肾水，假火就会自行息灭。"

雷公问："假热的病症，用温热的方剂也可以治愈，这是为什么呢？"

岐伯说："肾中的火，喜爱用阴水来相济，也喜爱阴火的引导，因此都可以滋养肾水。用阴火引导肾水，假火就容易伏藏，这不是舍弃肾水而直接用火。"

雷公问："请讲述治疗火热的方法。"

岐伯说："补益真水，真火也就消退了。尽管这样，治火又不能单纯补水，在补水之中兼用祛热的方法，这样假象就会被攻破，真相就会显现出来。"

雷公说："好。"

　　　　陈士铎评论说：不领悟真的本义，怎么会懂得假象呢？不领悟假的本义，怎么会懂得真相呢？真假之间，也就是水火的区别。看透了水火的真假，那么真相和假象又怎么难辨别呢？

# 从逆窥源篇第七十九

【原文】

应龙问曰：病有真假，症有从逆，予知之矣。但何以辨其真假也？

岐伯曰：寒热之症，气顺①者多真，气逆②者多假。凡气逆者，皆假寒假热也。知其假，无难治真矣。

应龙曰：请问气逆者，何症也？

岐伯曰：真阴之虚也。

应龙曰：真阴之虚，何遂成气逆乎？

岐伯曰：真阴者，肾水也。肾水之中有火存焉，火得水而伏③，火失水而飞④。凡气逆之症皆阴水⑤不能制阴火⑥也。

应龙曰：予闻阴阳则两相配也，未闻阴与阴而亦合也。

岐伯曰：人身之火不同，有阴火阳火，阳火得阴水而制者，阴阳之顺也；阴火得阴水而伏者，阴阳之逆也。

应龙曰：阴阳逆矣，何以伏之？

岐伯曰：此五行之颠倒⑦也。逆而伏者，正顺而制之⑧也。

应龙曰：此则龙之所不识也。

岐伯曰：肾有两歧，水火藏其内。无火而水不生，无水而火不长，不可离也。火在水中，故称阴火。其实水火自分阴阳也。

应龙曰：阴火善逆，阴水亦易逆，何故？

岐伯曰：此正显水火之不可离也。火离水而逆，水离火而亦逆也。

应龙曰：水火相离者，又何故欤？

岐伯曰：人节欲少而纵恣⑨多，过泄其精，则阴水亏矣。水亏则火旺，水不能制火而火逆矣。

应龙曰：泄精损水，宜火旺不宜火衰也，何火有时而寒乎？

岐伯曰：火在水中，水泄而火亦泄也。泄久则阴火亏矣，火亏则水寒，火不能生水而水逆也。故治气逆者，皆以补肾为主。水亏致火逆者，补肾则逆气自安；火亏致水逆者，补肾而逆气亦安。

应龙曰：不足宜补，有余宜泻，亦其常也。何治肾之水火，不尚泻尚补乎？

岐伯曰：肾中水火，各脏腑之所取资也，故可补不可泻，而水尤不可泻也。各脏腑有火无水，皆肾水滋之，一泻水则各脏腑立槁⑩矣。气逆之症，虽有水火之分，而水亏者多也。故水亏者补水，而火亏者亦必补水，盖水旺则火衰，水生则火长也。

应龙曰：补水而火不衰，补水而水不长，又奈何？

岐伯曰：补水以衰火者，益水之药宜重⑪；补水以长火者，益水之药宜轻⑫也。

应龙曰：善。

陈士铎曰：人身之逆，全在肾水之不足。故补逆必须补水，水足而逆者不逆也。

【注释】

①气顺：病气顺从。

②气逆：病气逆乱。

③伏：伏逆，隐藏。

④飞：飞扬，离去。

⑤阴水：肾水，真水。

⑥阴火：火在水中，藏而不露之火。

⑦颠倒：颠倒为反克现象，即五行中反侮，如火本克水，现

水克火即水侮火也。

⑧顺而制之：五行相克的正常生克关系。

⑨恣：无所顾忌。

⑩槁：枯干。

⑪重：药物剂量宜大，或药力选用需峻。

⑫轻：药物剂量宜小，或药力选用宜缓。

【译文】

应龙问："病有真假之别，证有顺逆之分，我已经懂得了。但是，如何辨别其中的真假呢？"

岐伯说："热证和寒证，病气顺从的多为真，病气逆乱的多为假。凡是病气逆乱的，都是假寒假热。懂得了其中的假证，就不难治疗真证了。"

应龙问："请问气上逆的，是什么证？"

岐伯说："是真阴虚弱。"

应龙问："真阴虚弱，怎么会很快造成气上逆呢？"

岐伯说："真阴就是肾水。肾水之中蕴含有真火，火得到水的制约就会隐藏，火失去肾水的相济就会飞扬。凡是气逆的症状，都是因为肾水不能制约肾火的缘故。"

应龙说："我听说阴和阳两者相配，没听说阴和阴也能相合。"

岐伯说："人身上的火有阴火和阳火的区别。阳火得到阴水的制约，阴阳就会和顺；阴火受到阴水的压制，阴阳就会悖逆。"

应龙问："阴阳相悖逆了，如何调节它们？"

岐伯说："这就要使五行反克了。上逆是五行相侮而阴火藏伏，这正好用五行相克的正常生克关系来治疗。"

应龙问："这是我所不了解的。"

岐伯说："肾又开分两，水火隐藏在其中。没有火的资助水就不能生发，没有水的相济火也难以生发，两者不能分离。火在肾水之中的，所以称为阴火。实际上，水火已经自行分为阴阳了。"

应龙问："阴火容易上逆，阴水也容易上逆，这是什么原因呢？"

岐伯说："这正是显示肾中的水火不能分离。如果火离开了水的节制，就会上逆；如果水离开了火的滋养，火也会上逆。"

应龙问："水火互相分离，这又是什么原因呢？"

岐伯说："人们想节制的少，想放纵的多。如果过多地外泄精气，就会造成肾水亏虚。如果肾水亏虚火就会炽旺，水不能制约火，火就会上逆了。"

应龙问："外泄精气损伤了水，应当是火旺而不是火衰，为什么有时会出现火气虚寒呢？"

岐伯说："火藏伏在水中，水外泄了，火也会外泄，水长期外泄就导致阴火亏虚。阴火亏虚了，水就会寒冷，火不能滋养水，于是水就上逆了。因此，治疗气逆症，都是以补肾为主。水亏虚而导致火上逆的，通过补肾就可以使逆气自安；火亏虚导致水上逆的，补肾也可以使逆气安宁。"

应龙问："不足的应当补充，有余的应当排泄，这是常规疗法。为什么治疗肾水不足引起的火逆，不用泻法而只强调补肾呢？"

岐伯说："肾脏中的水火二气，是各个脏腑取得营养的来源，所以只能补而不能泄，特别是水更不能泄。各脏腑都是有火无水，都全靠肾水来滋养。一旦泄水，这些脏腑立即就会枯涸。气逆之证，尽管有水火的区别，但更多的是阴水亏虚。因此，肾水亏的要补水，而火亏的也一定要补水，水旺火就会衰微，只有肾水得以滋生火才会生发。"

应龙问："补益肾水而火不衰减，补益肾水而火不生发，该怎么办？"

岐伯说："通过补水来削弱火势的，所以补益肾水的药物剂量宜大；通过补水来助长火势的，因此补益肾水的药物剂量宜小。"

应龙说："好。"

陈士铎评论说：人身水火二气上逆，都是因为是肾水不足的缘故。所以，治疗上逆之症必须补水，肾水充足，上逆的也就不再上逆了。

# 移寒篇第八十

【原文】

应龙问曰：肾移寒①于脾，脾移寒于肝，肝移寒于心，心移寒于肺，肺移寒于肾，此五脏之移寒也。脾移热②于肝，肝移热于心，心移热于肺，肺移热于肾，肾移热于脾，此五脏之移热也。五脏有寒热之移，六腑有移热无移寒何也？

岐伯曰：五脏之五行正也，六腑之五行副也。五脏受邪，独当其胜③；六腑受邪，分受其殃④。且脏腑之病，热居十之八，寒居十之二也。寒易回阳，热难生阴，故热非一传而可止。脏传未已，又传诸腑，腑又相传。寒则得温而解，在脏有不再传者，脏不遍传，何至再传于腑乎？此六腑所以无移寒之症也。

应龙曰：寒不移于腑，独不移于脏乎？

岐伯曰：寒入于腑而传于腑，甚则传于脏，此邪之自传⑤也，非移寒之谓也。

应龙曰：移之义若何？

岐伯曰：本经受寒，虚不能受，移之于他脏腑，此邪不欲去而去之，嫁其祸也。

应龙曰：善。

陈士铎曰：六腑有移热，而无移寒，以寒之不移也，独说得妙，非无征之文。

【注释】

①**移寒**：移为转移，传变。寒包括内寒、外寒。

②**移热**：转移热邪。

③**独当其胜**：单一抵抗外邪而取得祛邪的胜利。

④**分受其殃**：分别承受外邪而遭殃。

⑤**自传**：自身的传变。

【译文】

应龙问："肾把寒邪传变给脾，脾把寒邪传变给肝，肝把寒邪传变给心，心把寒邪传变给肺，肺把寒邪传变给肾，这是五脏传变寒邪的规律。脾把热邪传变给肝，肝把热邪传变给心，心把热邪传变给肺，肺把热邪传变给肾，肾把热邪传变给脾，这是五脏传变热邪的规律。为什么五脏有寒热的传变，而六腑只有热的传变而没有寒的传变呢？"

岐伯说："五脏的五行作为主体，六腑的五行是附带的。所以五脏受到邪气的侵犯，就完全依靠自身的力量抵抗外邪；而六腑受到邪气的侵犯，则只能承受外邪的伤害。而且脏腑的疾病，热证占十分之八，寒证占十分之二。寒证容易恢复阳气，而热证难以滋生阴精，因此热证不是一传经就会停止，而是在五脏间的传变还没有停止，就又传变给相关的六腑，在六腑之间又相互传变。寒证得到阳气的温煦就可以解除，在五脏间就不再传经。既然五脏之间不再传变，怎么还会再传变给六腑呢？这就是六腑不再出现寒证传变的原因。"

应龙问："寒邪不传变到六腑，难道也不传变到五脏吗？"

岐伯说："寒邪入侵六腑后，又在六腑间传变，甚至还会传变给五脏。这是邪气自身的传变，不能称为寒证传变。"

应龙问："传变的含义是什么？"

岐伯说："本经感受寒邪的入侵，因为脏虚不能承受寒邪的侵袭，从而传变给其他脏腑，这是寒邪不想退却从而出现传变，是寒邪转嫁其祸害。"

应龙说："好。"

陈士铎评论说：六腑只有热邪传变现象，而没有寒邪传变现象，因为寒邪不能传变。论述独特奇妙，并不是没有证验的文章。

# 寒热舒肝篇第八十一

【原文】

雷公问曰：病有寒热，皆成于外邪乎？

岐伯曰：寒热不尽由于外邪也。

雷公曰：斯何故欤？

岐伯曰：其故在肝。肝喜疏泄，不喜闭藏①。肝气郁而不宣②，则胆气亦随之而郁，胆木气郁，何以生心火乎？故心之气亦郁也。心气郁则火不遂，其炎上之性，何以生脾胃之土乎？土无火养，则土为寒土，无发生之气矣。肺金无土气之生，则其金不刚，安有清肃之气乎？木寡于畏，反克脾胃之土，土欲发舒而不能，土木相刑③，彼此相角④，作寒作热之病成矣。正未尝有外邪之干⑤，乃五脏之郁气自病。徒攻其寒而热益盛，徒解其热而寒益猛也。

雷公曰：合五脏以治之，何如？

岐伯曰：舒肝木之郁，诸郁尽舒矣。

陈士铎曰：五郁发寒热，不止木郁也。而解郁之法独责于木，以木郁解而金土水火之郁尽解。故解五郁惟尚解木郁也，不必逐经解之。

【注释】

①闭藏：郁闭不畅。

②宣：宣发。

③刑：残杀。

④角：争斗。

⑤干：侵犯。

【译文】

雷公问："寒证、热证或寒热往来之证，都是由外来的邪气引起的吗？"

岐伯说："寒证、热证或寒热往来之证，不全是由外来的邪气引起的。"

雷公问："是什么原因呢？"

岐伯说："其中的原因在肝。肝喜爱疏泄，不喜爱郁闭不畅。如果肝气郁闭而不能宣发，那么胆气也随着郁闭，胆木之气郁闭，怎么能生起心火呢？因此，心气也就随着郁闭了。心气郁闭，就会导致火气不能上达，而火具有炎上的特性，又怎么能够资生脾胃之土呢？土失去了火的资养，土变为寒土，也就会缺乏生发之气了。肺金缺乏土气的生发，那么其金性就不再刚硬，怎么会有清肃之气呢？木气少了又畏惧金气，反过来克伤脾胃的土气。在这种情况下，土气想舒发而不能舒发，土与木相互残杀，彼此相互争斗，时寒时热的病就形成了。这正是没有外来的邪气侵犯，只是五脏的郁气自己引发的病。徒然攻伐其中的寒证，发热就会更加严重；徒然清除其中的发热，寒证也会更加猛烈。"

雷公问："怎样才能配合好五脏来治疗呢？"

岐伯说："只要舒散肝木的郁气，其他各种郁气都可以舒散了。"

**陈士铎评论说**：五种郁闭都可以引发寒证、热证或寒热往来之证，不只是木郁才会引发。解除郁闭的方法惟独从木入手，因为木郁解除了，金、土、水、火的郁闭就全部舒散了。因此要解除五种郁闭之证，只需善于解散木郁，没有必要逐经来解除。